今日はぐっすり眠りたい。

細 川 貂 々

幻冬舎文庫

今日はぐっすり眠りたい。

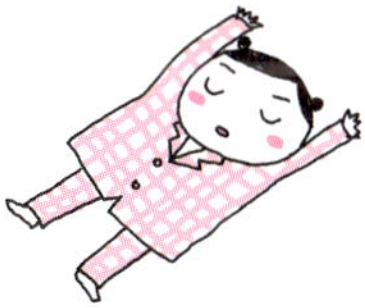

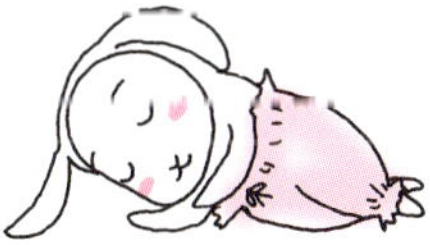

はじめに

「ねむり日記」をつけていたことがあります。

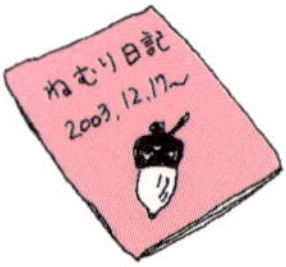

2003.12.17
〜2004.1.18

1/18（日）

昼間ホットカーペットの上でいねむり（1時間くらい）

AM12:00　フトンに入る
↓
1:30　目がさめる
↓
3:30　目がさめる
↓
4:30　目がさめる
↓
7:30　目がさめるが起きあがれない（ひどい頭痛ときんにく痛）

12/23（火）祝日

23:00　フトンに入る
↓
23:45頃まで起きてる
やっと寝たと思ったらフトンが暑くて何度か目が覚める。
↓
7:00　起床

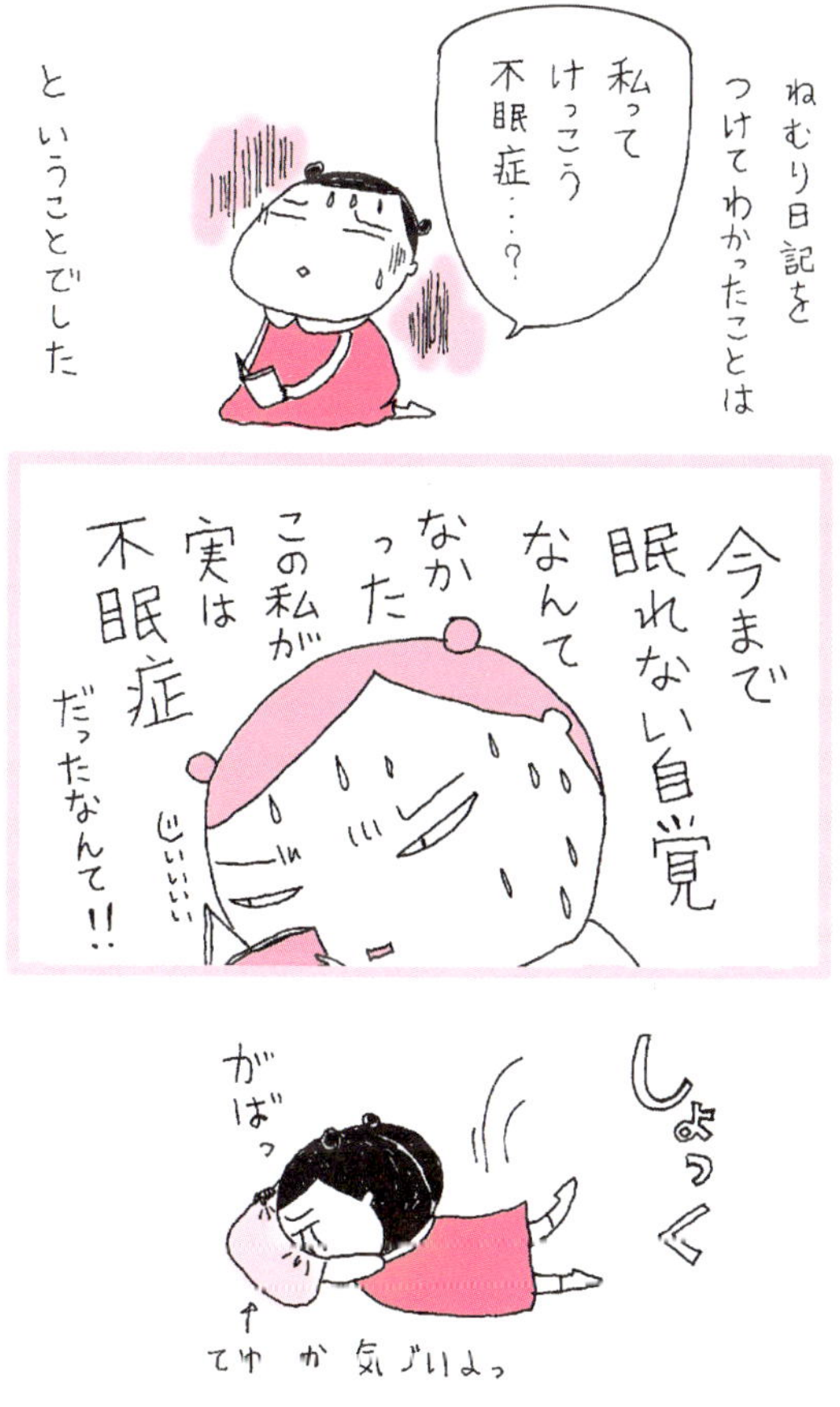
ねむり日記をつけてわかったことは
私ってけっこう不眠症…？
ということでした
今まで眠れない自覚なんてなかったこの私が実は不眠症だったなんて!!
じぃぃぃぃ
しょっく
がばっ
てゆか気づいよっ

一体
どうすれば
心地良い
まどろみに
包まれながら
眠りにつけ

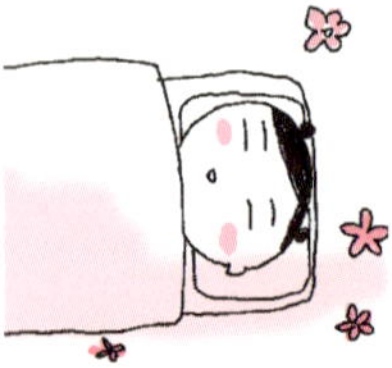

早起きの
ニワトリのように

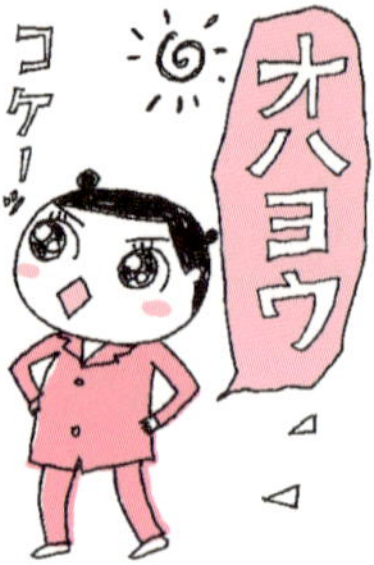
オハヨウ
コケー!ッ

すっきり目覚める
ことができるのか・・・

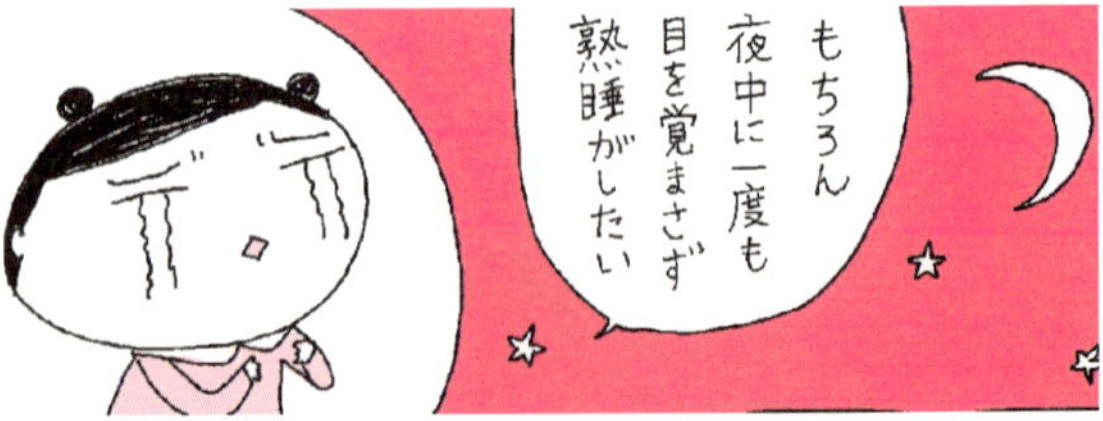
もちろん
夜中に一度も
目を覚まさず
熟睡がしたい

と、いうわけで
いろんなこと試したり

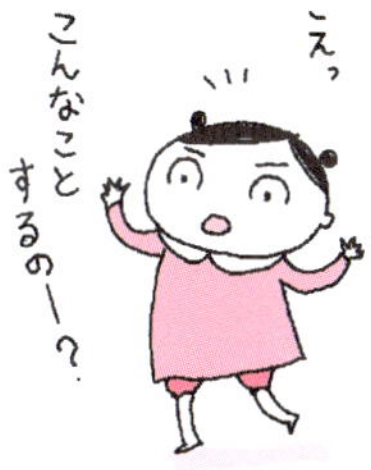

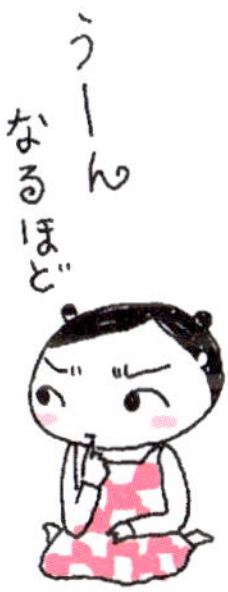

追求したりしてみました

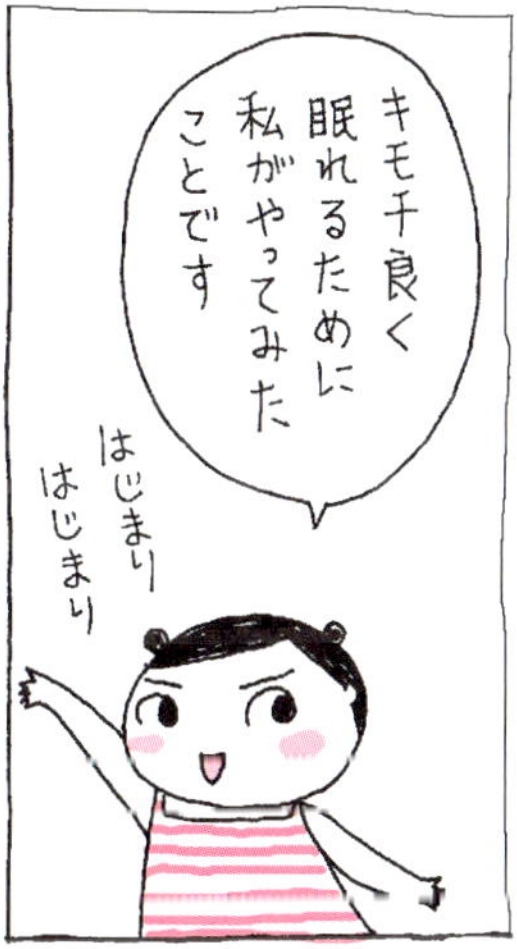

本文デザイン　赤治絵里（幻冬舎デザイン室）

今日はぐっすり眠りたい。　目次

contents

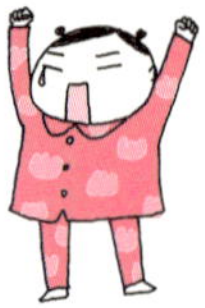

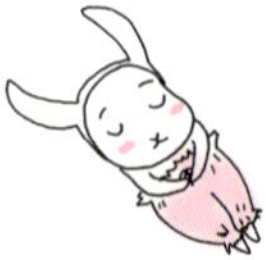

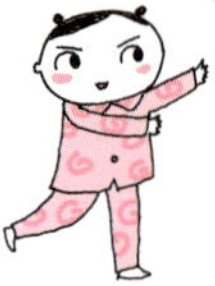

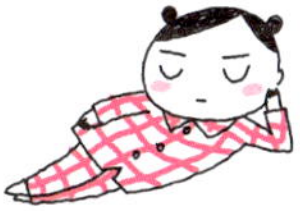

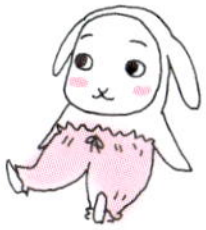

毎日の生活を見直して じょうずに眠る

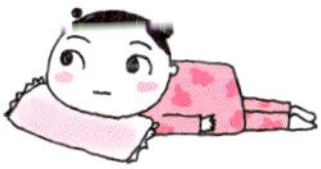

contents

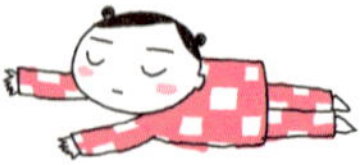

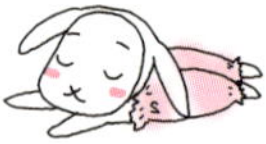

＋α《ぷらすあるふぁ》のひと工夫でじょうずに眠る

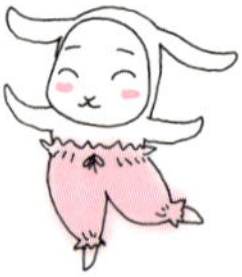

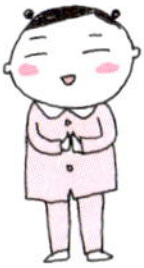

てんちゃんのまわりのあんな人・こんな人

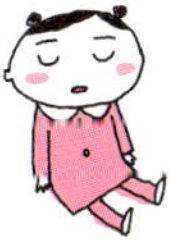

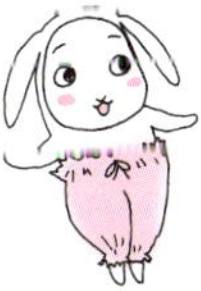

登場人物紹介

2人は オトモダチ

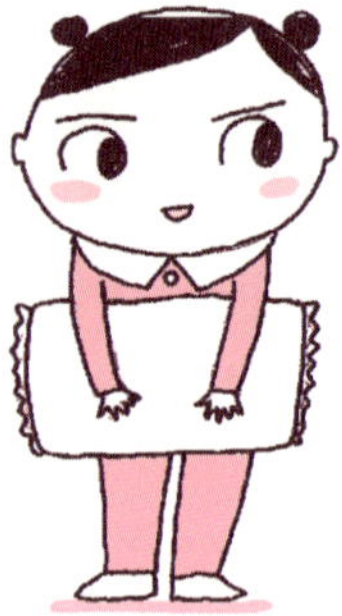

てんちゃん

気がつけば不眠症
よく眠れてないので
昼間ボーっとしてることが
多い。

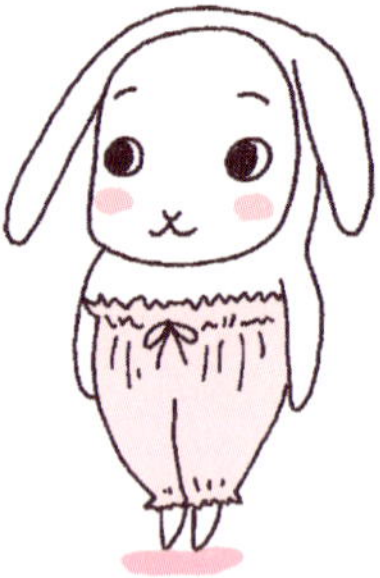

ぐーちゃん

ヒツジ（女の子）

睡眠のことについては
何でも知ってる
「眠りの達人」
てんちゃんの相談相手

眠れないときの過ごし方

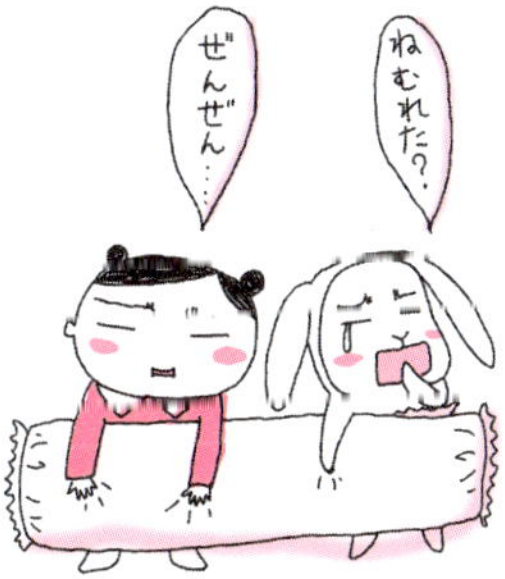

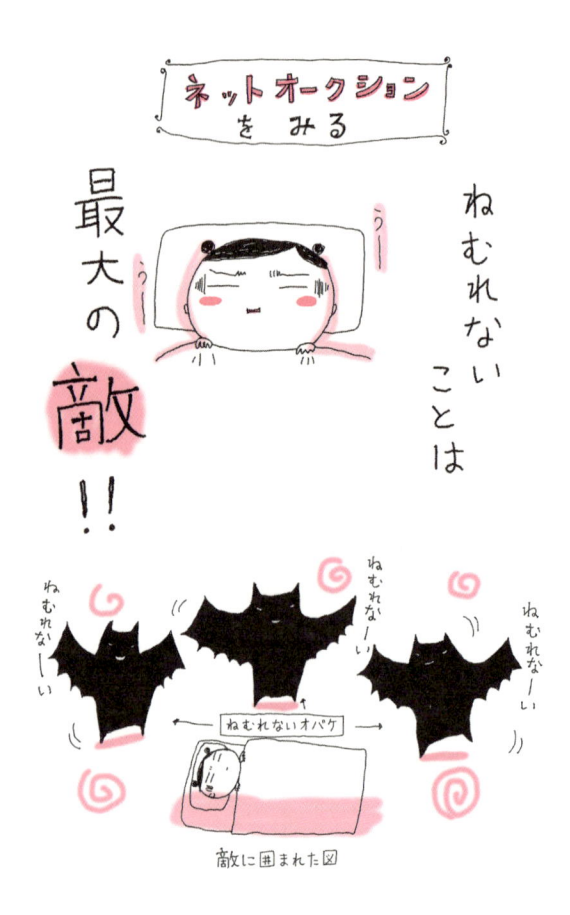

ネットオークションをみる

ねむれないことは

最大の敵!!

敵に囲まれた図

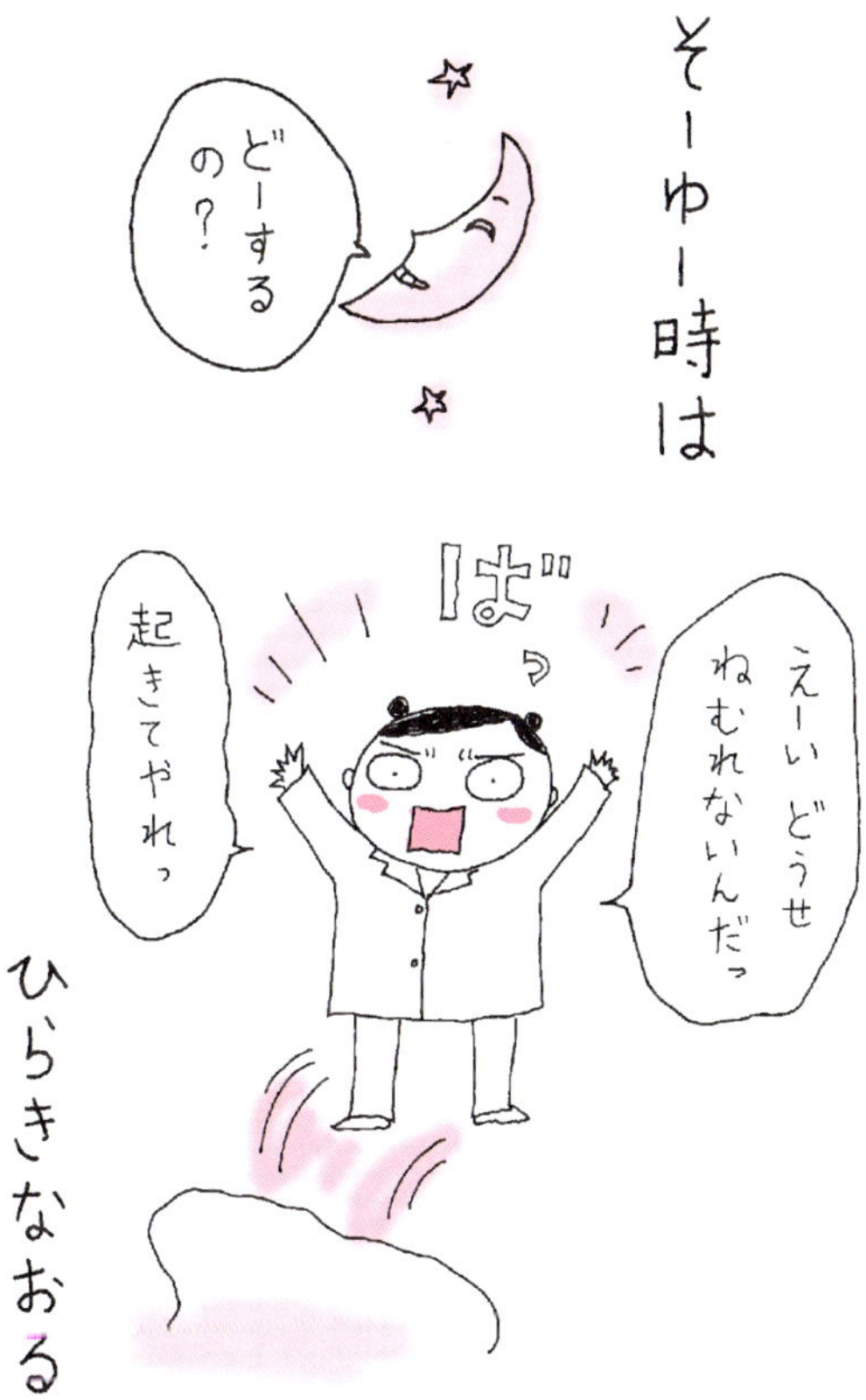
そーゆー時は
どーするの？
ばっ
えーい どうせ ねむれないんだっ
起きてやれっ
ひらきなおる

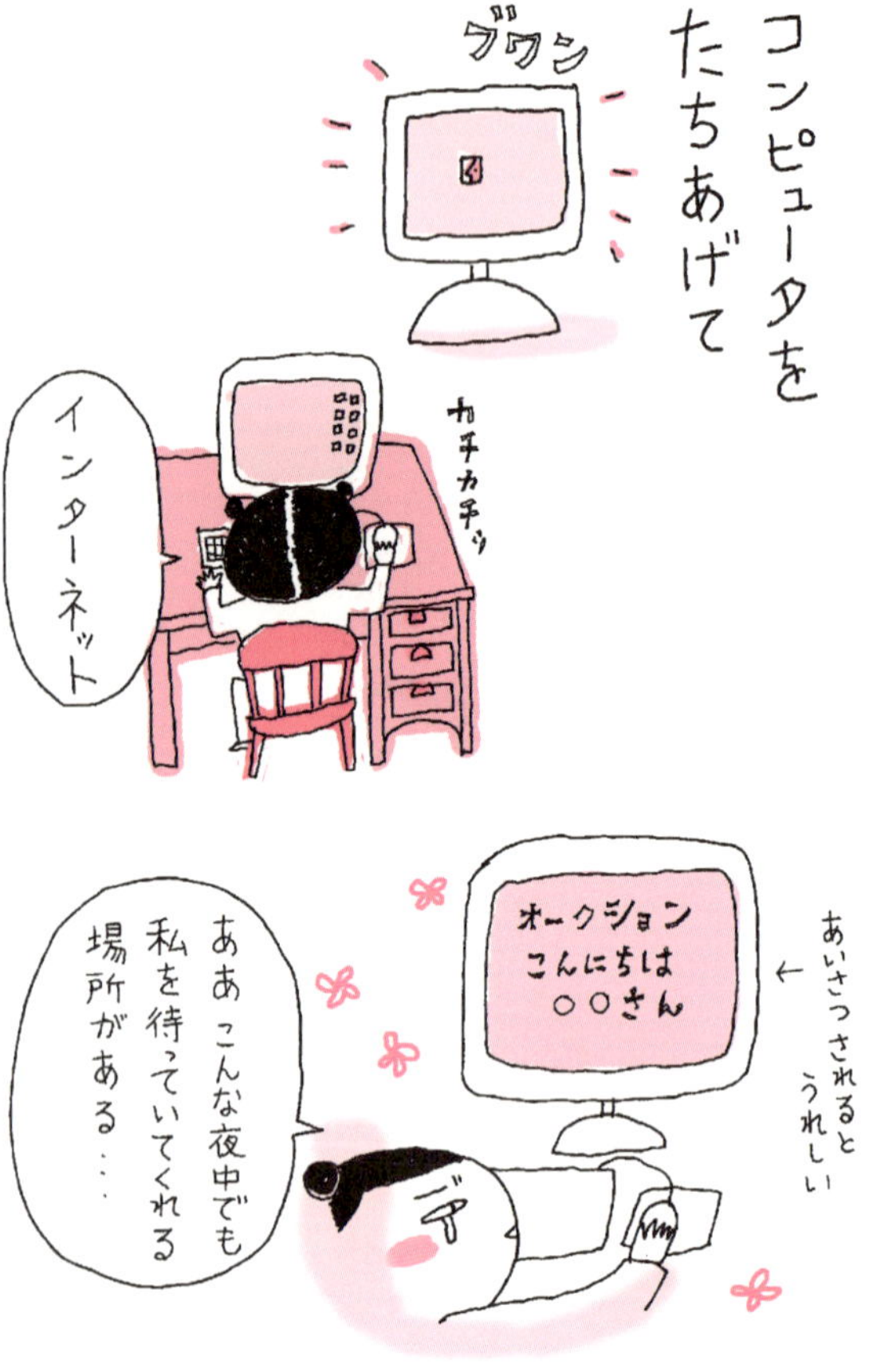
コンピュータをたちあげて
ブワン
インターネット
カチカチッ
オークション
こんにちは
○○さん
あいさつされるとうれしい
ああ こんな夜中でも私を待っていてくれる場所がある…

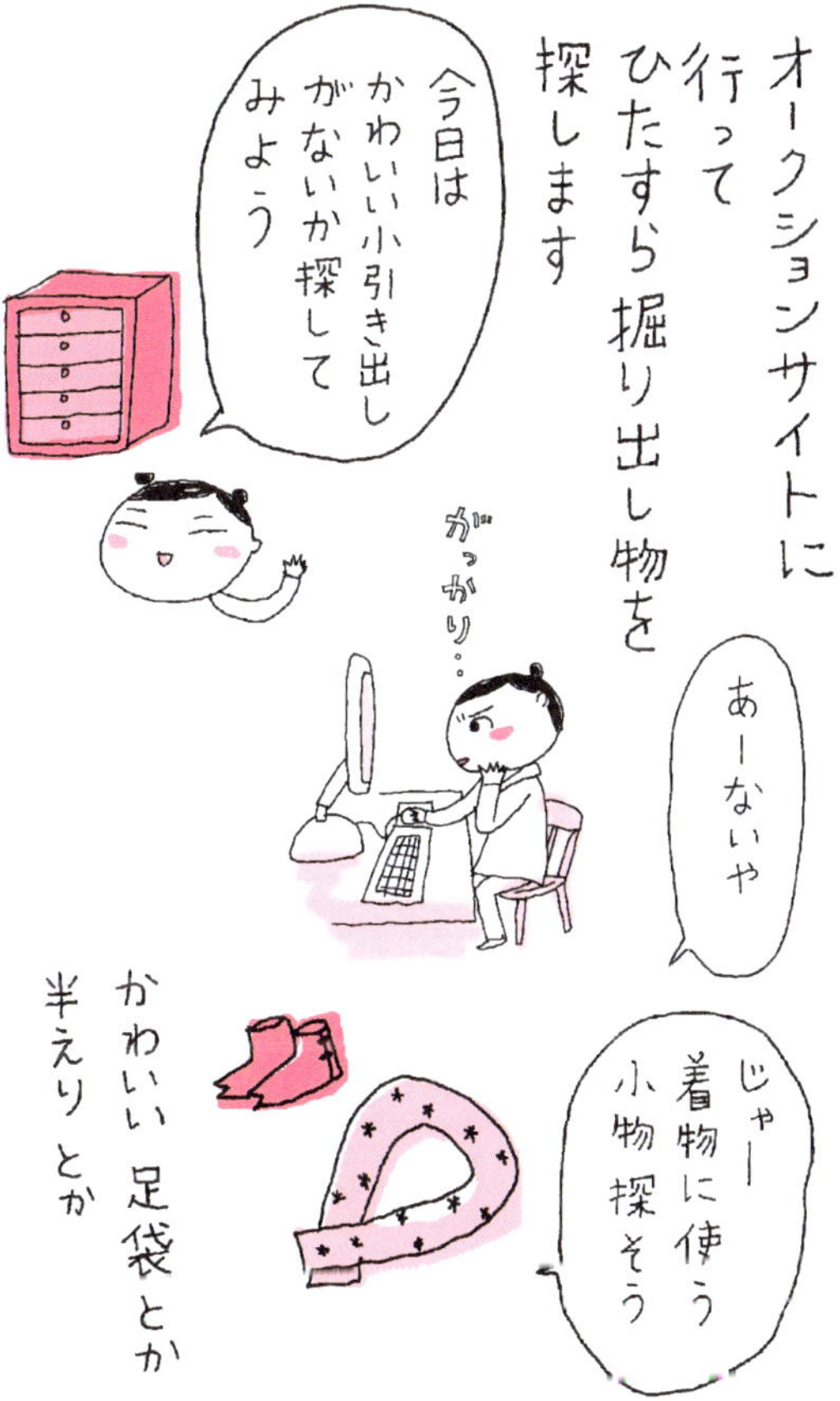
オークションサイトに
行って
ひたすら掘り出し物を
探します
今日は
かわいい小引き出し
がないか探して
みよう
がっかり。。
あーないや
じゃー
着物に使う
小物探そう
かわいい足袋とか
半えりとか

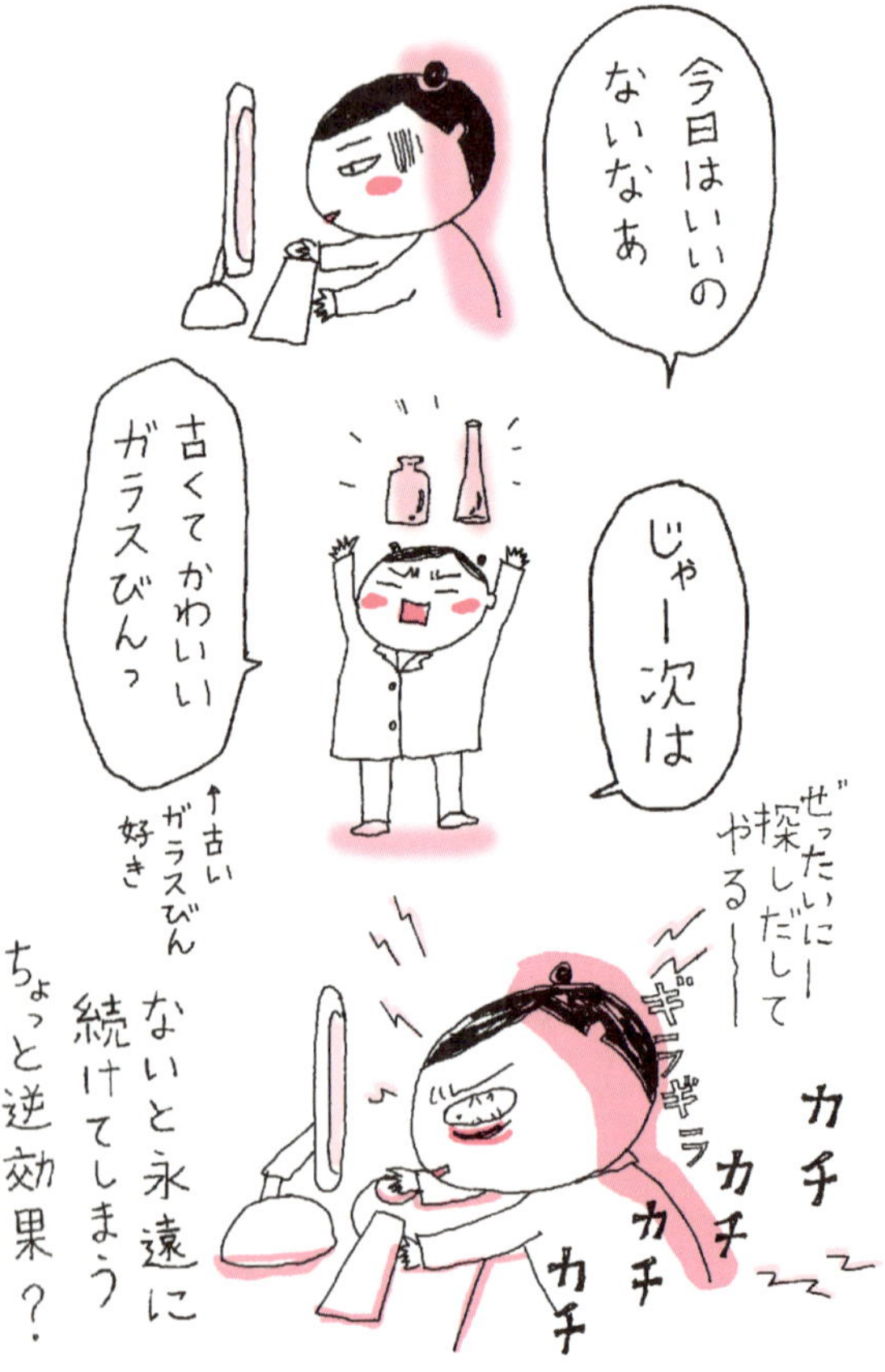
今日はいいのないなあ
じゃー次は
古くてかわいいガラスびんっ
↑古いガラスびん好き
ぜったいに探しだしてやる——
ギラギラ
カチカチカチカチ
ないと永遠に続けてしまうちょっと逆効果？

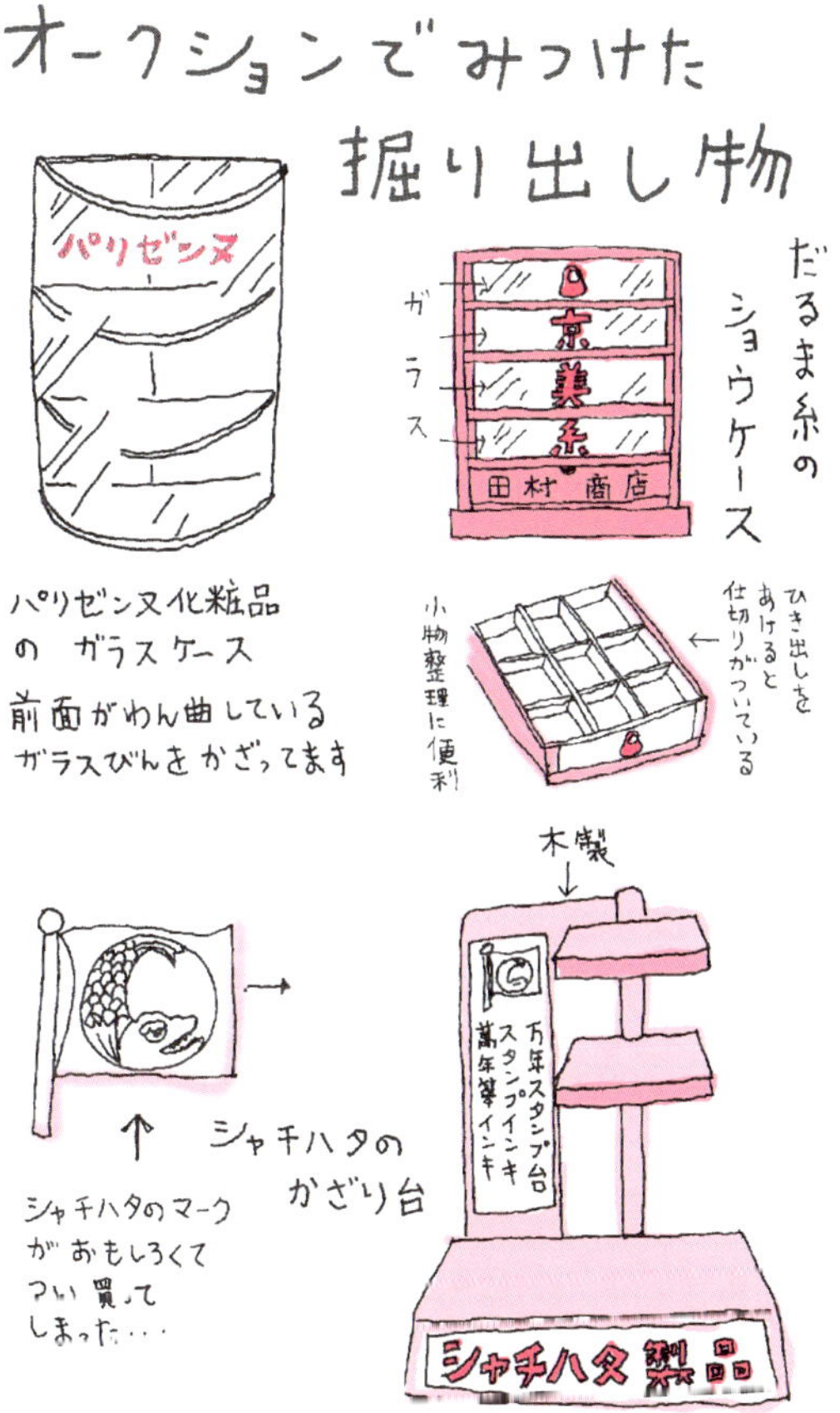
オークションでみつけた
掘り出し物
パリゼンヌ
パリゼンヌ化粧品
の　ガラスケース
前面がわん曲している
ガラスびんをかざってます
だるま糸のショウケース
ガ
ラ
ス
京美糸
田村商店
小物整理に便利
ひき出しをあけると仕切りがついている
木製
万年スタンプ台
スタンプインキ
萬年筆インキ
シャチハタのかざり台
シャチハタのマークがおもしろくてつい買ってしまった・・・
シャチハタ製品

ペットの寝顔を見る

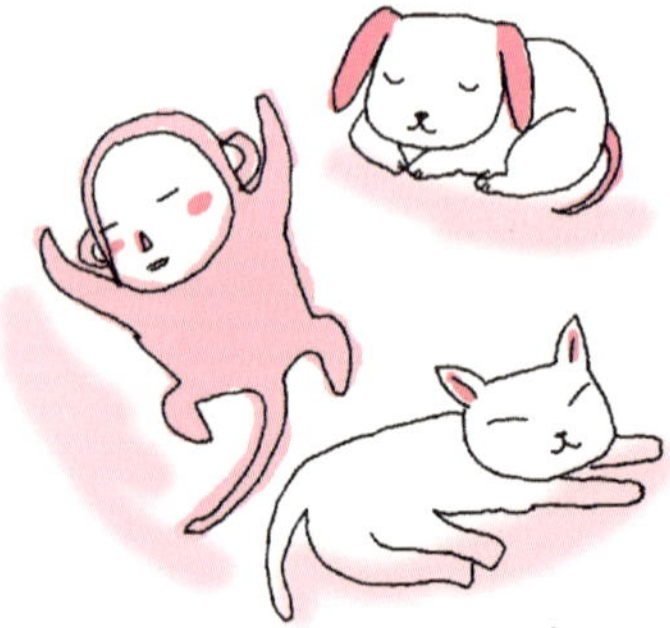

動物の眠る姿って
かわいいし見てると
落ちつきますよね。

だから私も
眠れない時
うちのペット達の
寝顔を見に
ゆきますっ!!

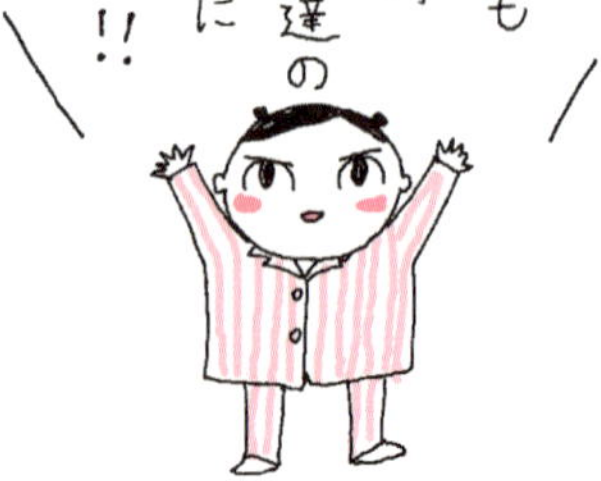

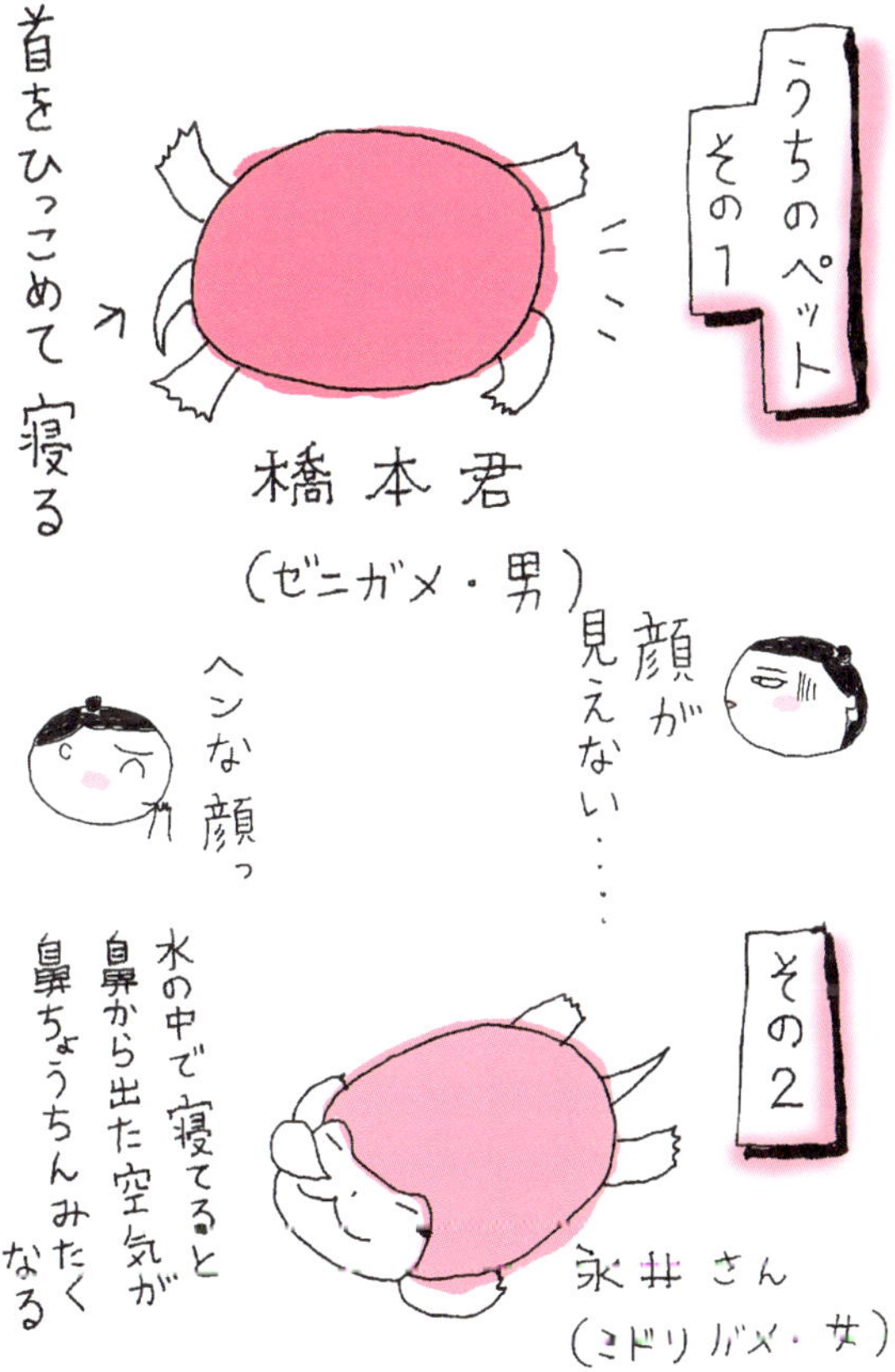
うちのペット その1
橋本君
(ゼニガメ・男)
首をひっこめて寝る
顔が見えない・・・・
ヘンな顔っ
その2
永井さん
(ミドリガメ・女)
水の中で寝てると
鼻から出た空気が
鼻ちょうちんみたく
なる

その3

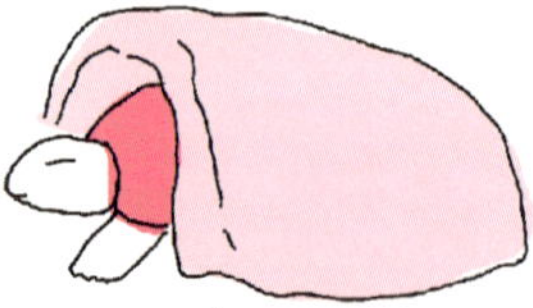

福留君

（クサガメ・男）

おだやかに
寝てるねえ

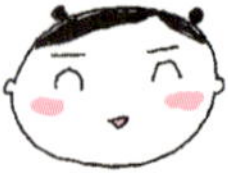

その4

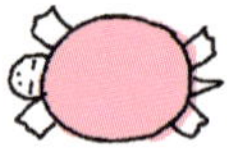

星野

（チズガメ・不明）

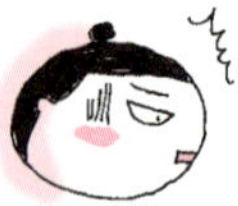

星野は
死んだように
寝てるから
ドキッとするよ

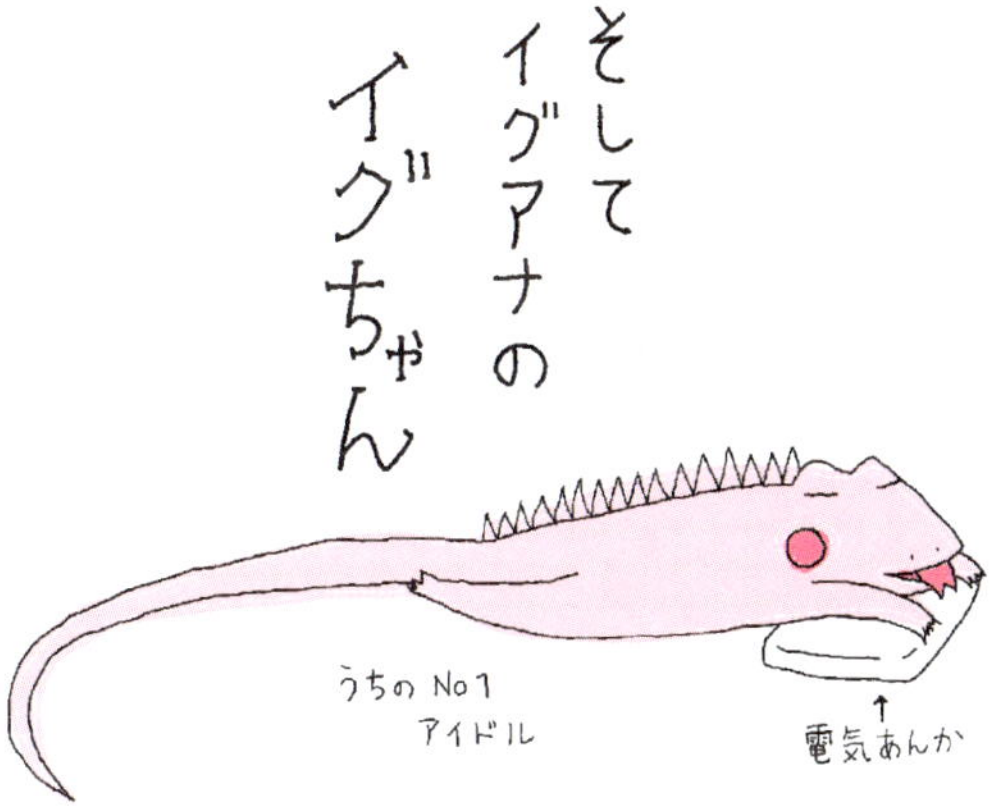
そして
イグアナの
イグちゃん
うちの No1
アイドル
電気あんか

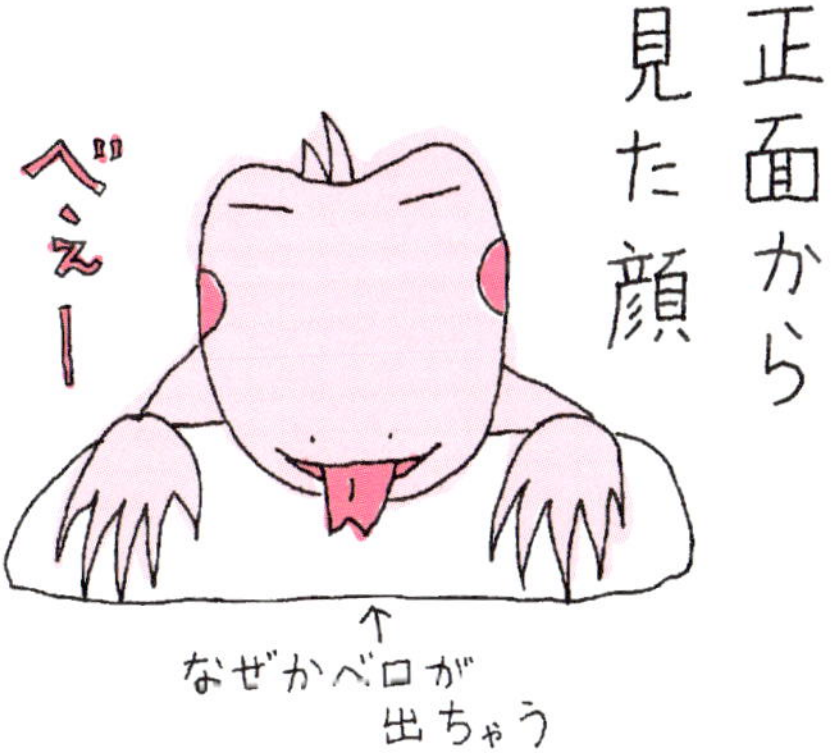
正面から
見た顔
べぇー
なぜかベロが
出ちゃう

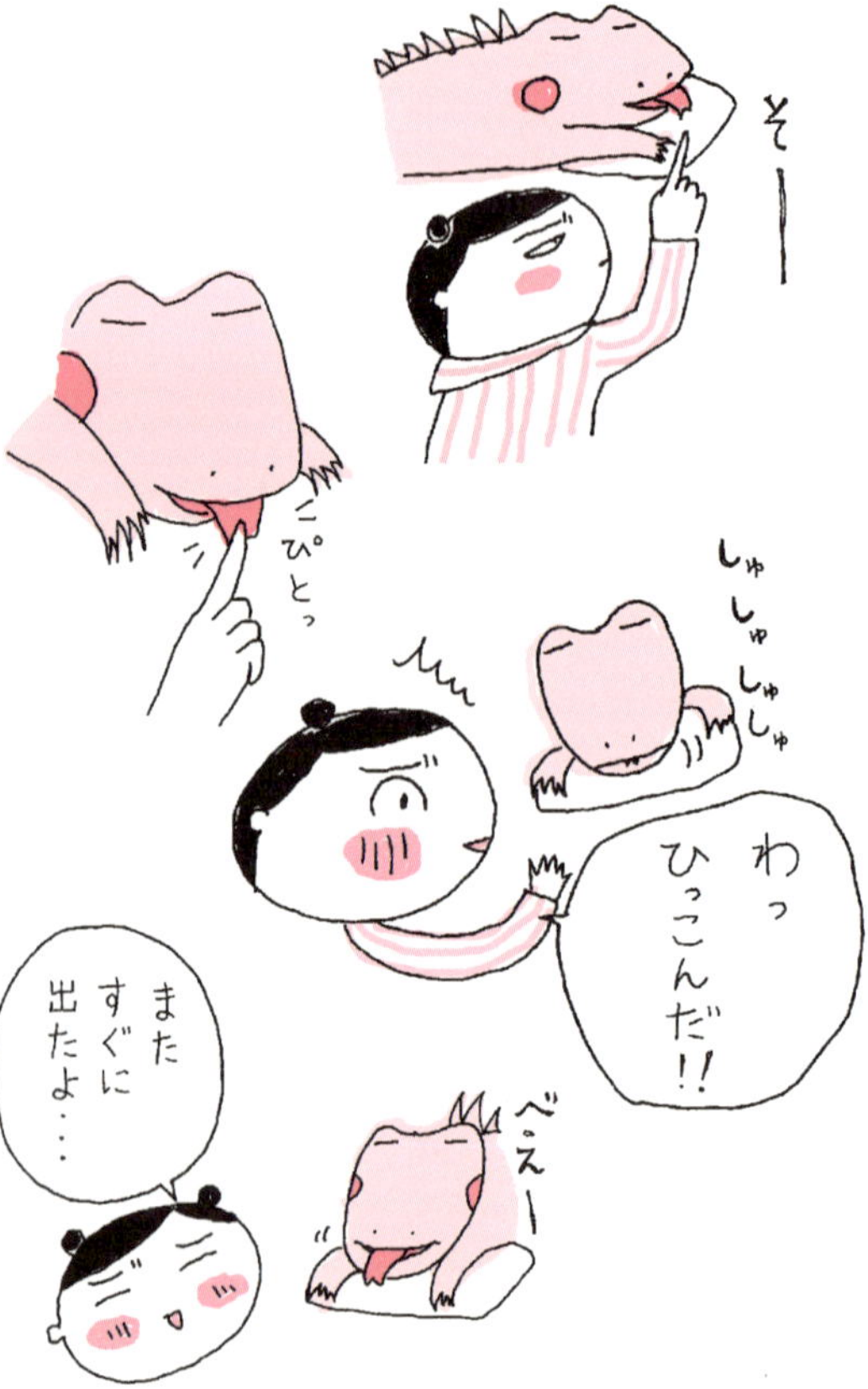
そーー
ぴとっ
しゅしゅしゅしゅ
わっひっこんだ!!
べぇー
またすぐに出たよ・・・

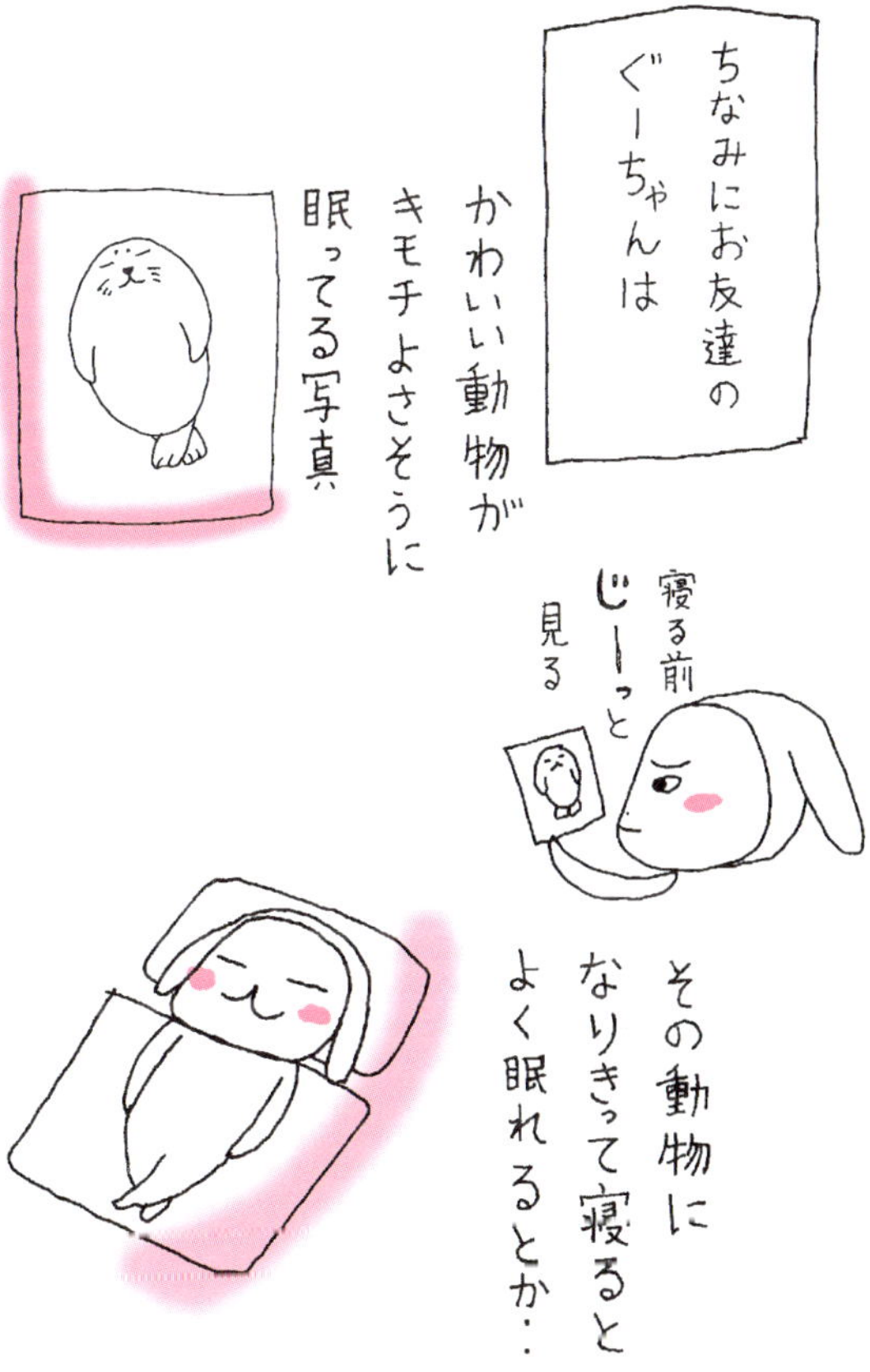
ちなみにお友達の
ぐーちゃんは
かわいい動物が
キモチよさそうに
眠ってる写真
寝る前
じーっと
見る
その動物に
なりきって寝ると
よく眠れるとか・・

おきにいりの本を読む

中学生の時
好きな本にうもれて
眠るのが好きでした

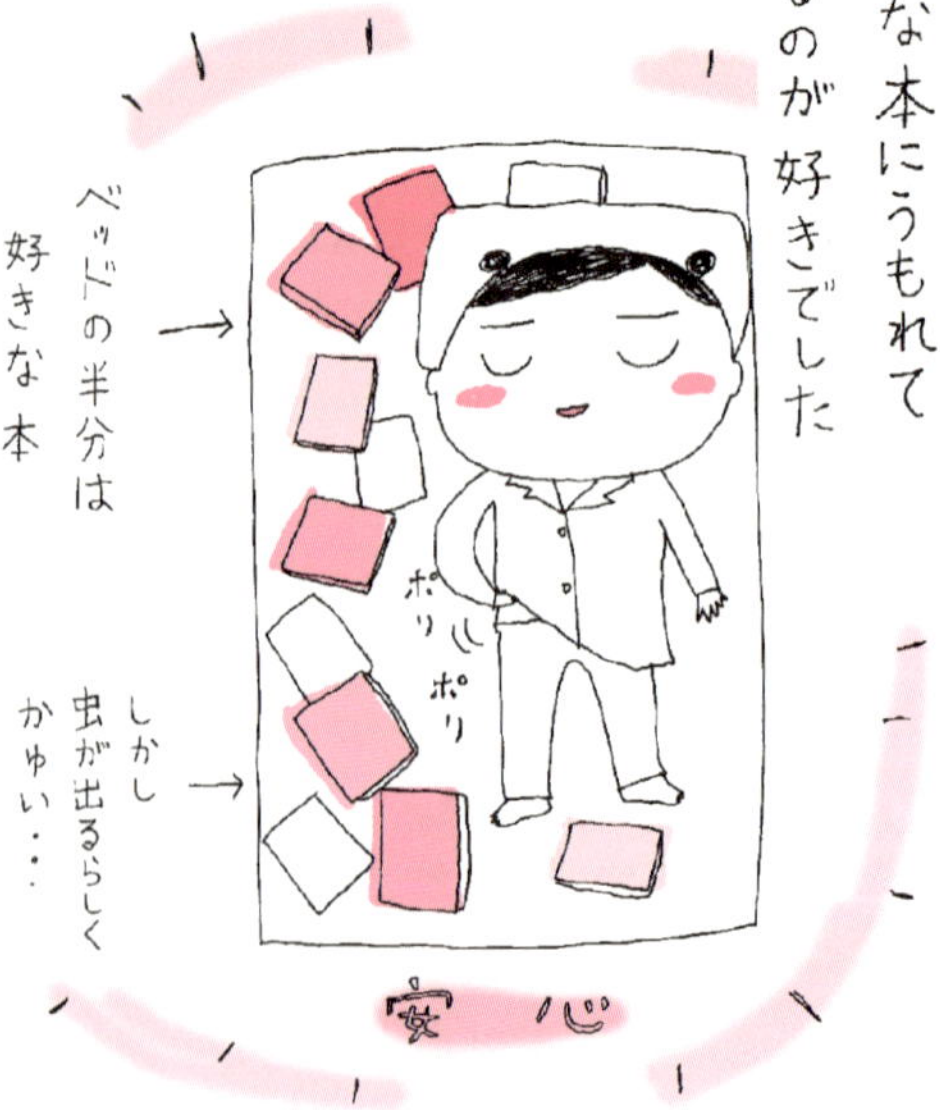
ベッドの半分は
好きな本
ポリポリ
しかし
虫が出るらしく
かゆい・・・
安心

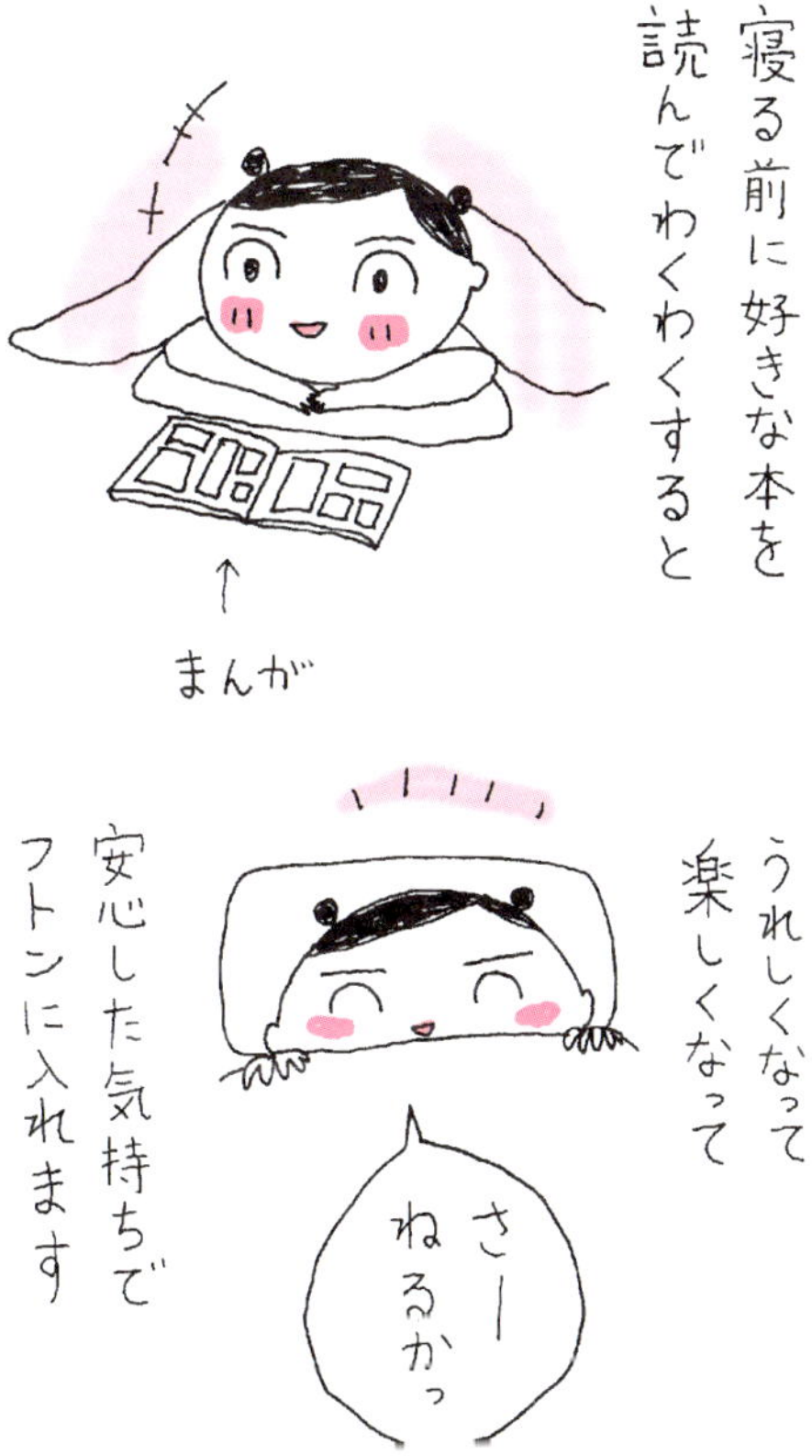
寝る前に好きな本を
読んでわくわくすると
まんが
うれしくなって
楽しくなって
さー
ねるかっ
安心した気持ちで
フトンに入れます

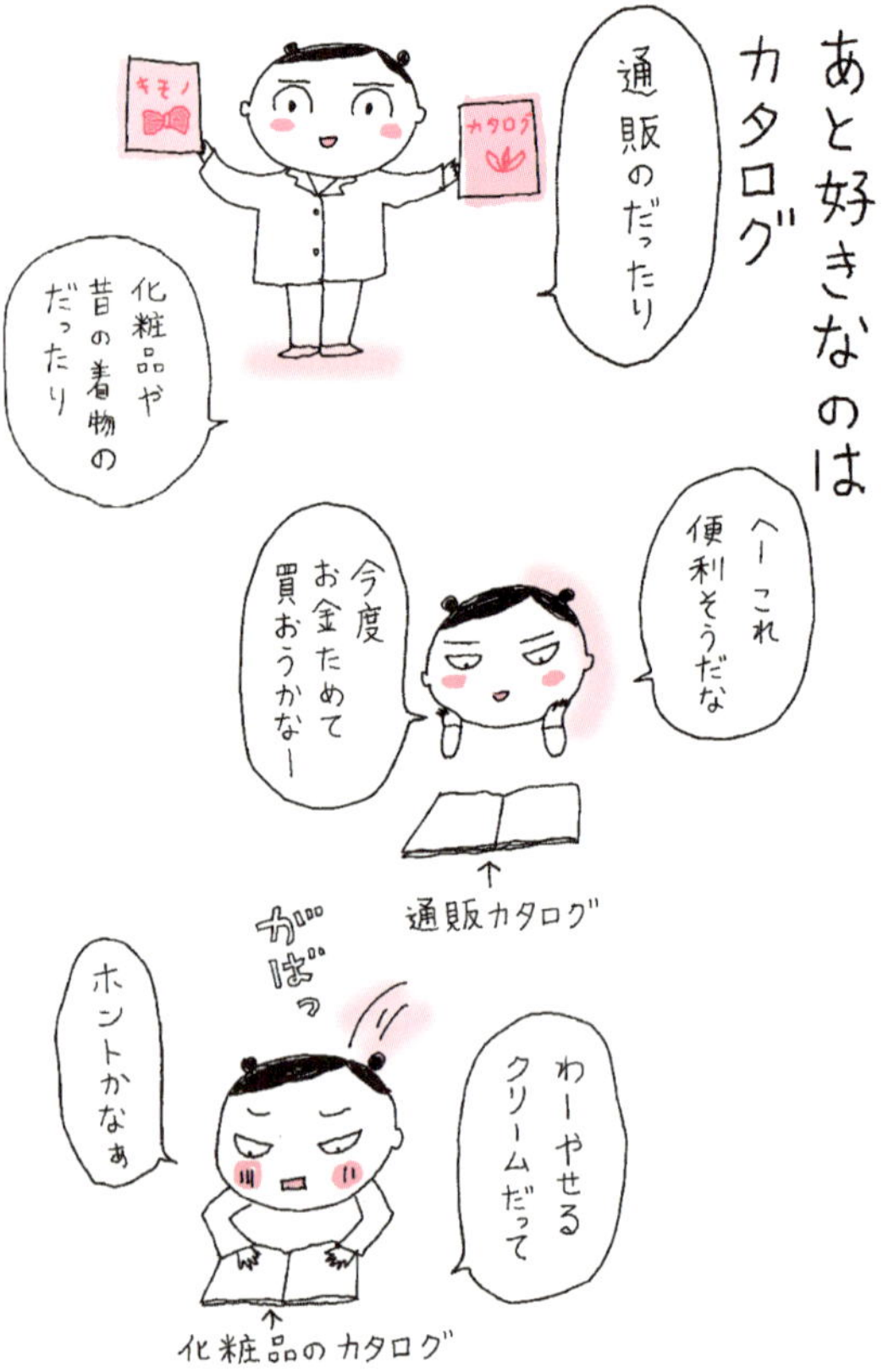
あと好きなのは
カタログ
通販のだったり
化粧品や昔の着物のだったり
キモノ
カタログ
へー これ便利そうだな
今度お金ためて買おうかなー
通販カタログ
わーやせるクリームだって
ガバッ
ホントかなぁ
化粧品のカタログ

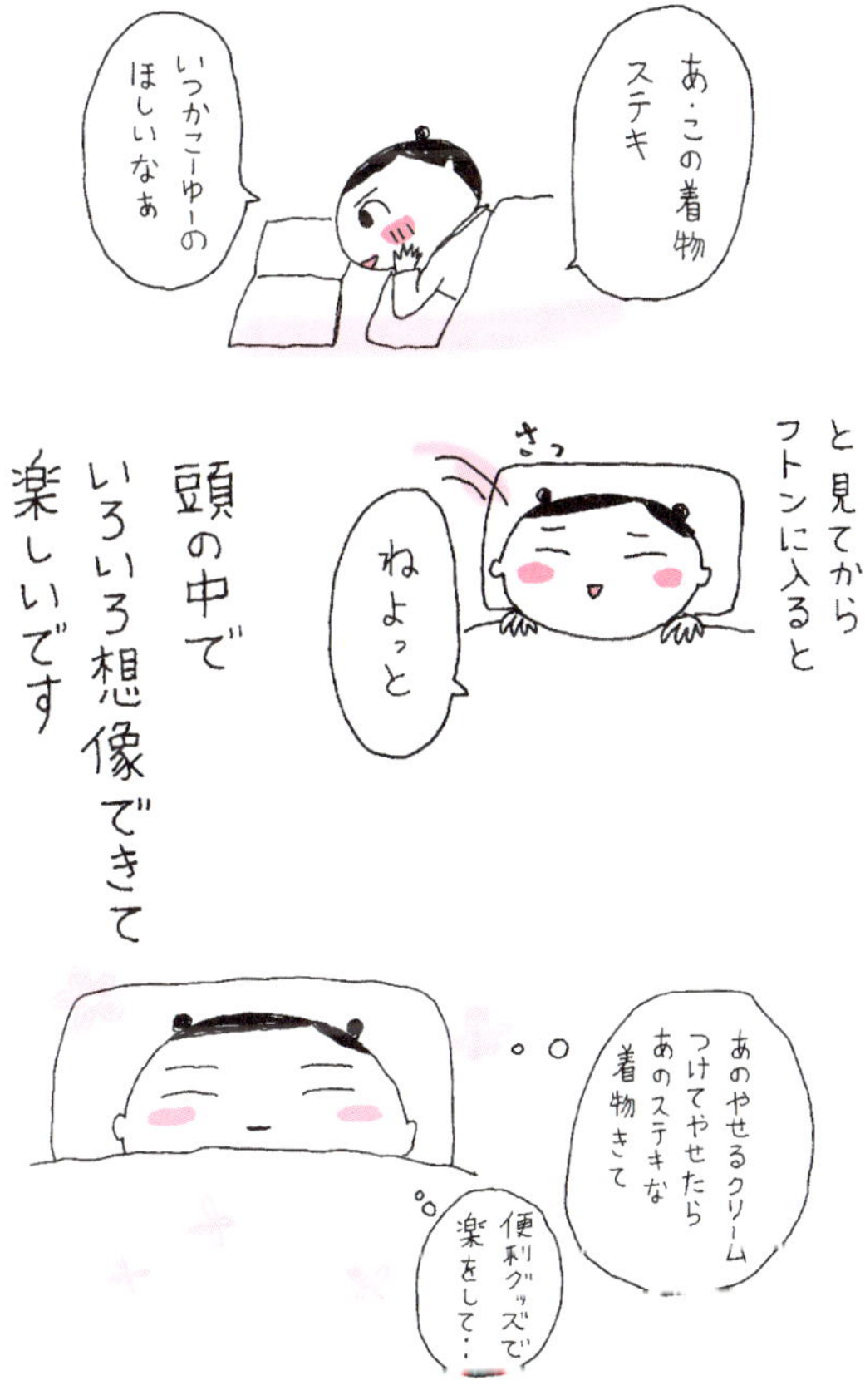

あ・この着物ステキ
いつかこーゆーのほしいなぁ
と見てからフトンに入ると
さっ
ねよっと
頭の中でいろいろ想像できて楽しいです
あのやせるクリームつけてやせたらあのステキな着物きて
便利グッズで楽をして…

ヒツジを数える

眠れない時の
おまじない
『ヒツジ数え』

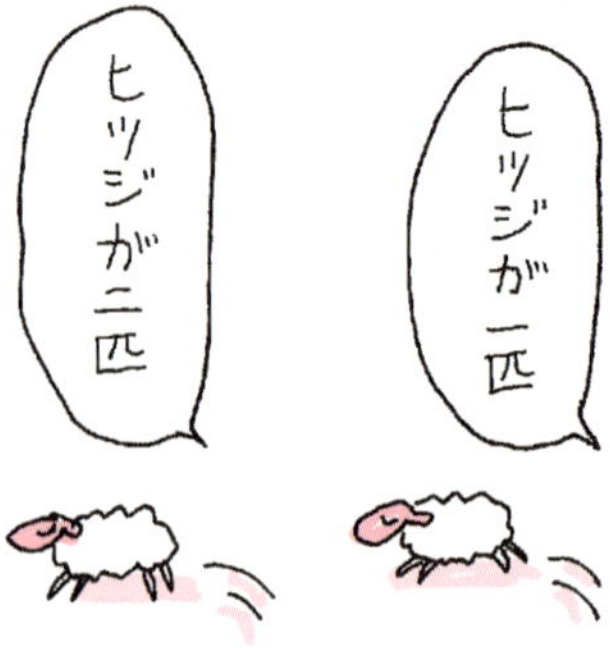
ヒツジが一匹
ヒツジが二匹

シープとスリープが
似てるので そういう
おまじないが できたと
いう説があります

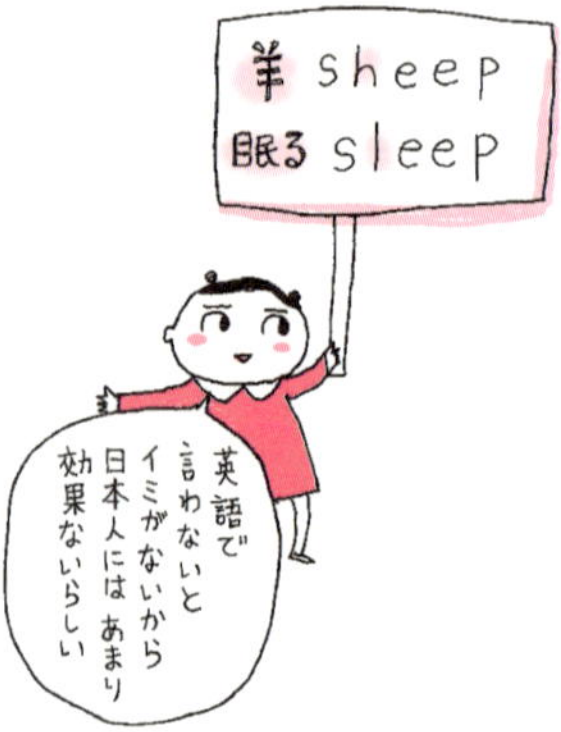
羊 sheep
眠る sleep
英語で
言わないと
イミがないから
日本人には あまり
効果ないらしい

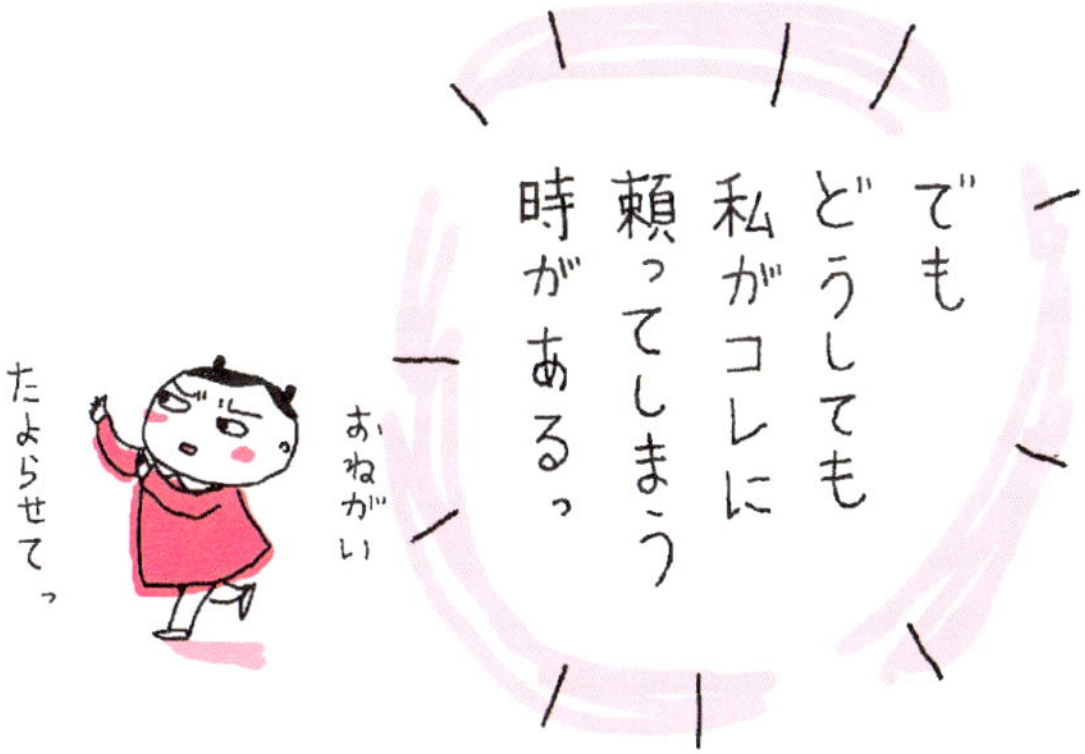
でも
どうしても
私がコレに
頼ってしまう
時があるっ
おねがい
たよらせてっ

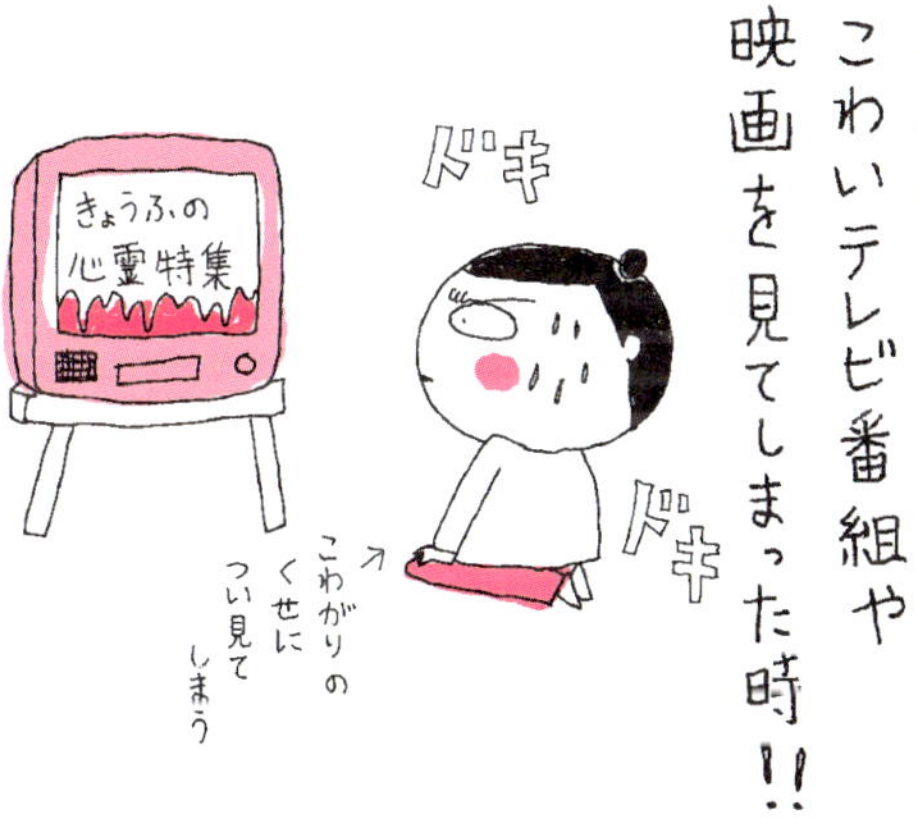
それは
こわいテレビ番組や
映画を見てしまった時!!
ドキ
ドキ
きょうふの
心霊特集
こわがりの
くせに
つい見て
しまう

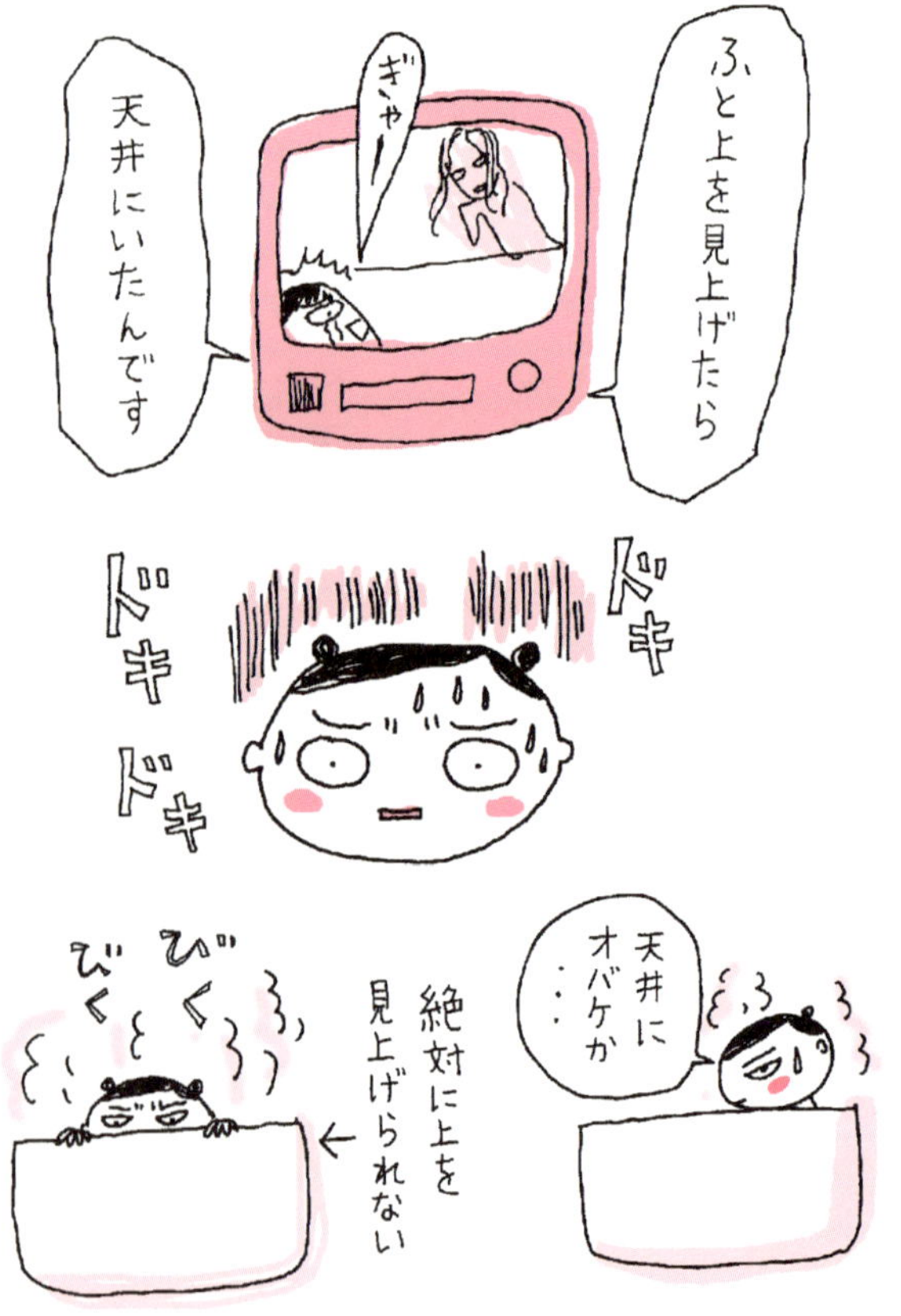
ふと上を見上げたら
ぎゃー!
天井にいたんです
ドキドキドキ
天井にオバケか…
絶対に上を見上げられない
びくびく

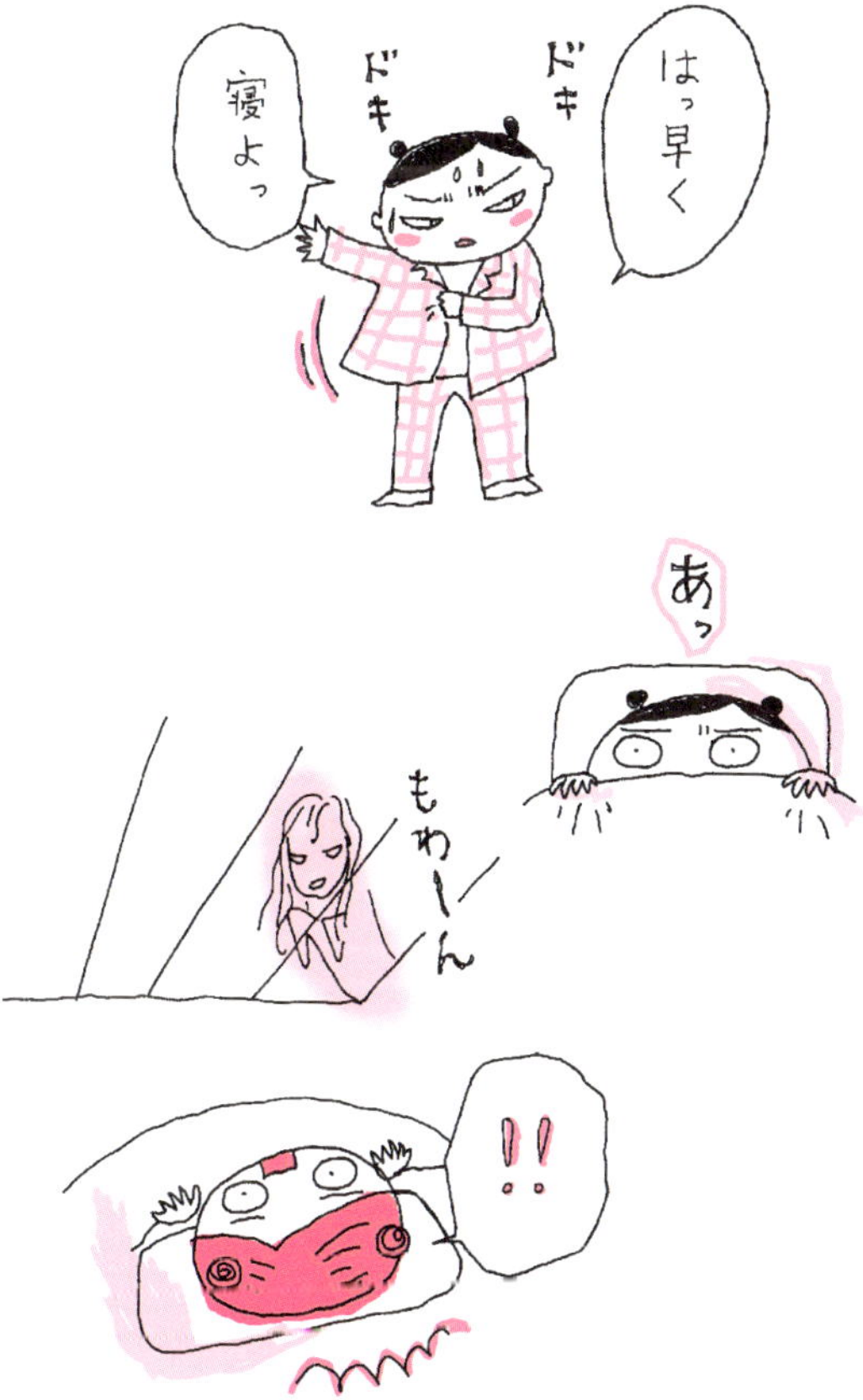
はっ早く
ドキドキ
寝よっ
あっ
もわーん
!!

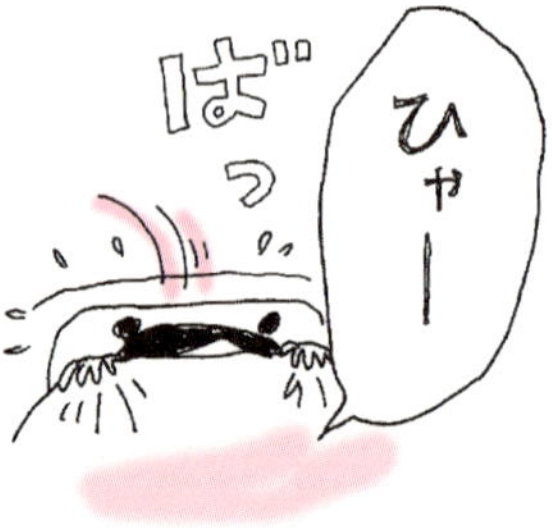

だっだめだ
さっき見た映像が
頭にやきついてる

ヒッヒツジ
ヒツジを
数えよう

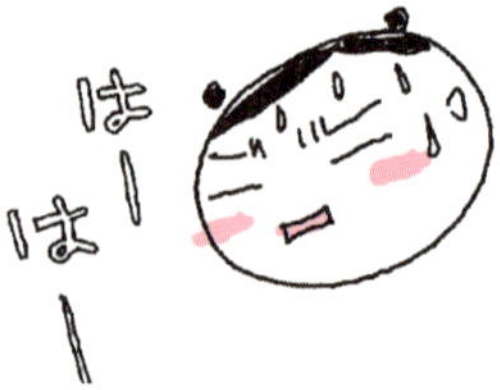

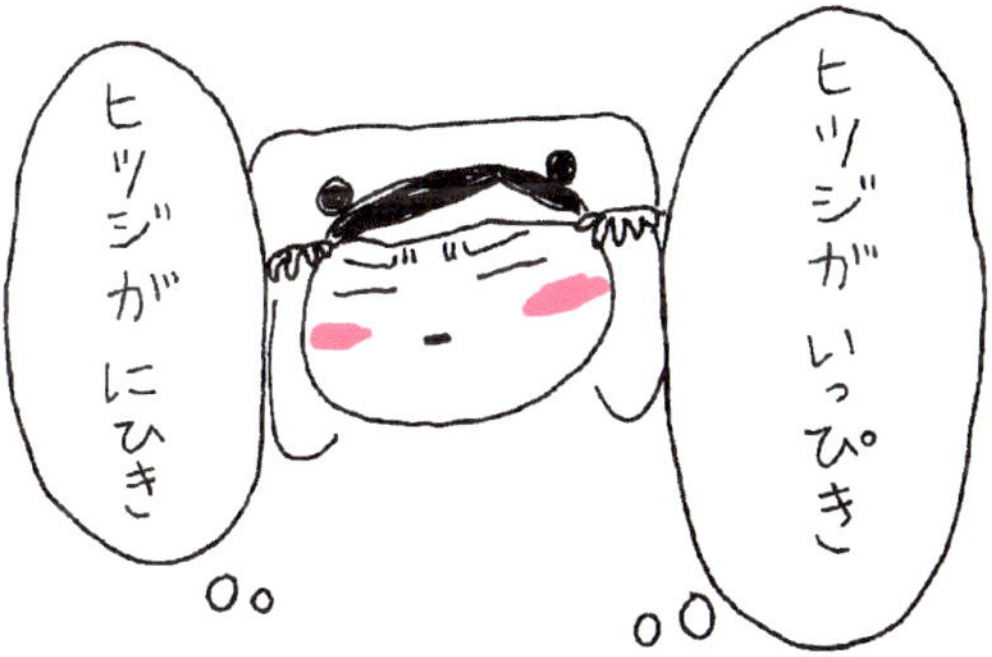
ヒツジがいっぴき
ヒツジがにひき

キョーフの夜は
ヒツジが救ってくれる

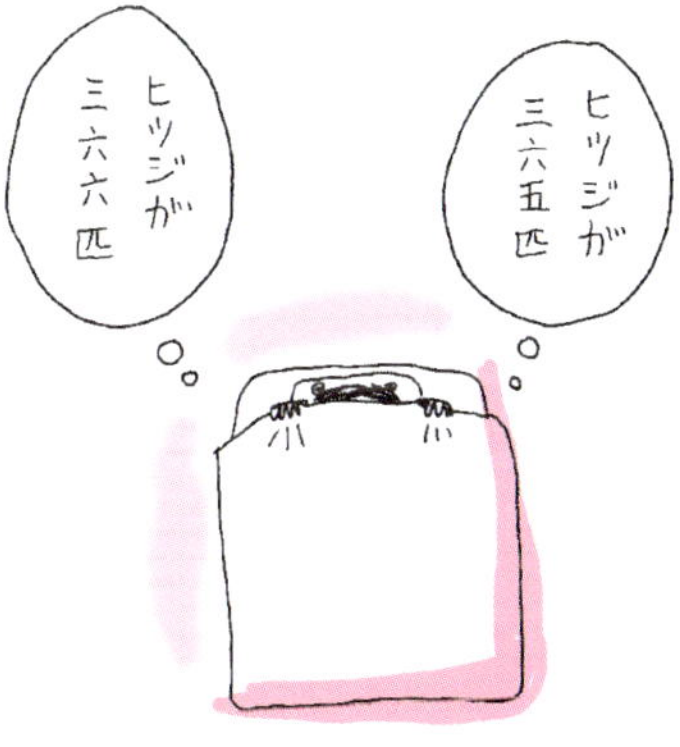
ヒツジが三六五匹
ヒツジが三六六匹

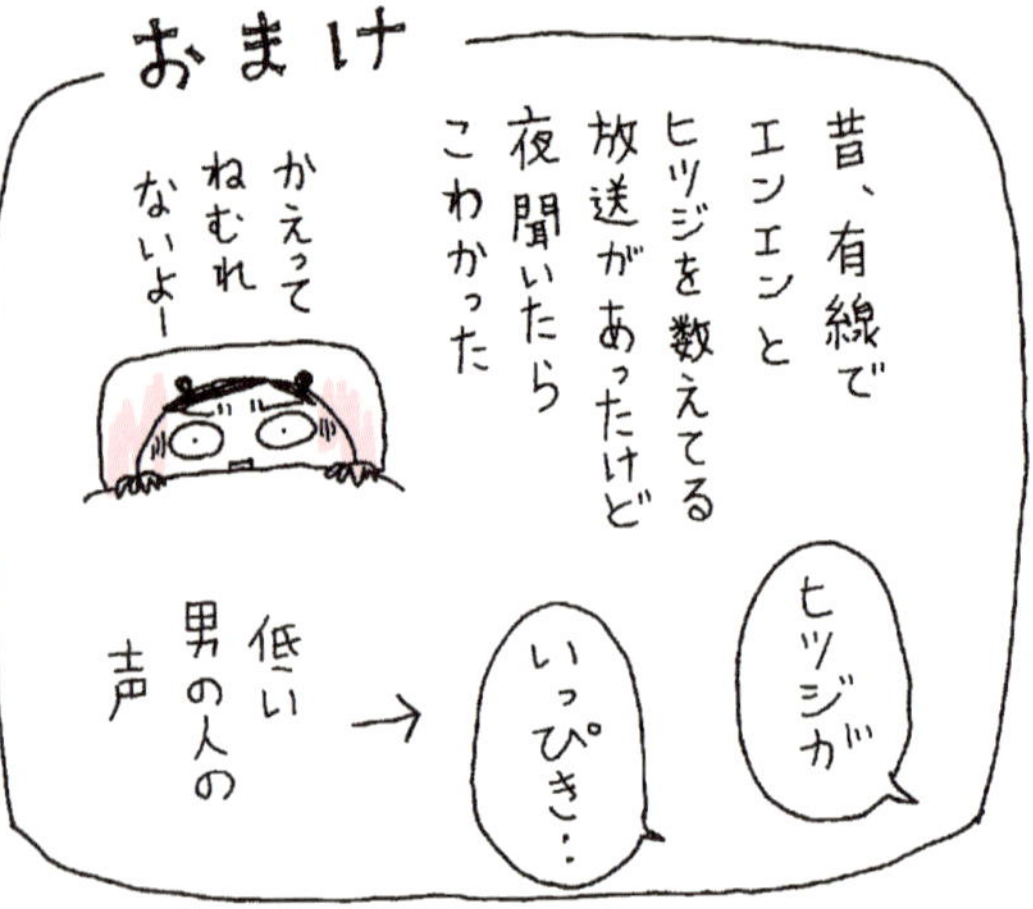
おまけ
昔、有線で
エンエンと
ヒツジを数えてる
放送があったけど
夜聞いたら
こわかった
かえって
ねむれ
ないよー
低い
男の人の
声
ヒツジが
いっぴき‥

毎日の生活を
見直して
じょうずに眠る

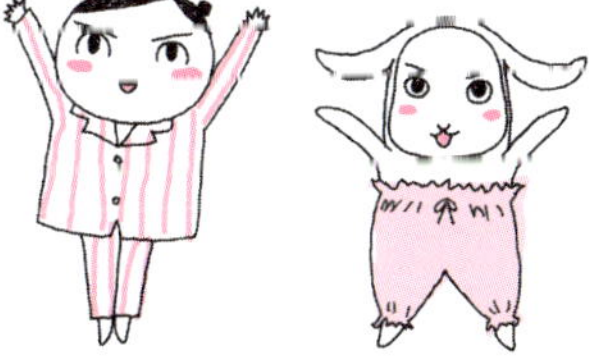

眠りを誘う飲み物

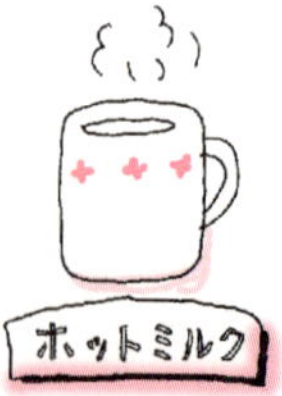
ホットミルク

睡眠を促す作用のある
トリプトファンが入っている
神経を静めるカルシウムが豊富

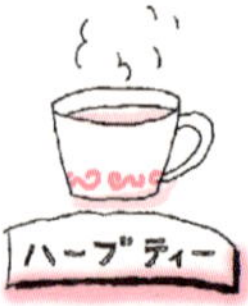
ハーブティー

カモミールとペパーミントの
ブレンドティーがおすすめ

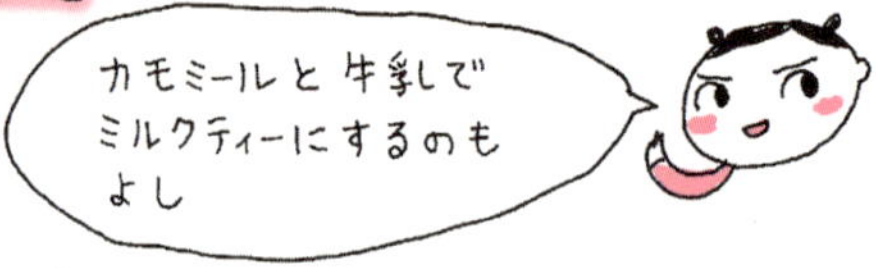
カモミールと牛乳で
ミルクティーにするのも
よし

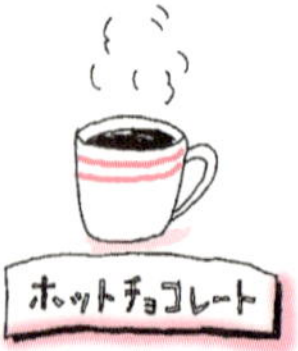
ホットチョコレート

チョコレートは眠りを
誘う作用がある

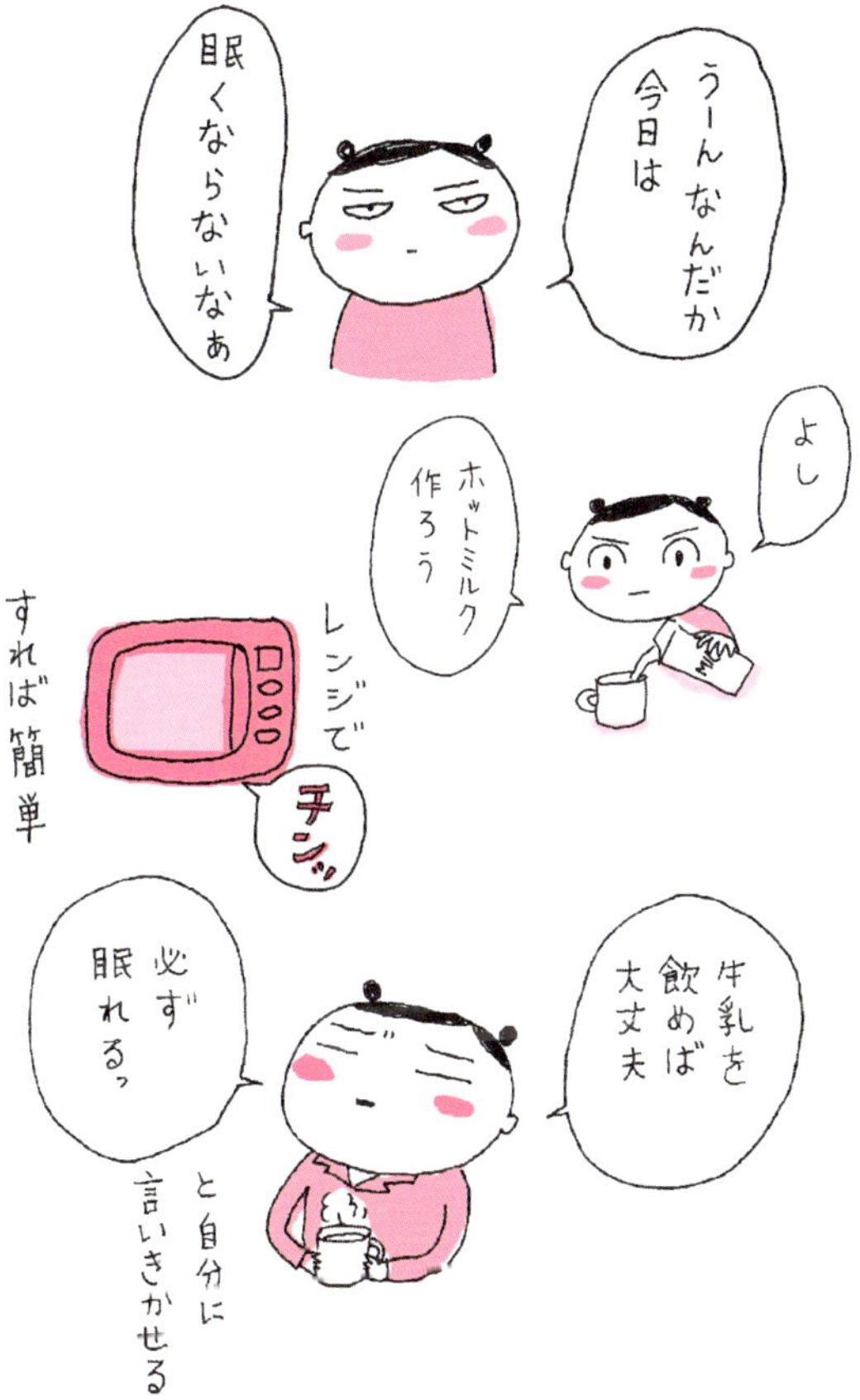
うーんなんだか今日は
眠くならないなあ
よし
ホットミルク作ろう
レンジで
チンッ
すれば簡単
牛乳を飲めば大丈夫
必ず眠れるっ
と自分に言いきかせる

そうすると
すぐ眠れる

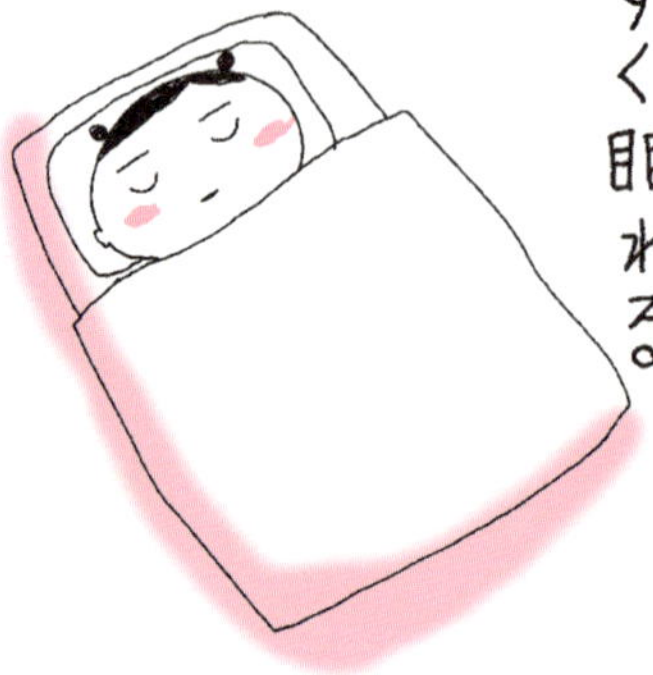

気がする・・・

でも
せっかく眠れても・・

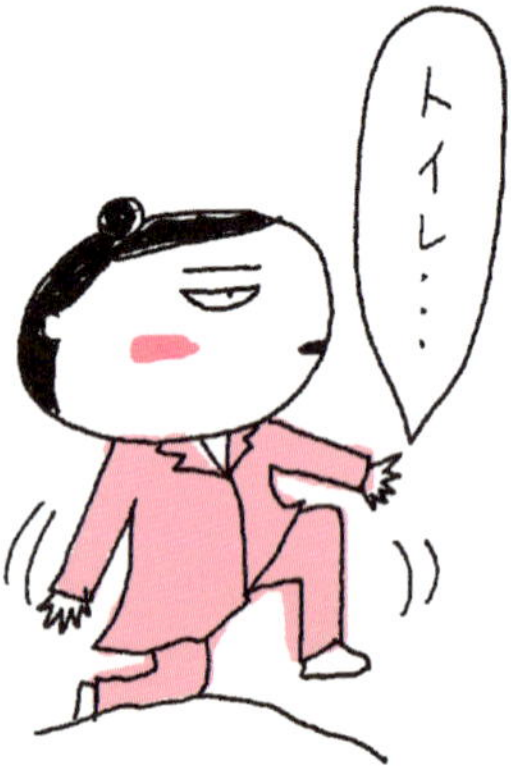

夜中トイレに行く
ことが多かった

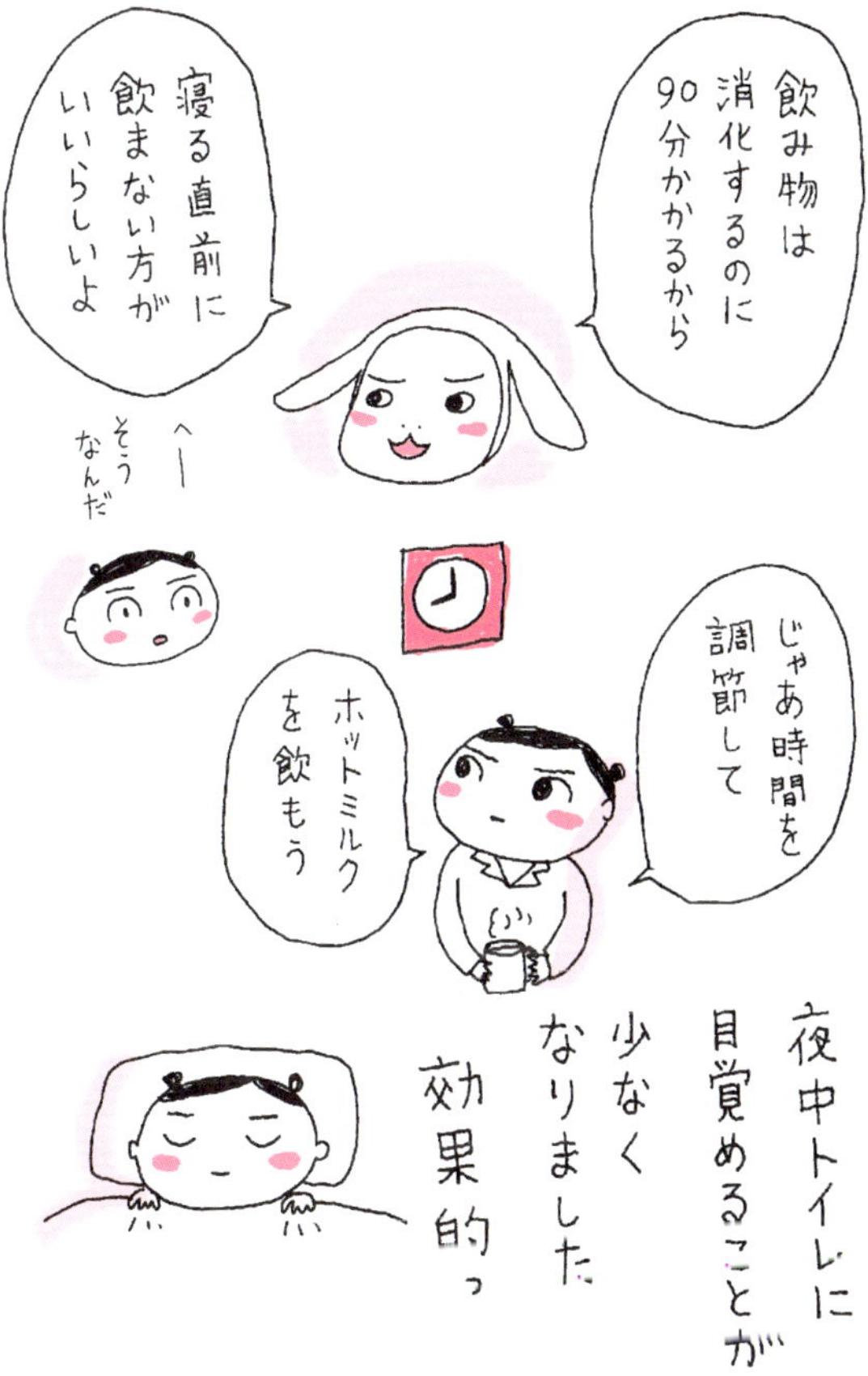
飲み物は消化するのに90分かかるから
寝る直前に飲まない方がいいらしいよ
へー
そうなんだ
じゃあ時間を調節して
ホットミルクを飲もう
夜中トイレに目覚めることが少なくなりました
効果的っ

眠れなくする飲み物

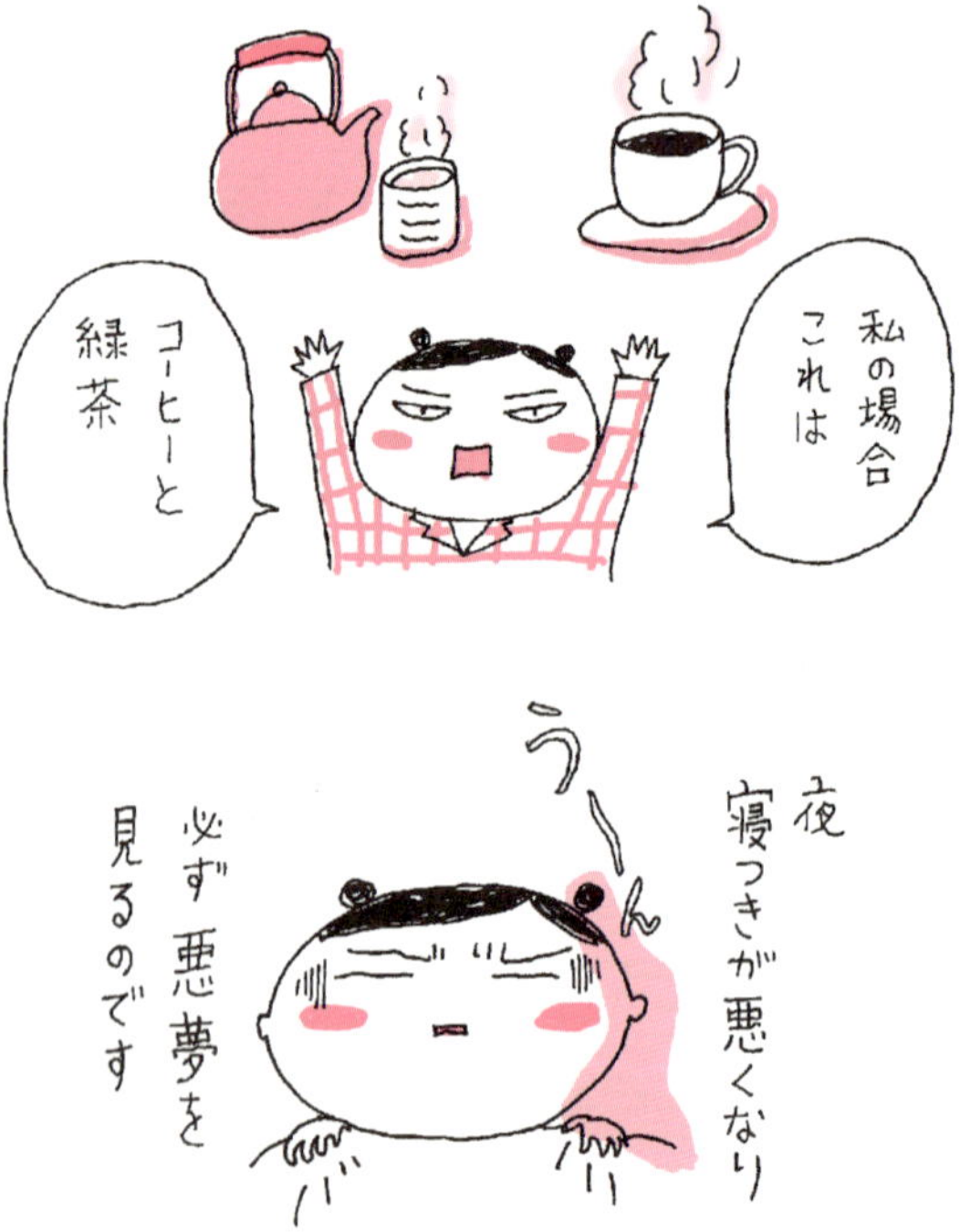
私の場合これは
コーヒーと緑茶
夜寝つきが悪くなり
う〜ん
必ず悪夢を見るのです

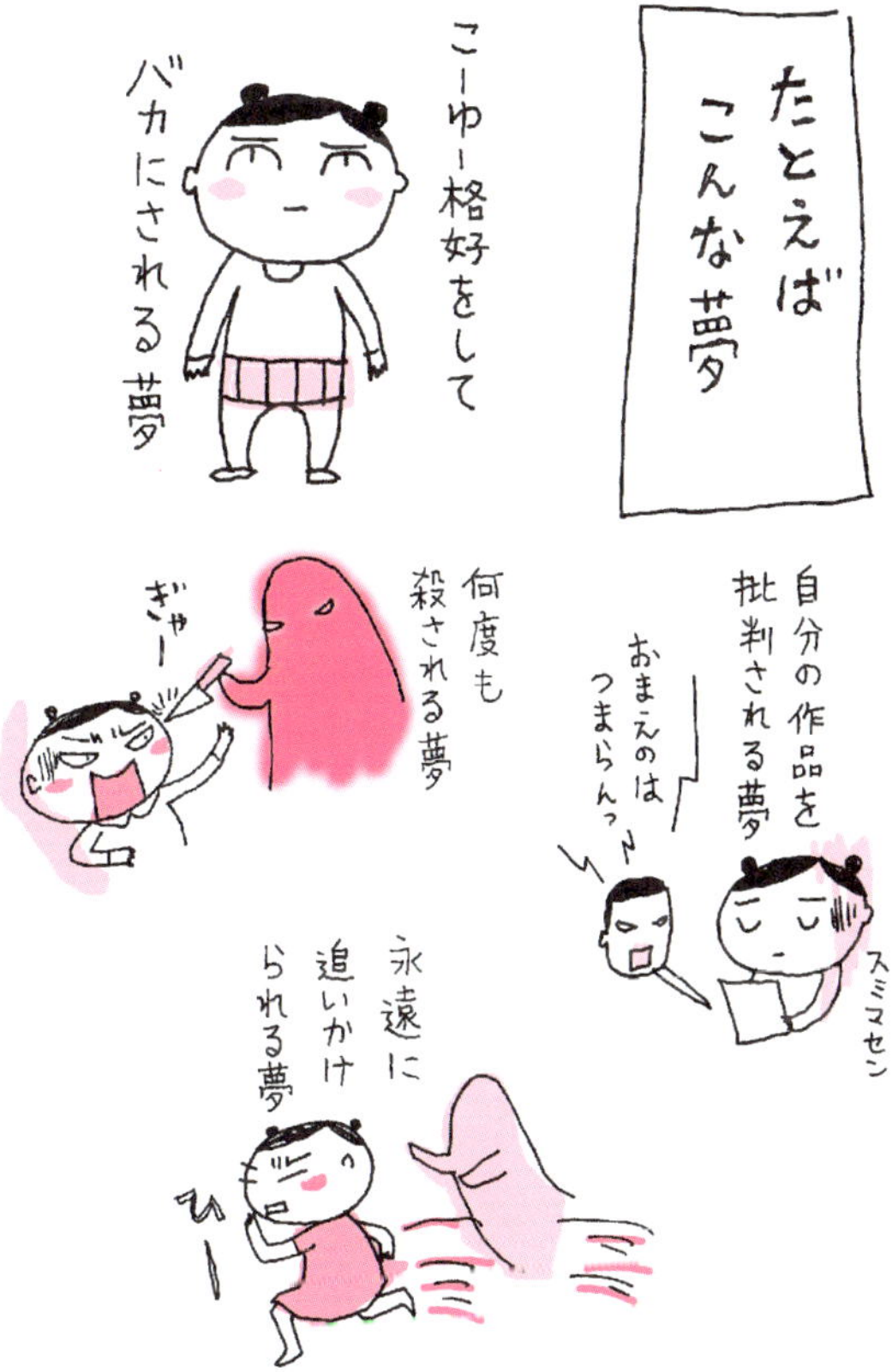
たとえば
こんな夢
こーゆー格好をして
バカにされる夢
自分の作品を
批判される夢
おまえのは
つまらんっ
スミマセン
何度も
殺される夢
ぎゃー
永遠に
追いかけ
られる夢
ひー

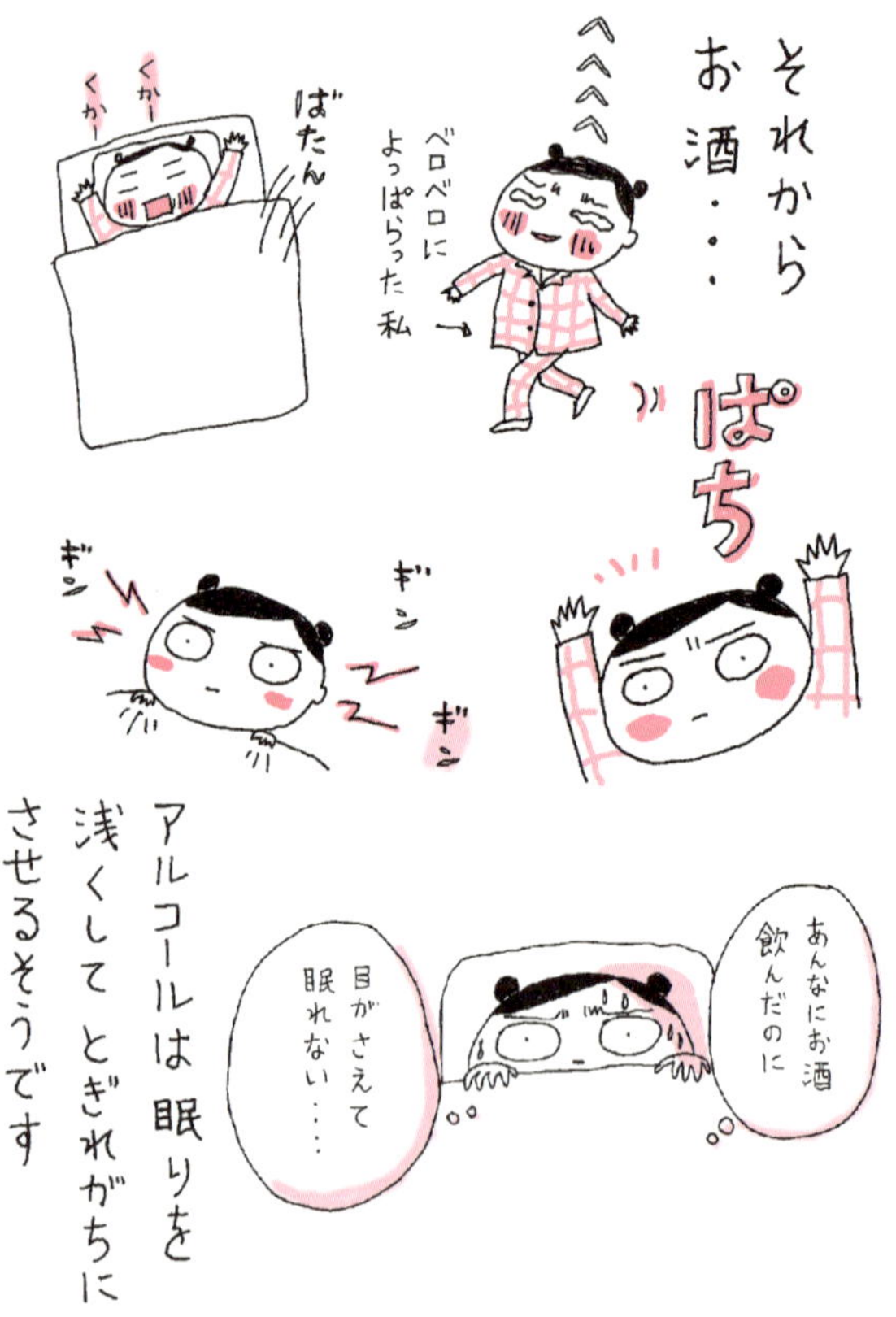
それから
お酒・・・
へへへ
ベロベロによっぱらった私
ばたん
くかー
くかー
ぱち
ギン
ギン
ギン
あんなにお酒飲んだのに
目がさえて眠れない・・・・
アルコールは 眠りを
浅くして とぎれがちに
させるそうです

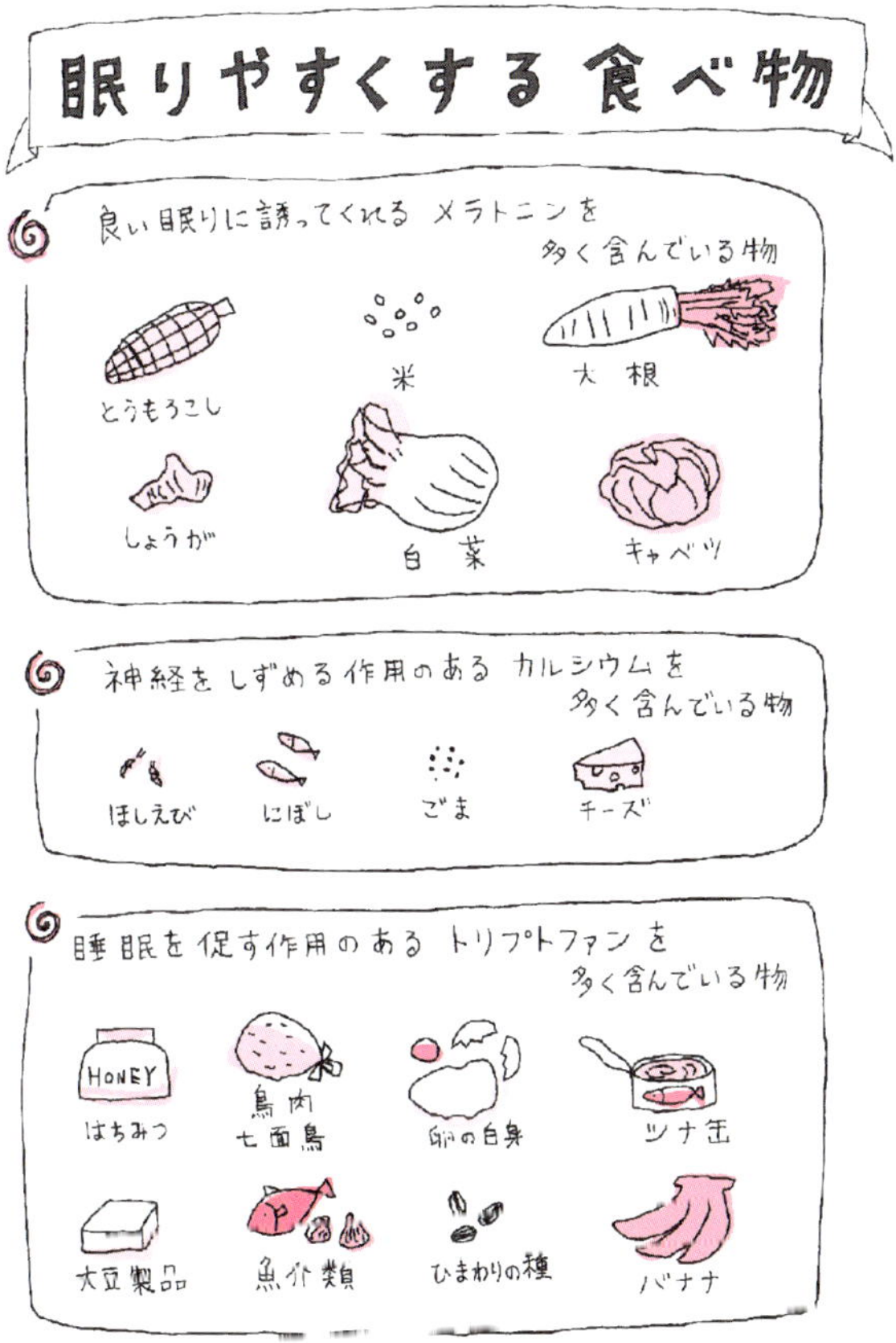
眠りやすくする食べ物
良い眠りに誘ってくれる メラトニンを 多く含んでいる物
とうもろこし
米
大根
しょうが
白菜
キャベツ
神経をしずめる作用のある カルシウムを 多く含んでいる物
ほしえび
にぼし
ごま
チーズ
睡眠を促す作用のある トリプトファンを 多く含んでいる物
HONEY
はちみつ
鳥肉
七面鳥
卵の白身
ツナ缶
大豆製品
魚介類
ひまわりの種
バナナ

眠りにくくする食べ物

めったに食べられないごちそうを食べた夜
やき肉
じゅー
おすし
ステーキ
満腹でシアワセだけど眠れん・・

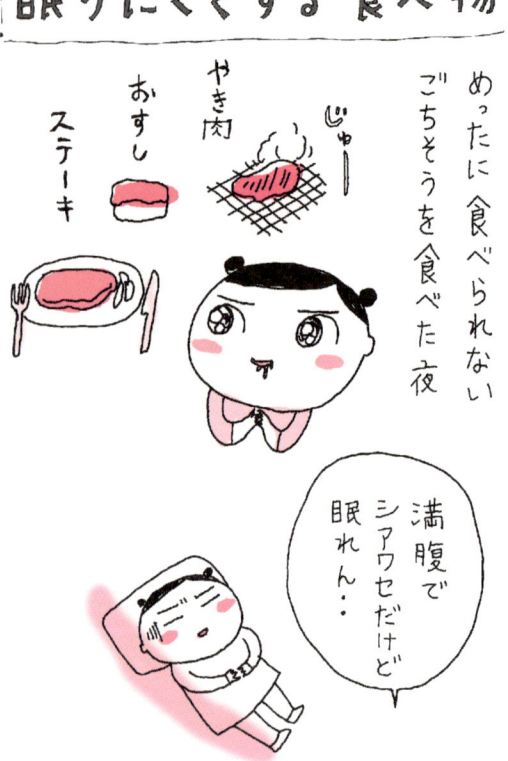

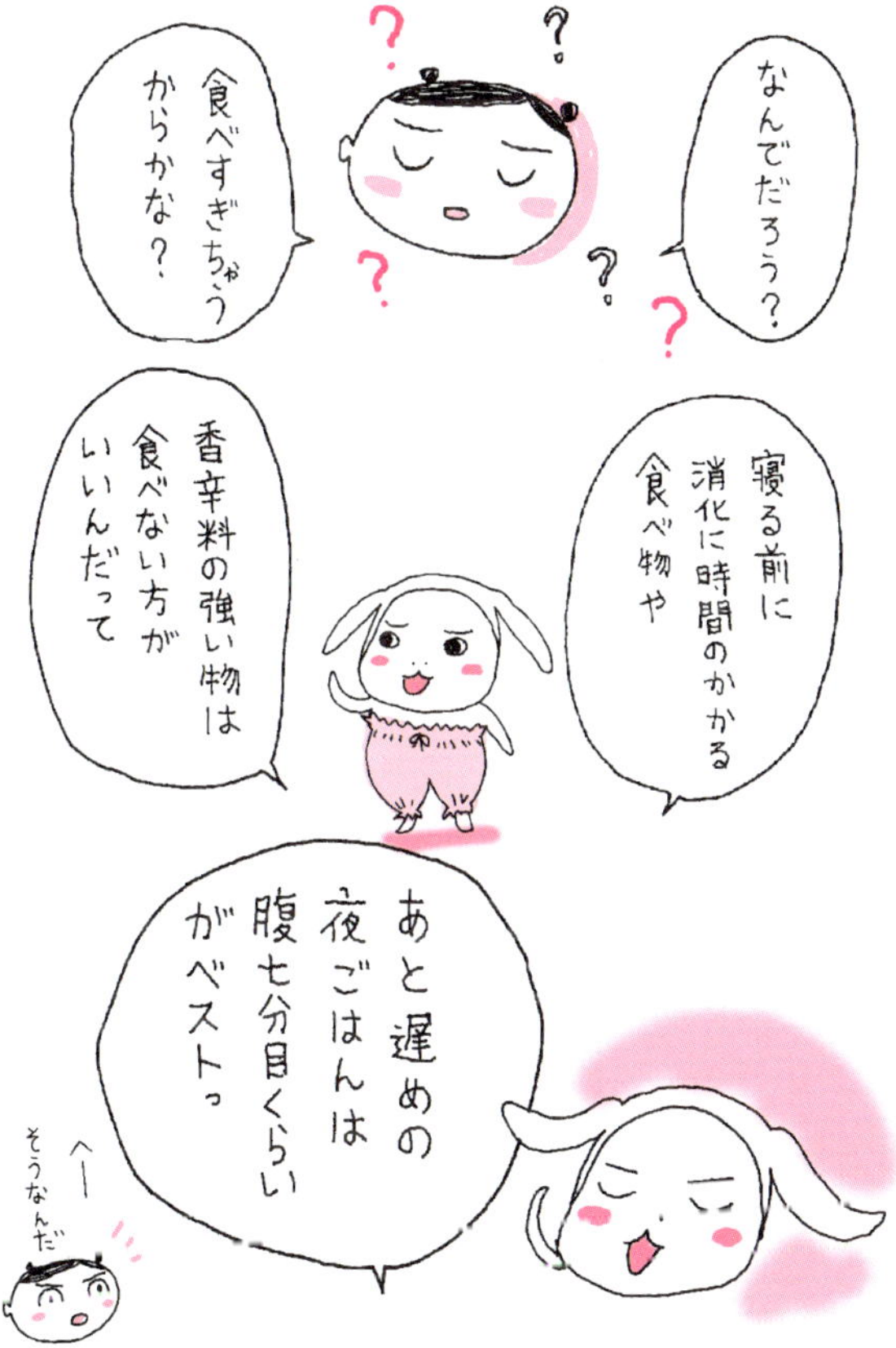
なんでだろう？
食べすぎちゃうからかな？
寝る前に消化に時間のかかる食べ物や
香辛料の強い物は食べない方がいいんだって
あと遅めの夜ごはんは腹七分目くらいがベストっ
へー
そうなんだ

あたためる

冷え症の私

あたためないと
眠れません

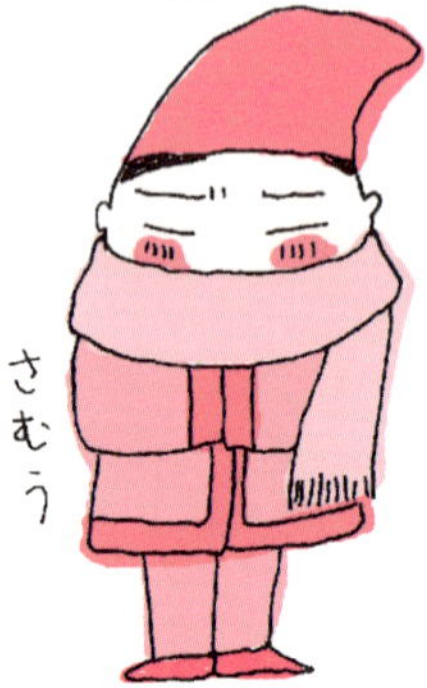
さむう

夏以外の季節は
くつ下をはきます

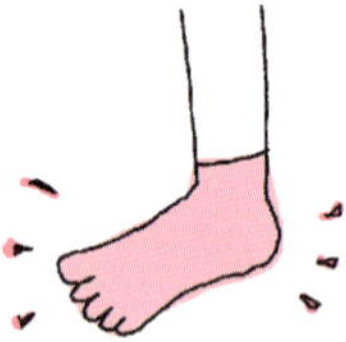

5本指のある
絹のくつ下が
おきにいり

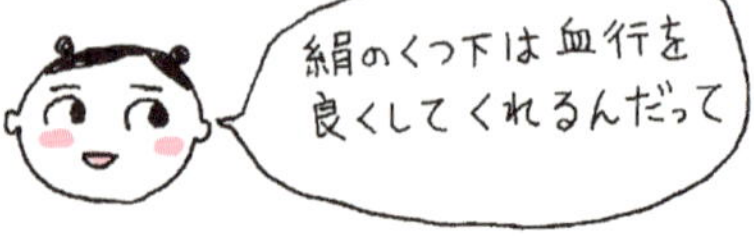
絹のくつ下は血行を
良くしてくれるんだって

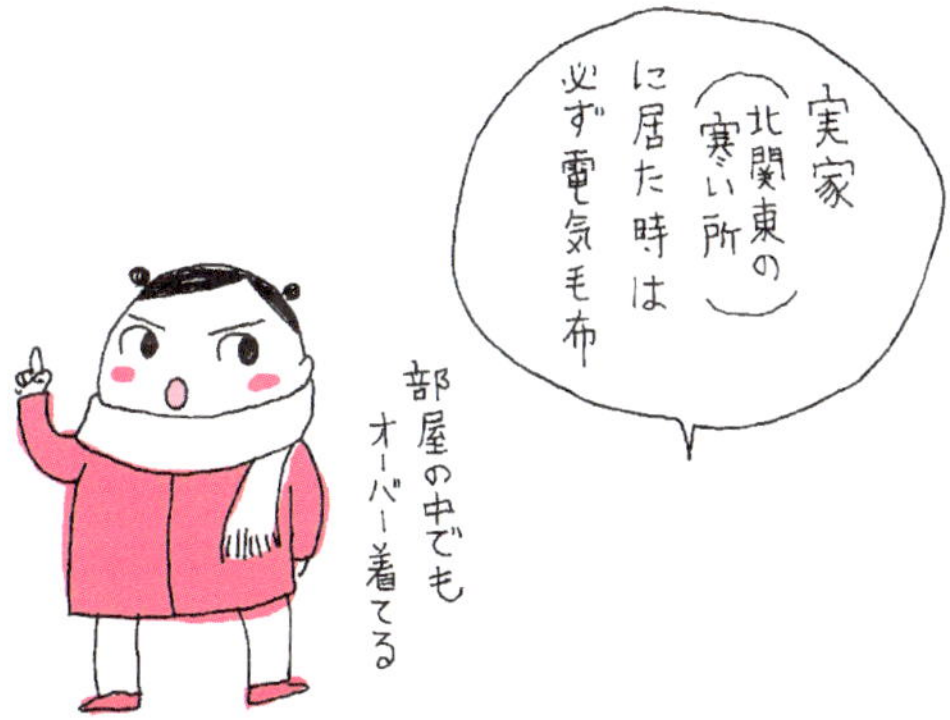
実家（北関東の寒い所）に居た時は必ず電気毛布
部屋の中でもオーバー着てる

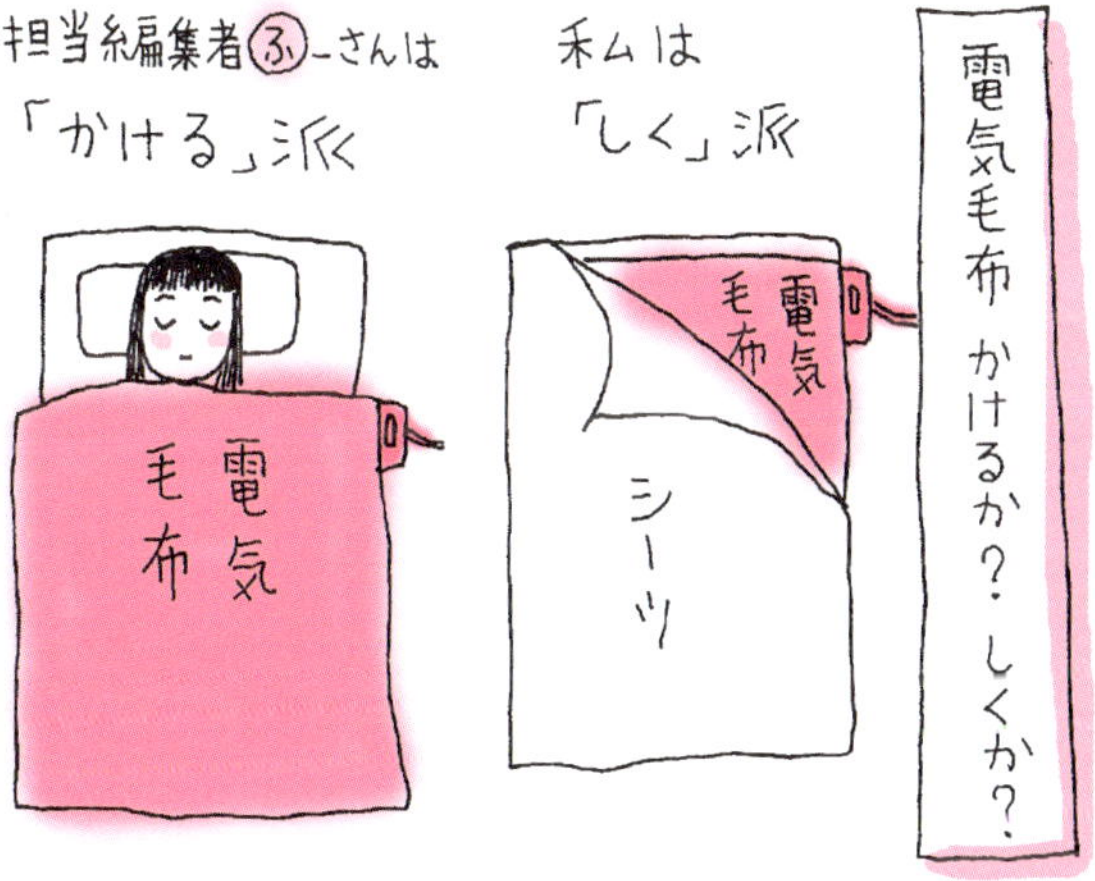
電気毛布 かけるか？ しくか？
私は「しく」派
担当編集者ふーさんは「かける」派
電気毛布
シーツ
電気毛布

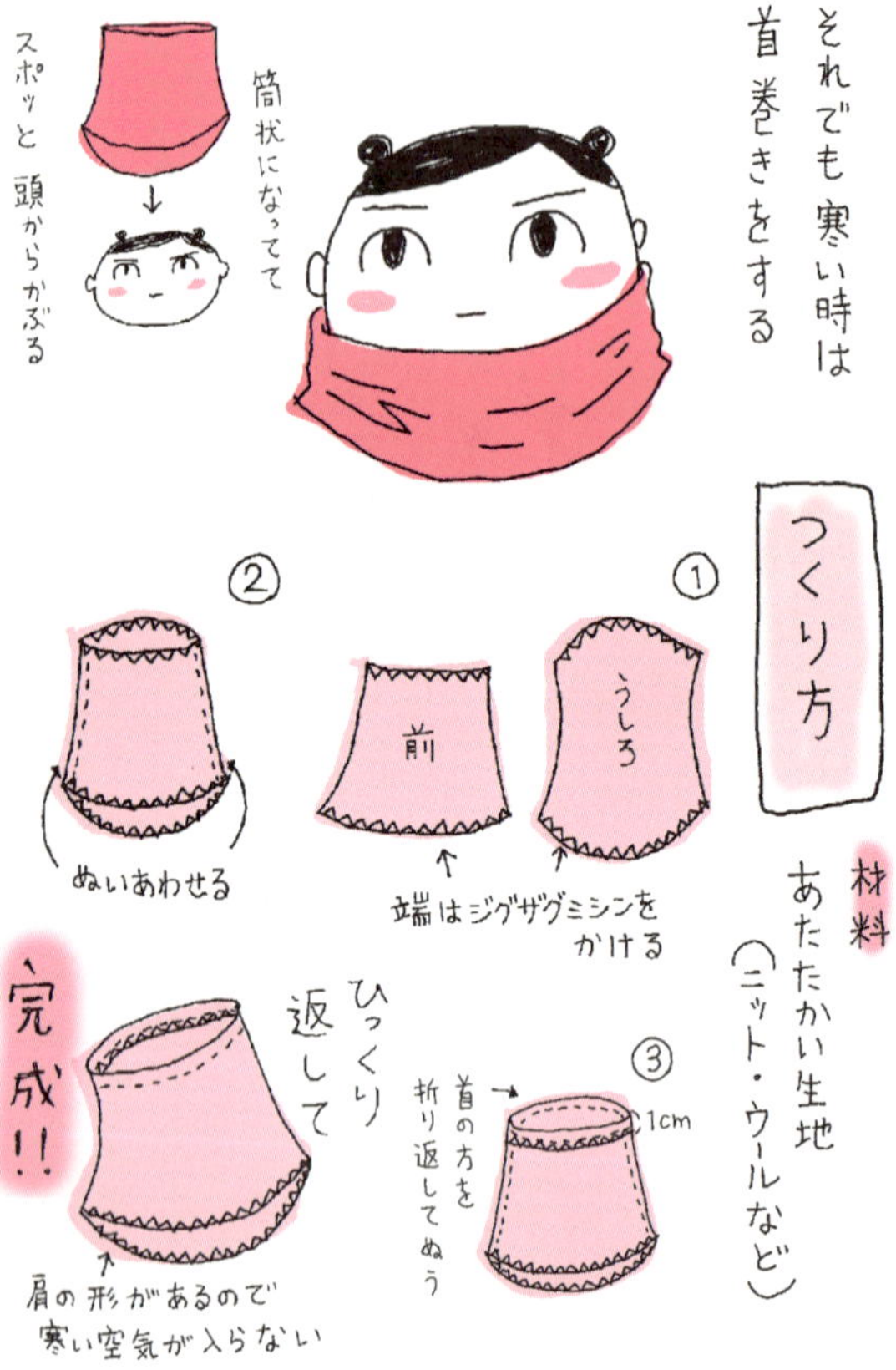
それでも寒い時は
首巻きをする
筒状になってて
スポッと頭からかぶる
つくり方
材料
あたたかい生地
（ニット・ウールなど）
①
うしろ
前
端はジグザグミシンを
かける
②
ぬいあわせる
③
1cm
首の方を折り返してぬう
ひっくり返して
完成!!
肩の形があるので
寒い空気が入らない

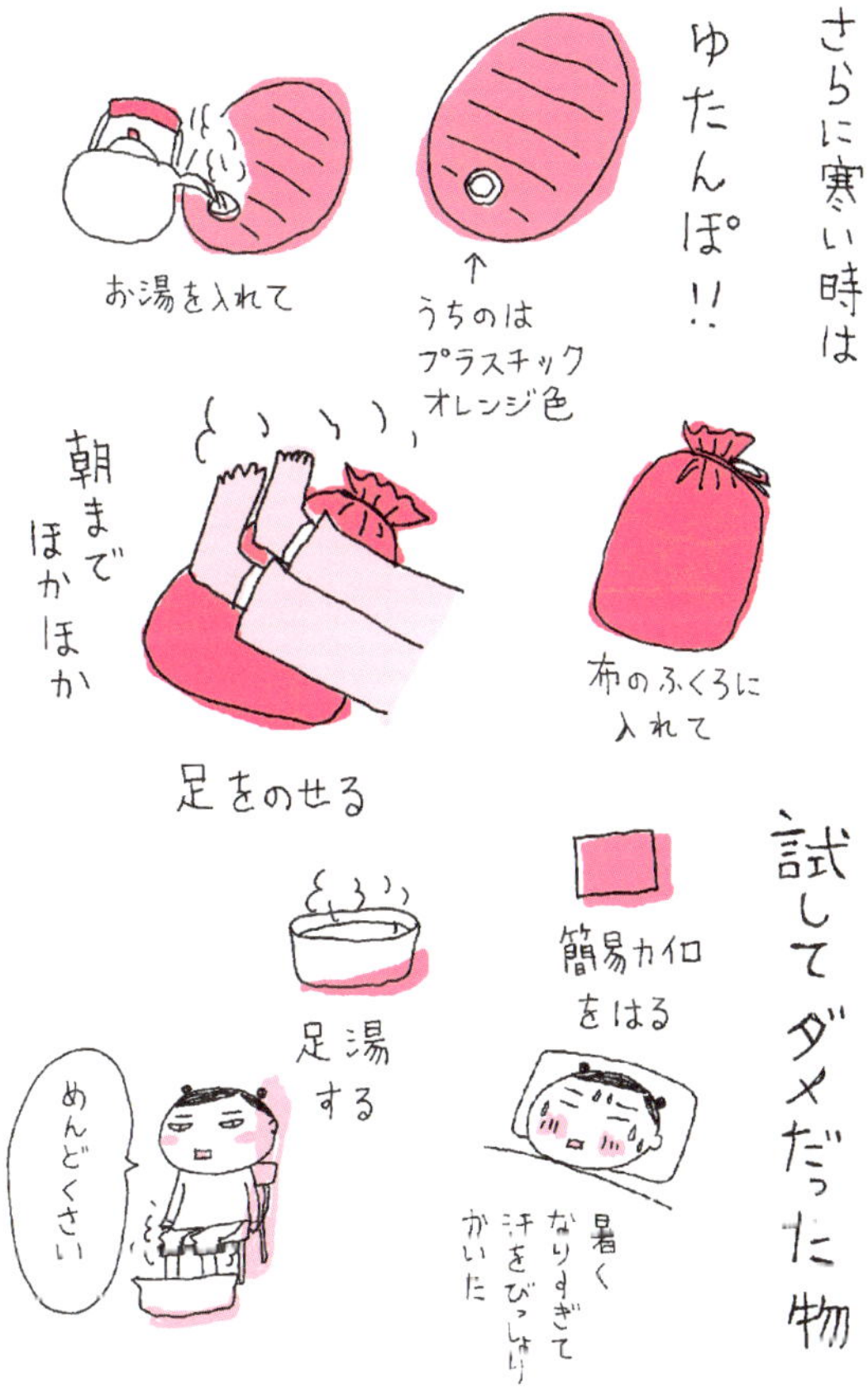
さらに寒い時は
ゆたんぽ!!
お湯を入れて
うちのは
プラスチック
オレンジ色
布のふくろに
入れて
朝までほかほか
足をのせる
試してダメだった物
簡易カイロ
をはる
暑くなりすぎて
汗をびっしょり
かいた
足湯
する
めんどくさい

おフロ

私は熱いおフロに
入るのが好き

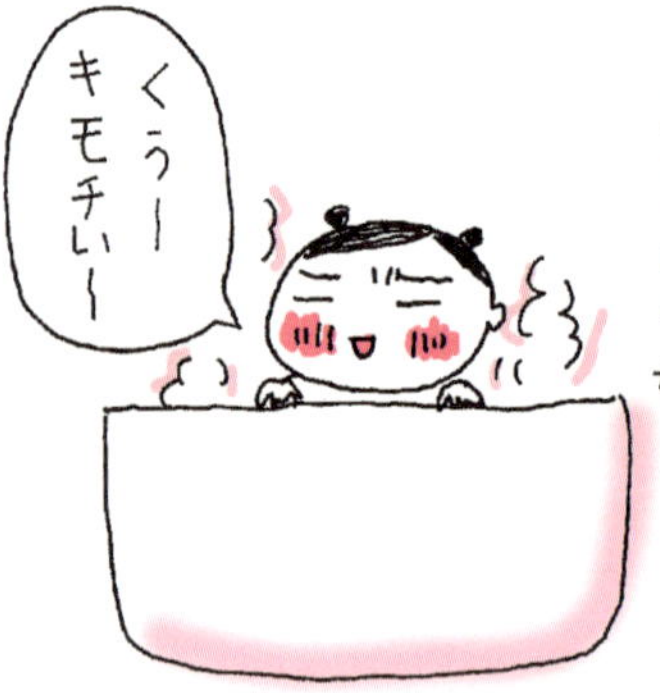

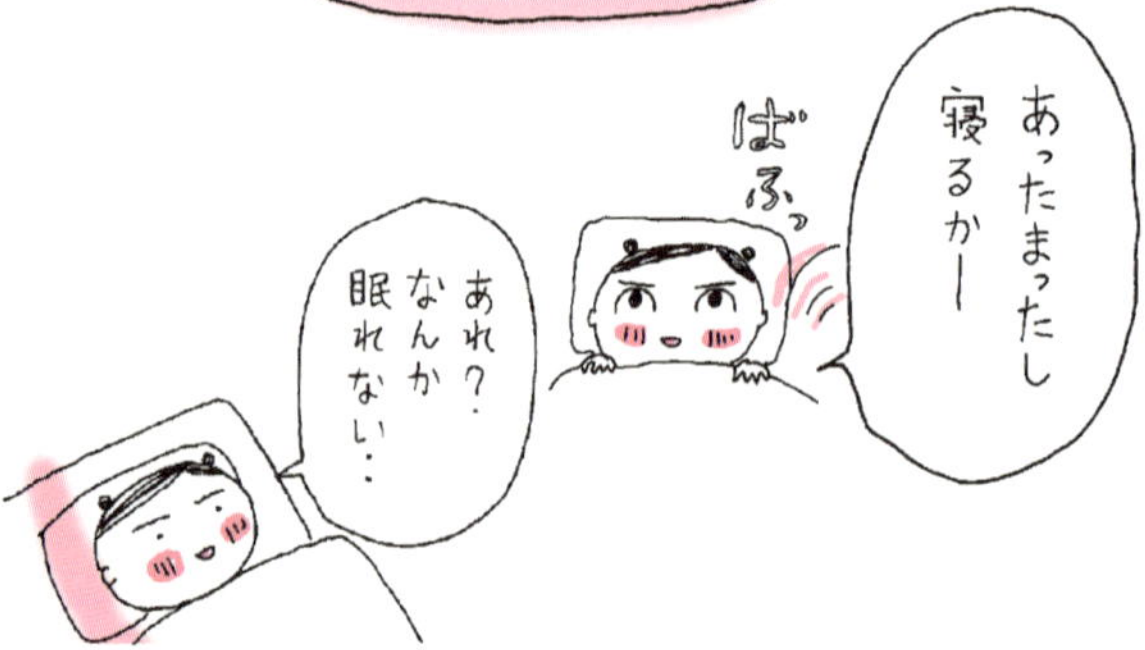

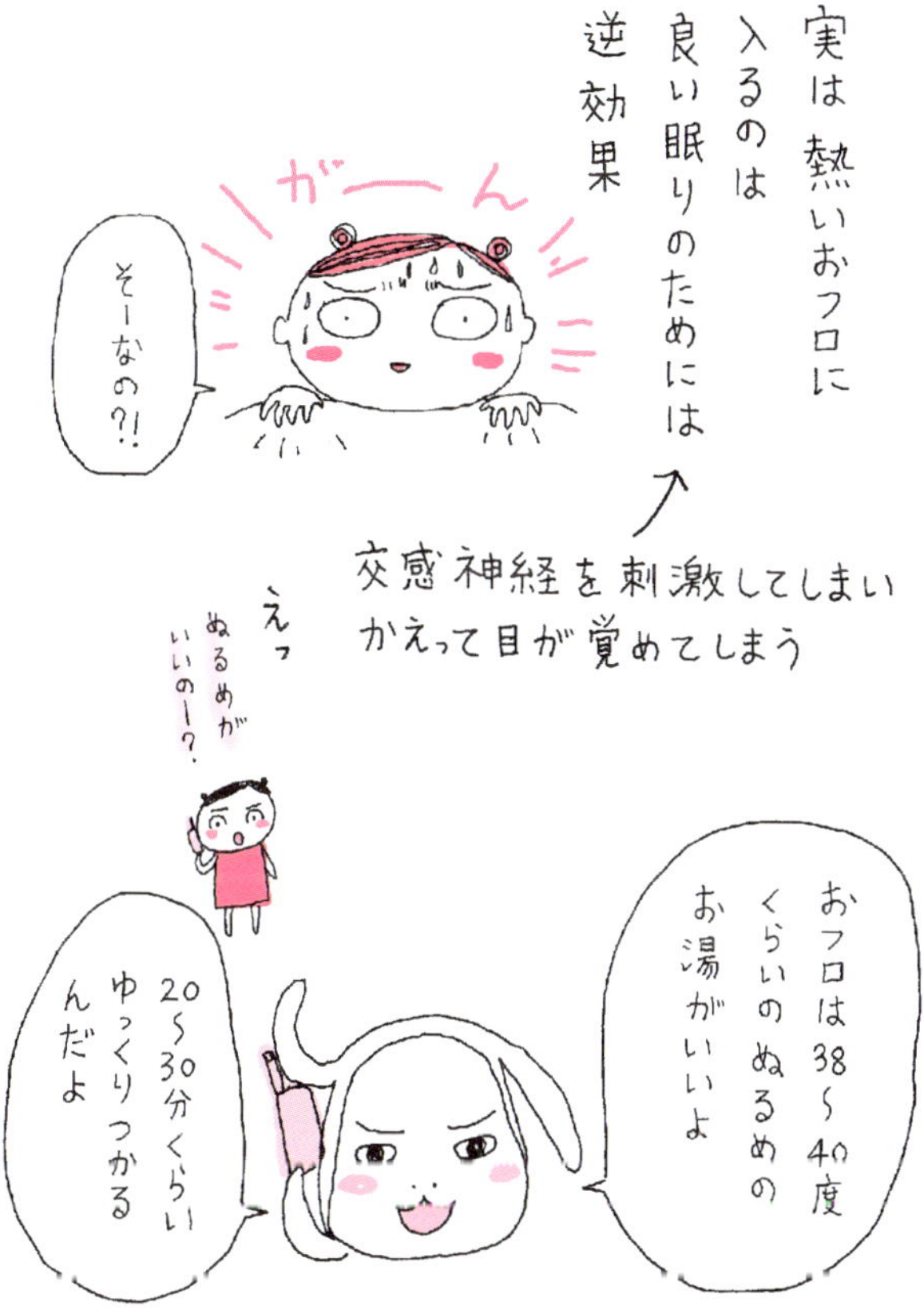
実は熱いおフロに
入るのは
良い眠りのためには
逆効果
がーん
そーなの?!
交感神経を刺激してしまい
かえって目が覚めてしまう
えっ
ぬるめが
いいのー?
おフロは38〜40度
くらいのぬるめの
お湯がいいよ
20〜30分くらい
ゆっくりつかる
んだよ

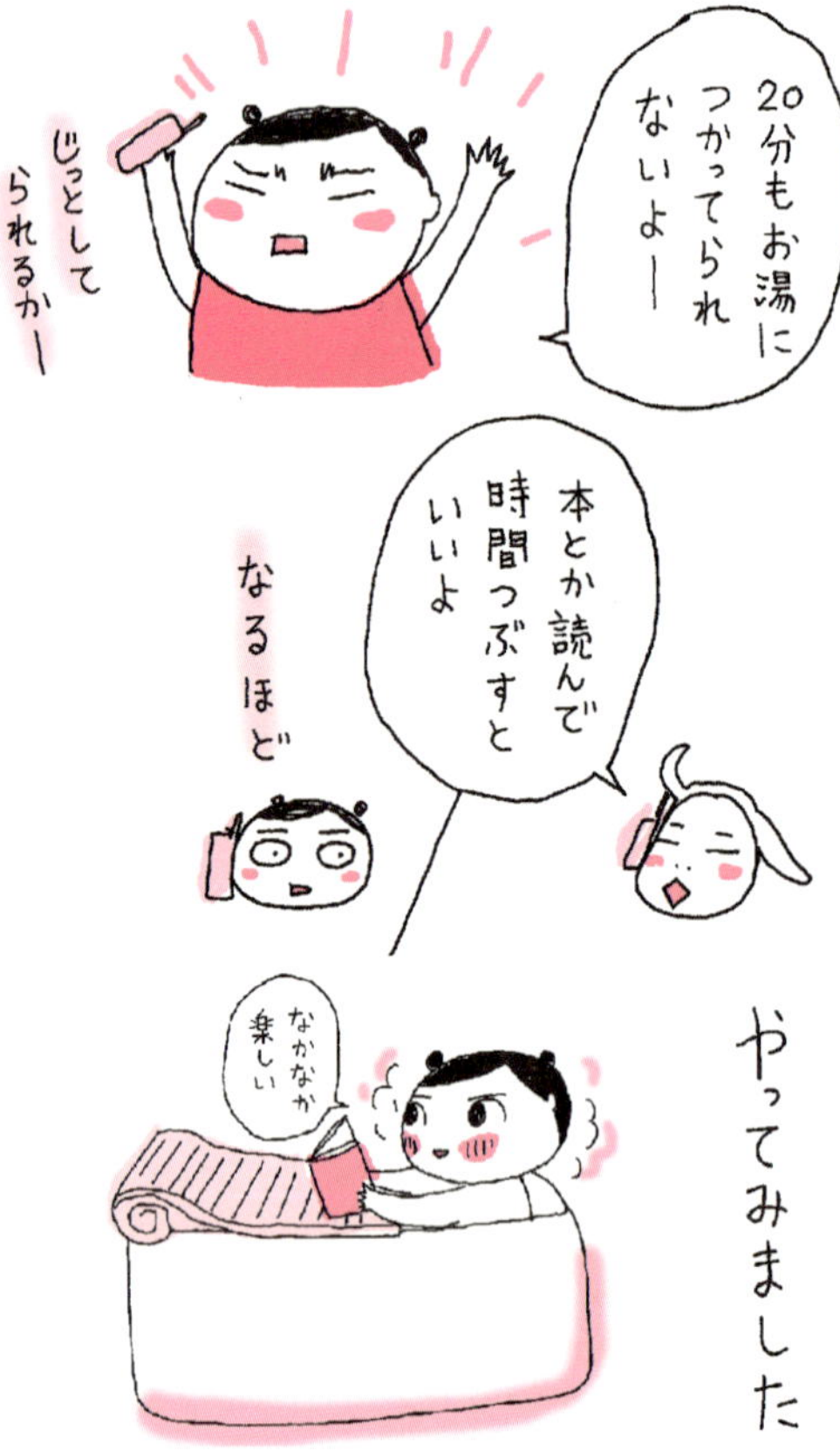
20分もお湯につかってられないよー
じっとしてられるかー
本とか読んで時間つぶすといいよ
なるほど
やってみました
なかなか楽しい

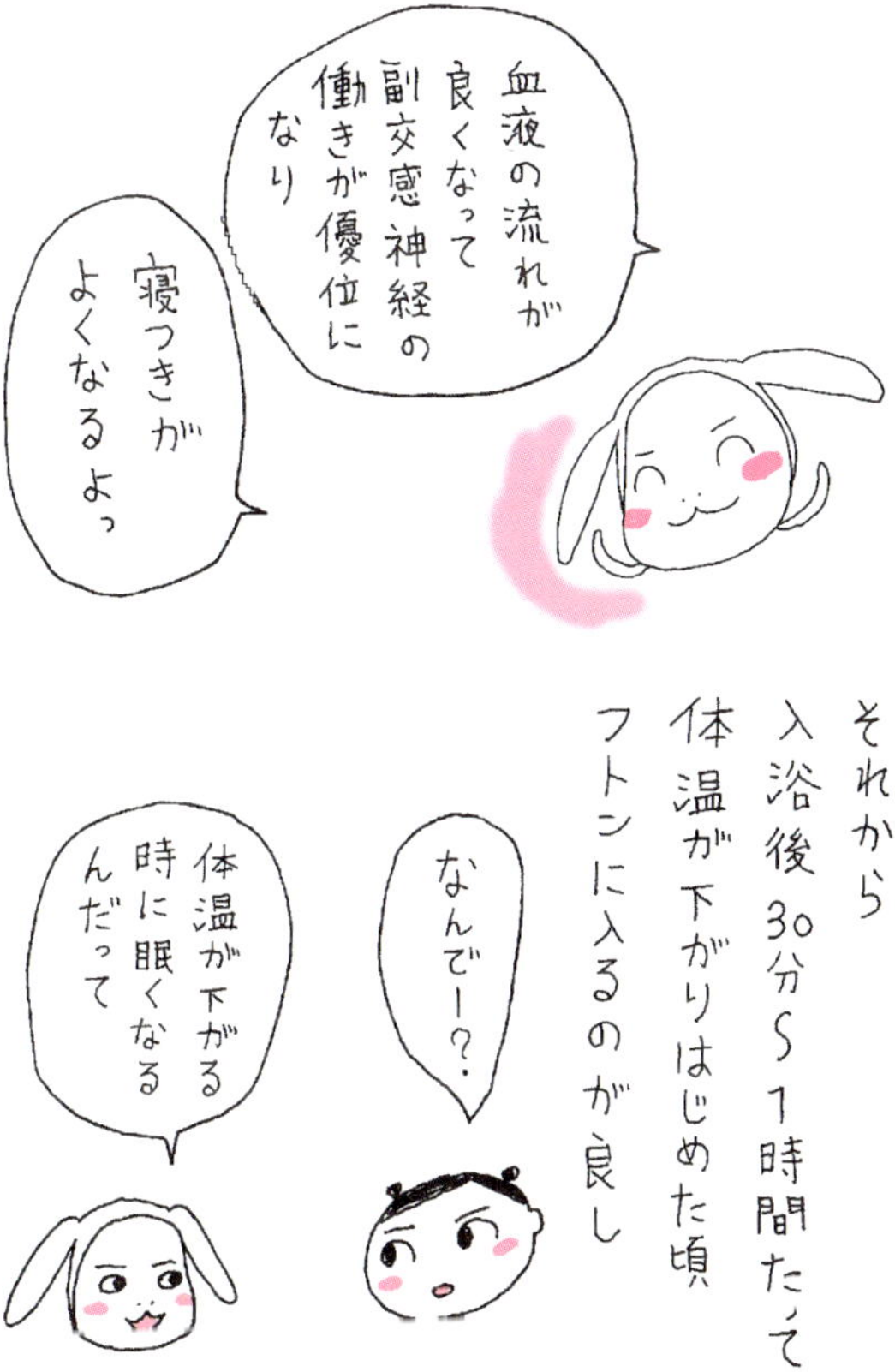
血液の流れが良くなって副交感神経の働きが優位になり
寝つきがよくなるよっ
それから入浴後30分〜1時間たって体温が下がりはじめた頃フトンに入るのが良し
なんでー？
体温が下がる時に眠くなるんだって

運動する

寝つきを良くするため
夜 軽く運動をするのも
効果的

夜 8時頃は

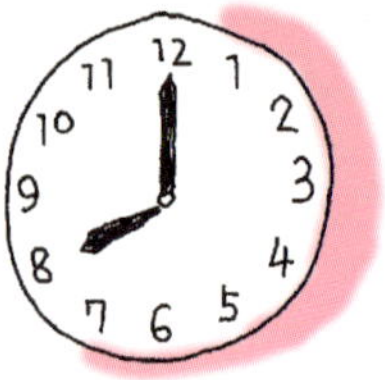

体温が最高に
高いので

この間にさらに
体温をあげておくと

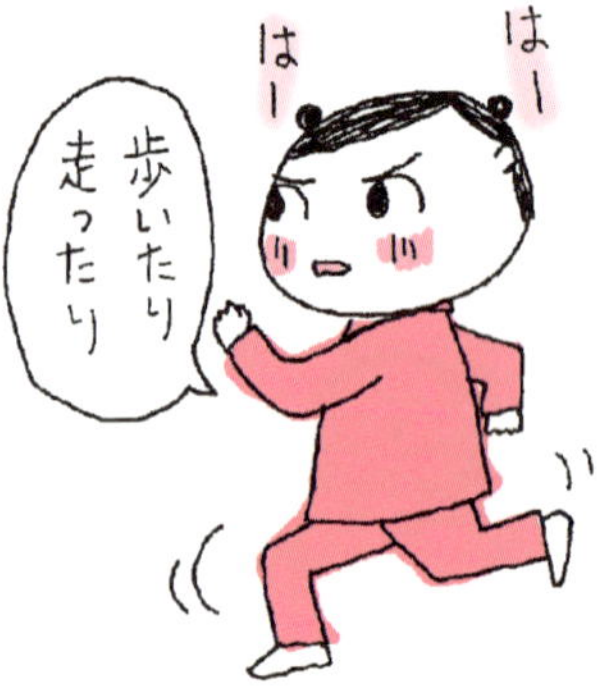
はー
はー
歩いたり
走ったり

2〜3時間後の
就寝時刻に
普段よりも体温が下がり
眠り易くなるんだって

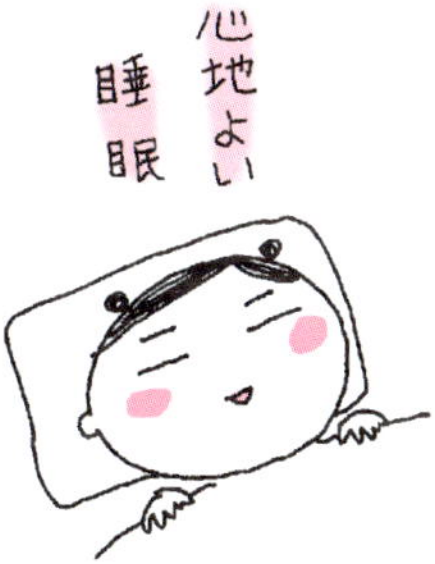

でも夜8時って
なかなか運動
できない…

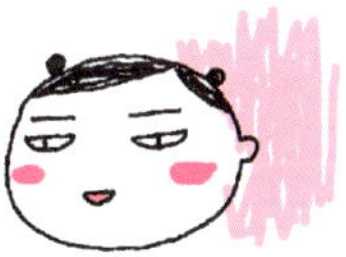

そこで
手軽にできる
ストレッチを紹介

あお向けに
寝ます

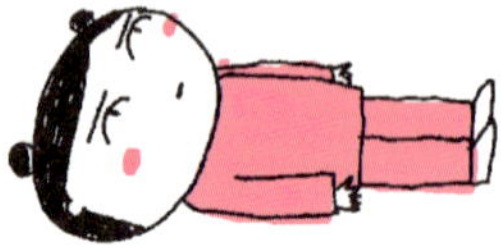

バンザイを
するように
両手をまっすぐに
のばして

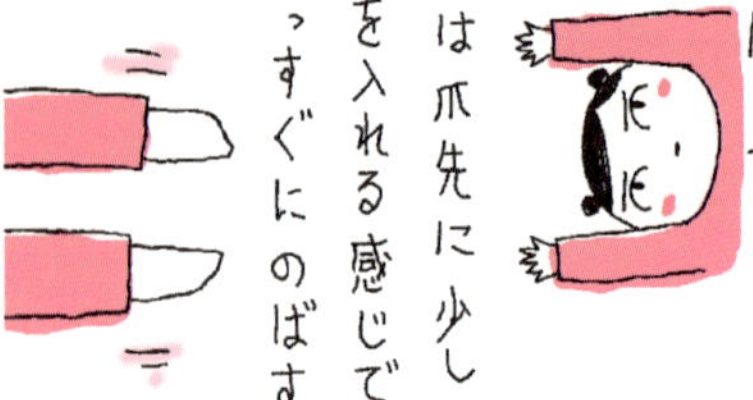

足は爪先に少し
力を入れる感じで
まっすぐにのばす

そのまま
15秒
静止

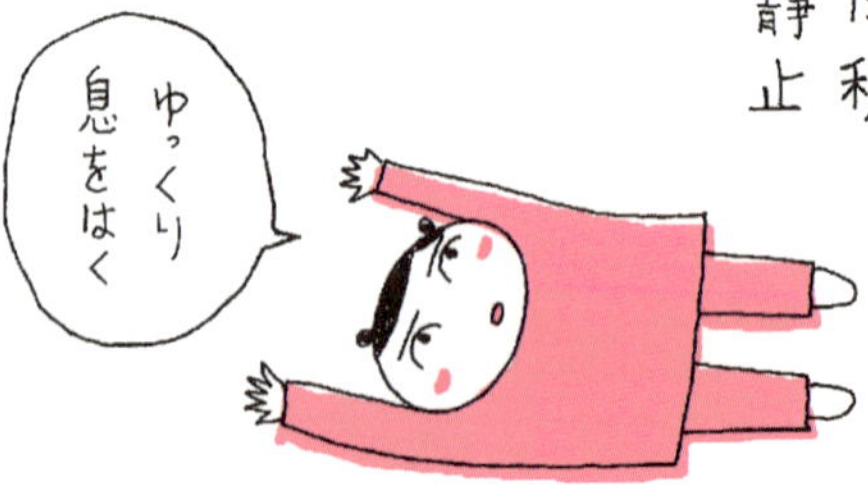

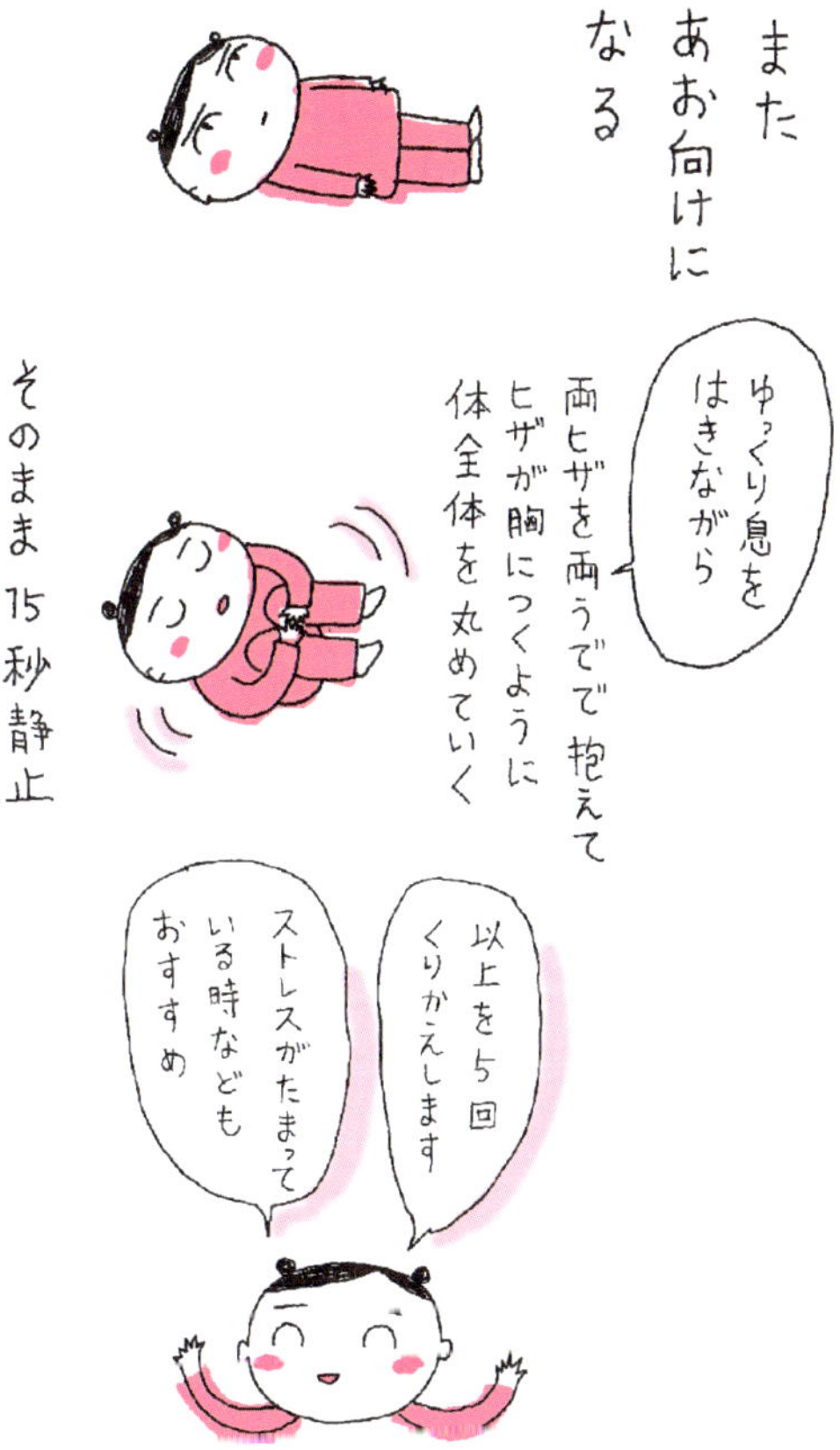
また
あお向けに
なる
ゆっくり息を
はきながら
両ヒザを両うでで抱えて
ヒザが胸につくように
体全体を丸めていく
そのまま 15秒静止
以上を5回
くりかえします
ストレスがたまって
いる時なども
おすすめ

まっ暗だと眠れない

小さい時から まっ暗だと眠れなくて 小さい電気をつけて 寝ていました

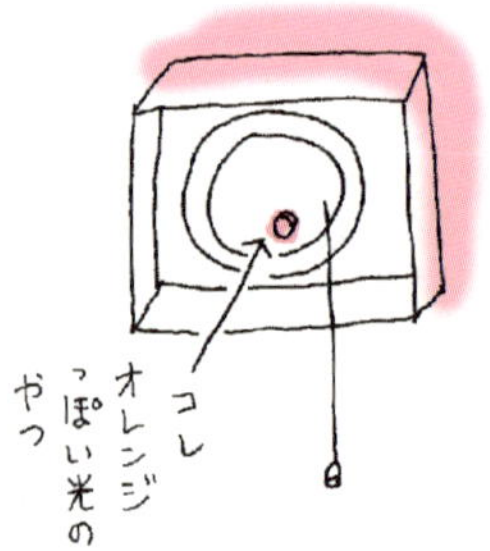
コレ
オレンジっぽい光のやつ

でも 大人になって 一人暮らしをはじめる時

一晩中電気がついてると危ないよ
カーテンは外に光がもれないよう遮光カーテンにした方がいいよ
えっ
えっ

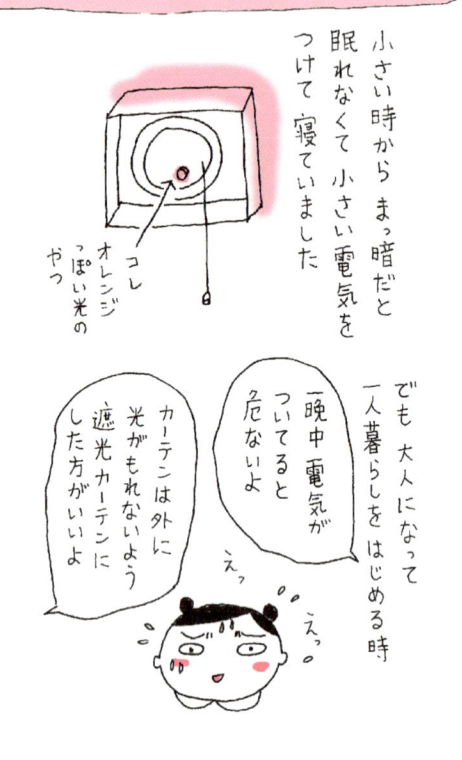

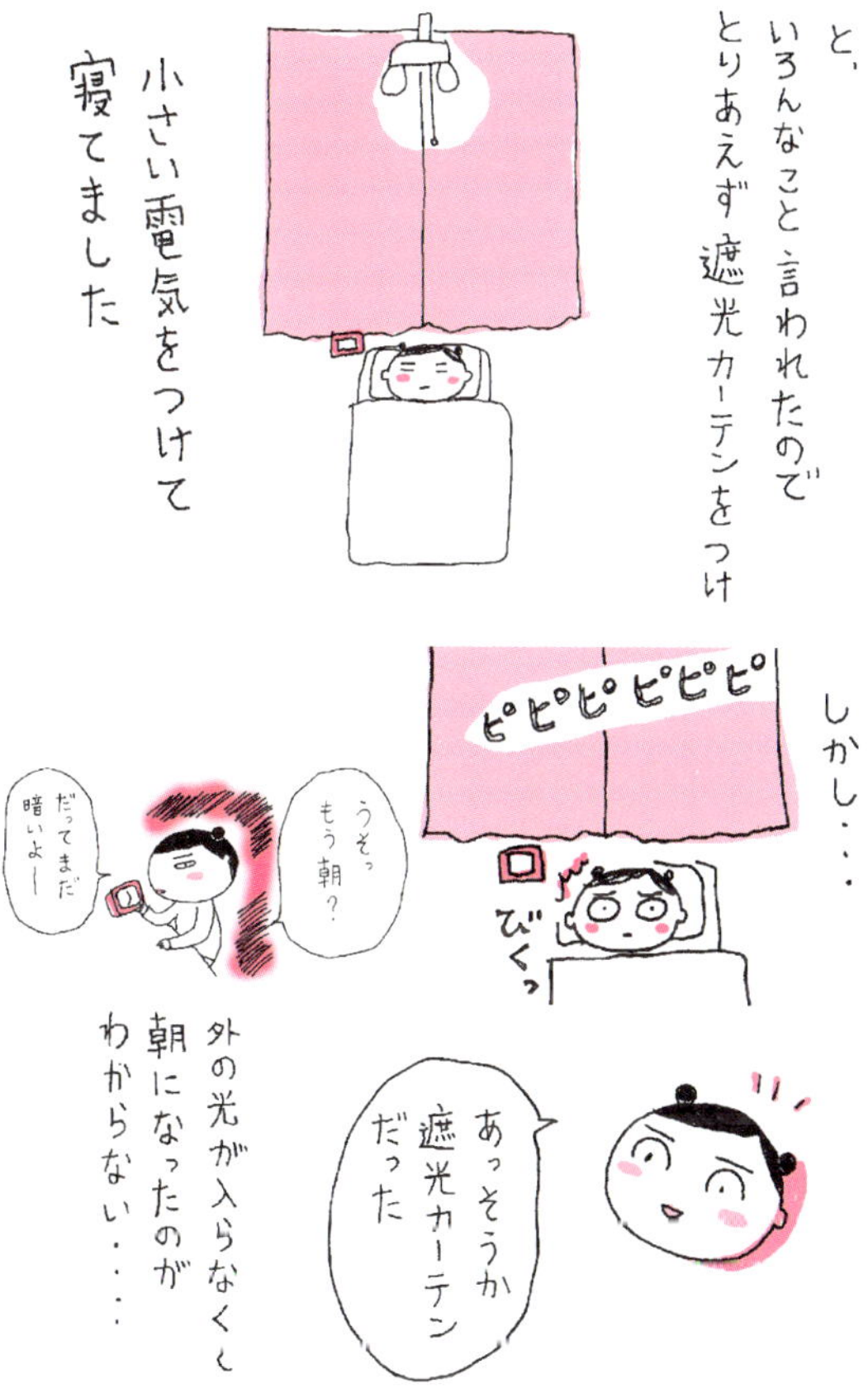
と、
いろんなこと言われたので
とりあえず遮光カーテンをつけ
小さい電気をつけて
寝てました
しかし・・・
ピピピピピピ
びくっ
うそっ もう朝？
だってまだ暗いよー
あっそうか 遮光カーテンだった
外の光が入らなくし
朝になったのが
わからない・・・・

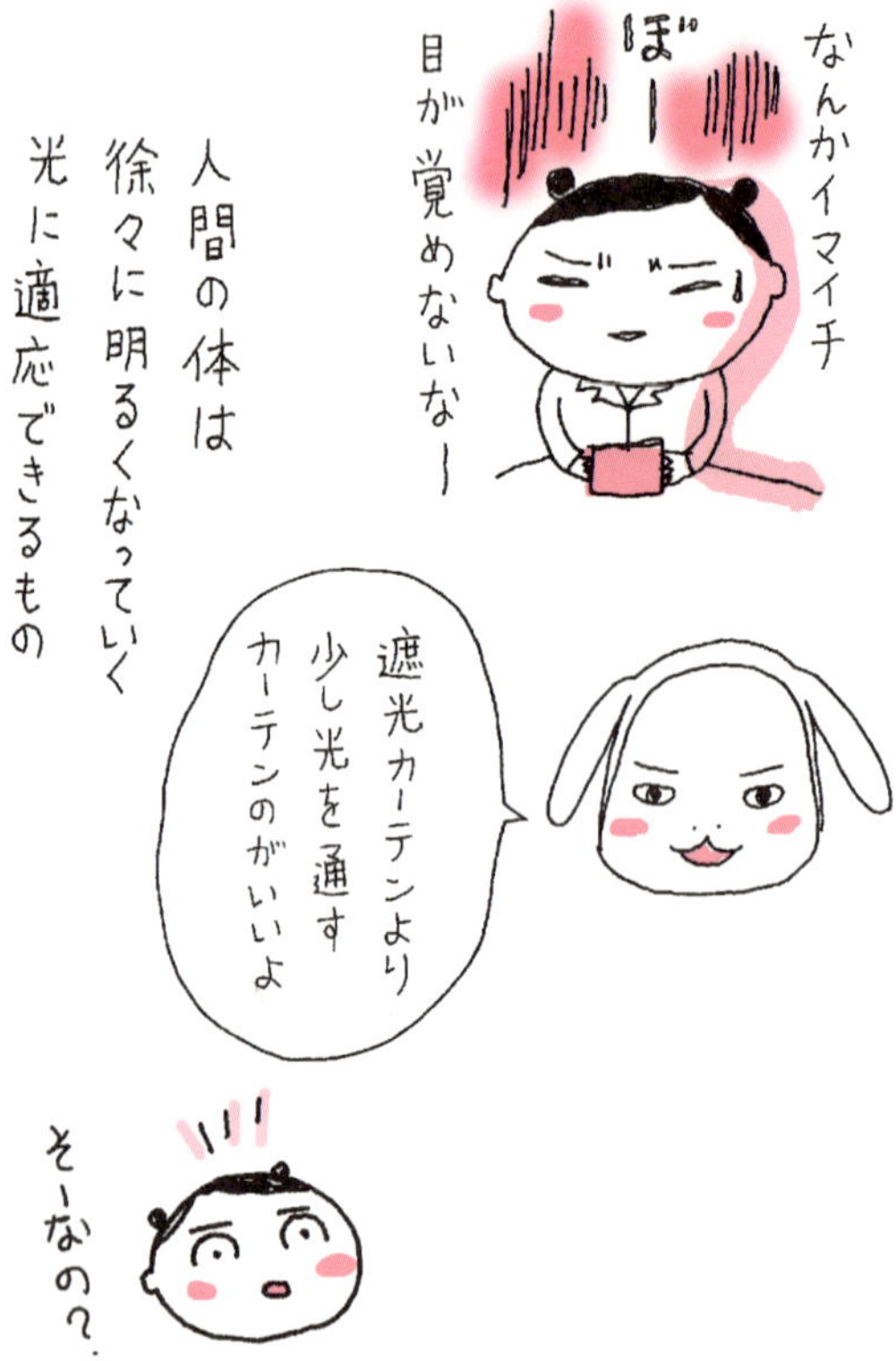
なんかイマイチ
ぼー
目が覚めないなー
人間の体は
徐々に明るくなっていく
光に適応できるもの
遮光カーテンより
少し光を通す
カーテンのがいいよ
そーなの?

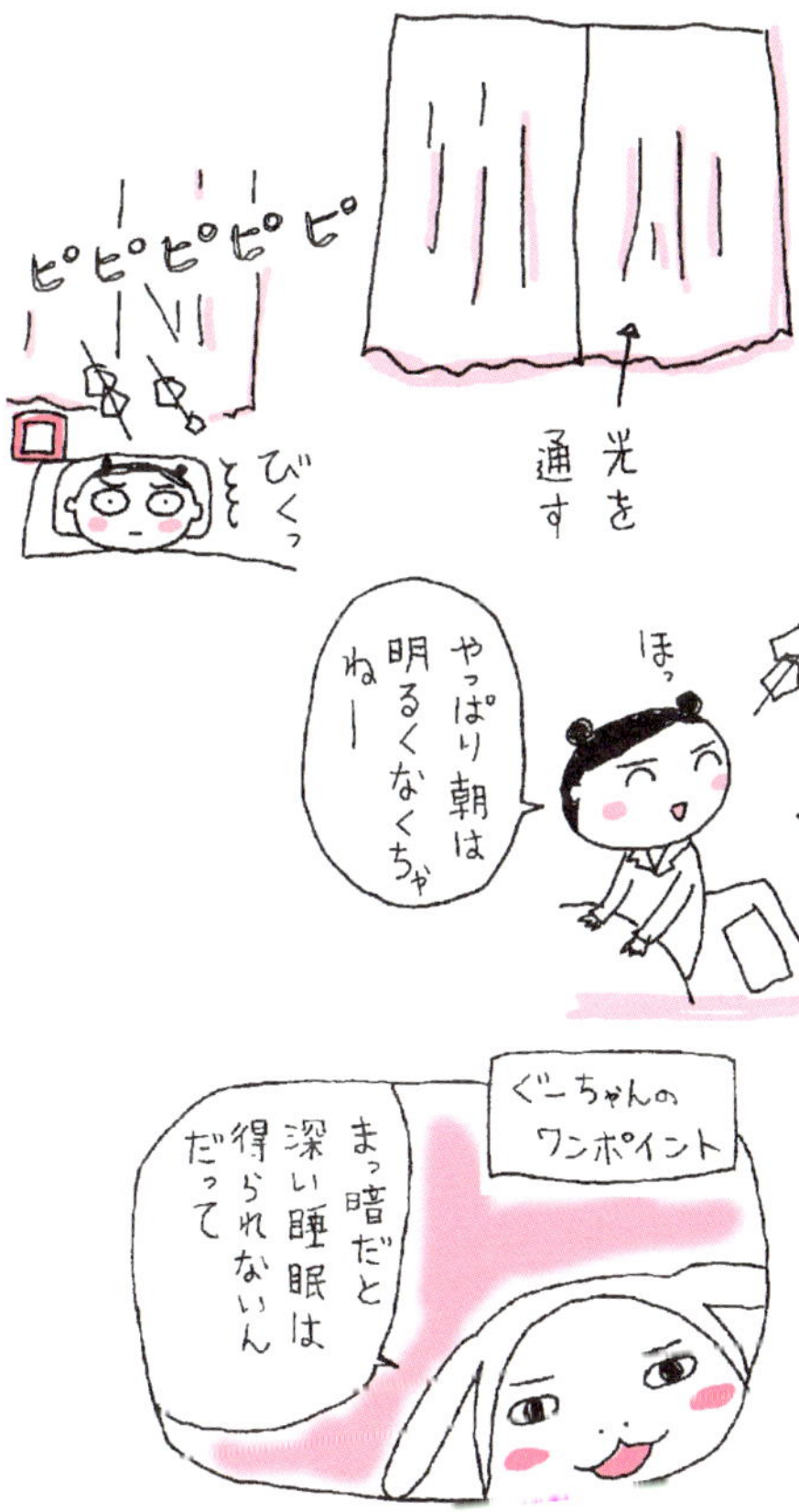
普通のカーテンにかえてみました
光を通す
ピピピピピ
びくっ
ほっ
やっぱり朝は明るくなくちゃねー
ぐーちゃんのワンポイント
まっ暗だと深い睡眠は得られないんだって

枕にこだわる

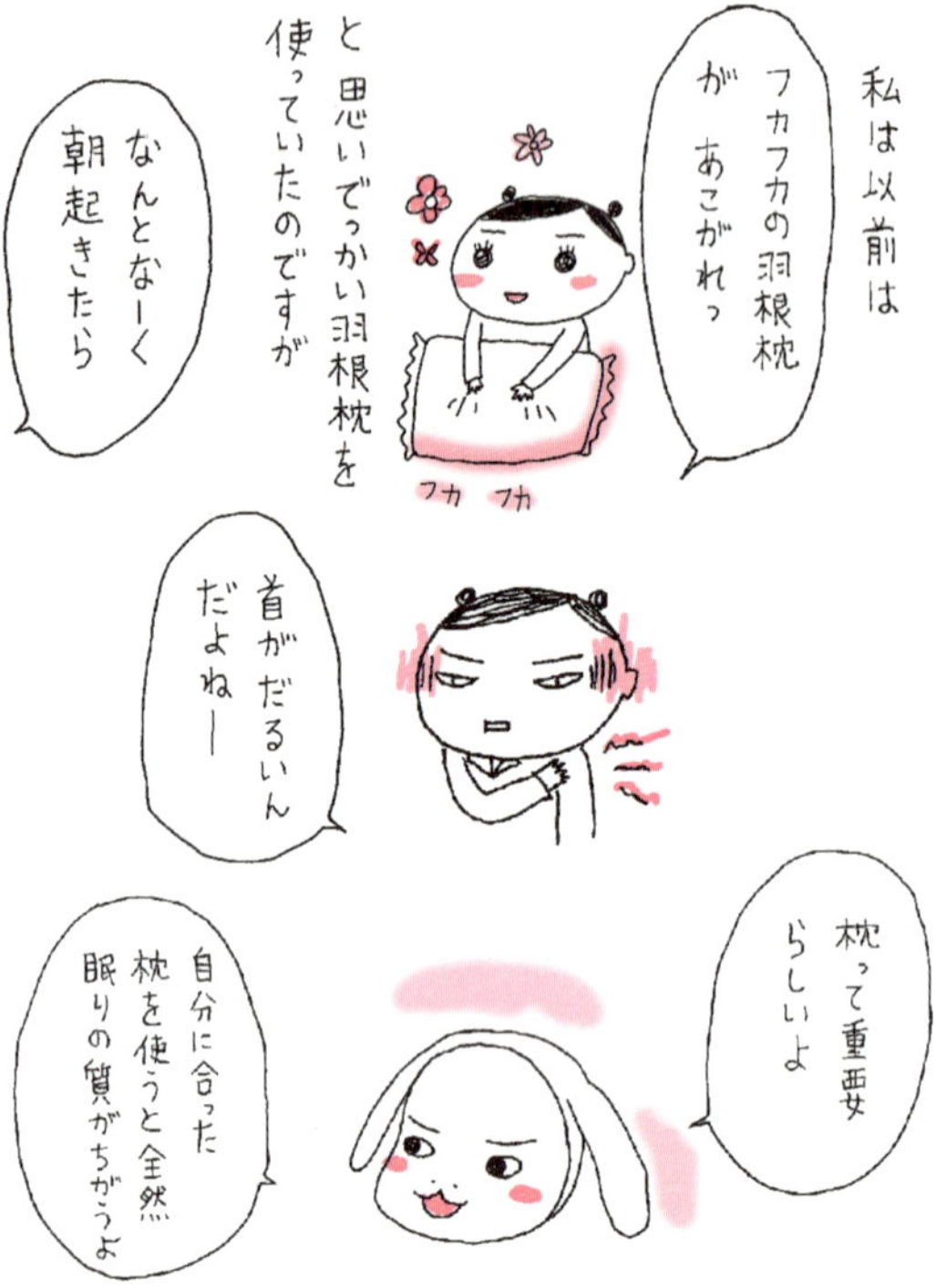
私は以前は
フカフカの羽根枕があこがれっ
と思いでっかい羽根枕を使っていたのですが
フカ フカ
なんとなーく朝起きたら
首がだるいんだよねー
枕って重要らしいよ
自分に合った枕を使うと全然眠りの質がちがうよ

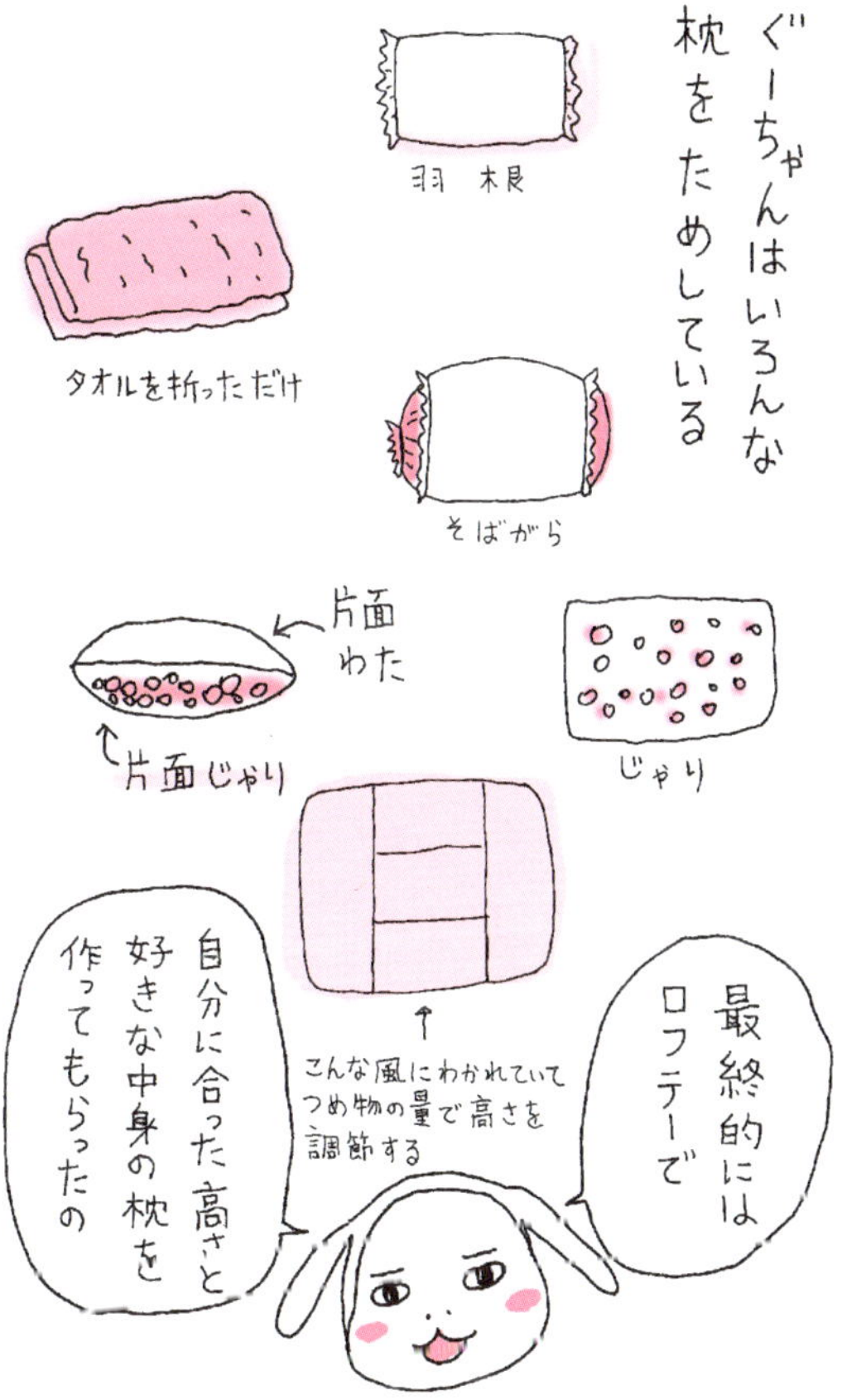
ぐーちゃんはいろんな枕をためしている
羽根
タオルを折っただけ
そばがら
片面わた
片面じゃり
じゃり
こんな風にわかれていてつめ物の量で高さを調節する
最終的にはロフテーで
自分に合った高さと好きな中身の枕を作ってもらったの

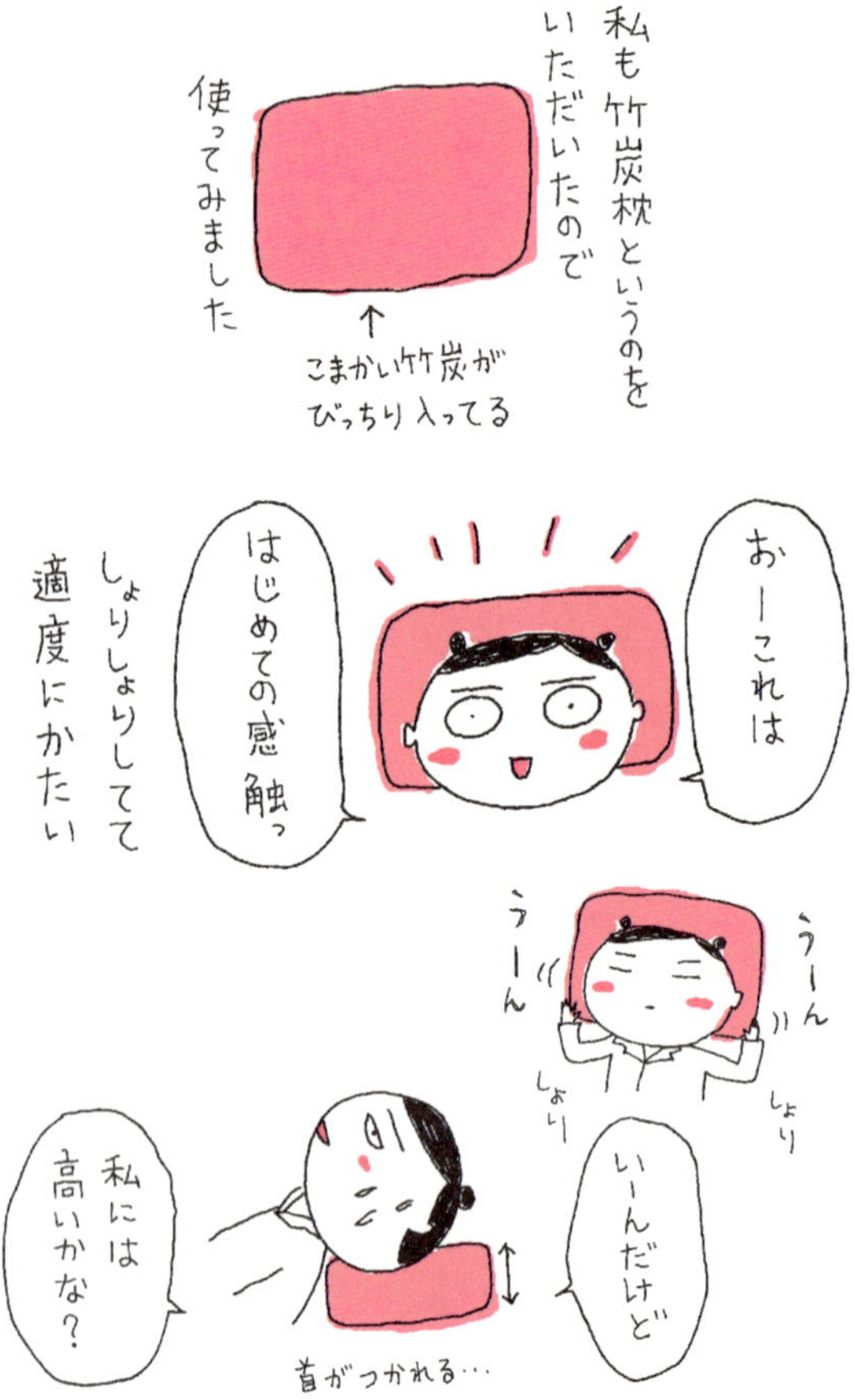
私も竹炭枕というのを
いただいたので
使ってみました
↑
こまかい竹炭が
びっちり入ってる
おーこれは
はじめての感触っ
しょりしょりしてて
適度にかたい
うーん
うーん
しょり
しょり
いーんだけど
私には
高いかな？
首がつかれる…

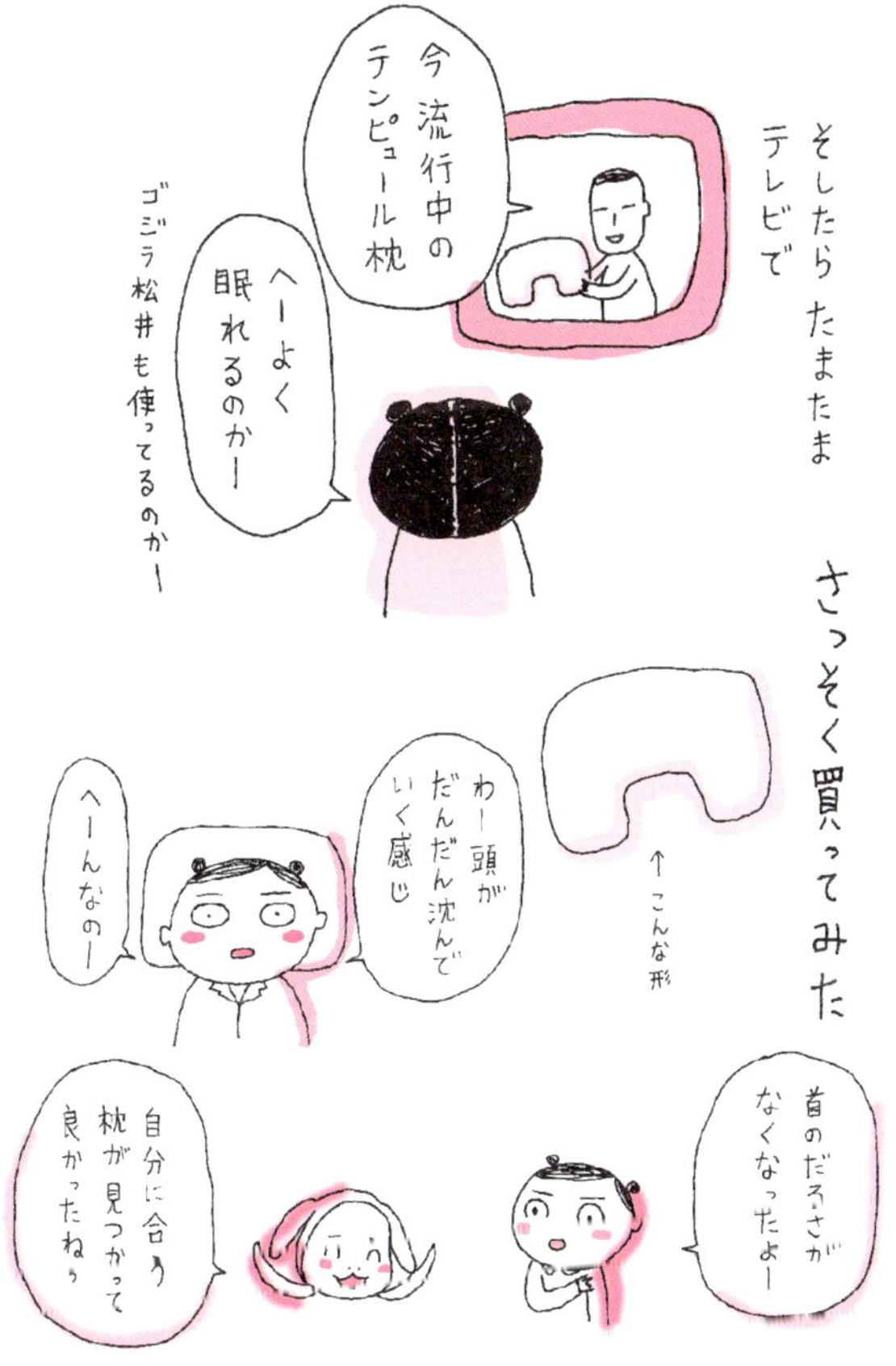
そしたら たまたま
テレビで
今流行中の
テンピュール枕
へーよく
眠れるのかー
ゴジラ松井も使ってるのかー
さっそく買ってみた
↑こんな形
わー頭が
だんだん沈んで
いく感じ
へーんなのー
首のだるさが
なくなったよー
自分に合う
枕が見つかって
良かったね

私にかかせない
もうひとつの枕

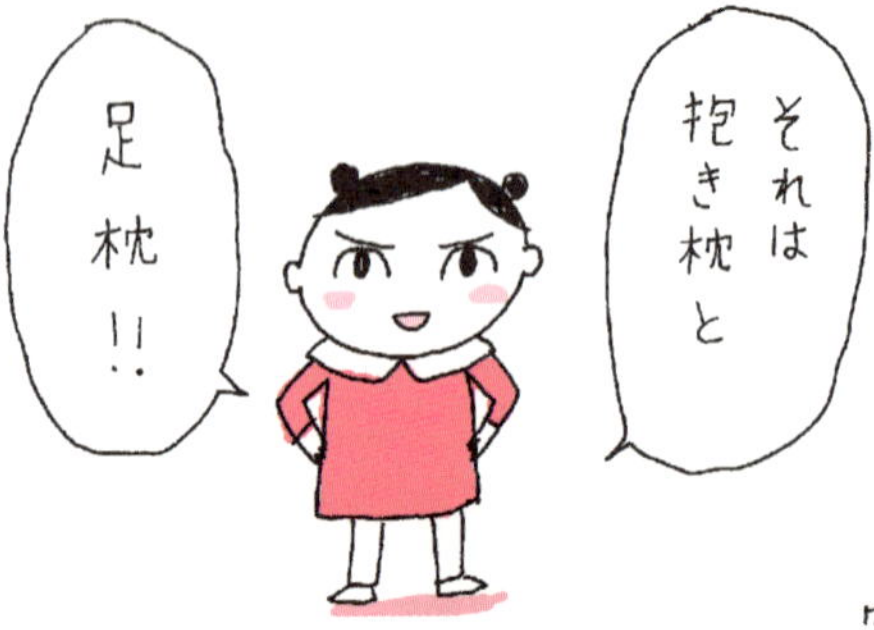
それは抱き枕と
足枕!!

抱き枕があると
安心してすぐ眠れます

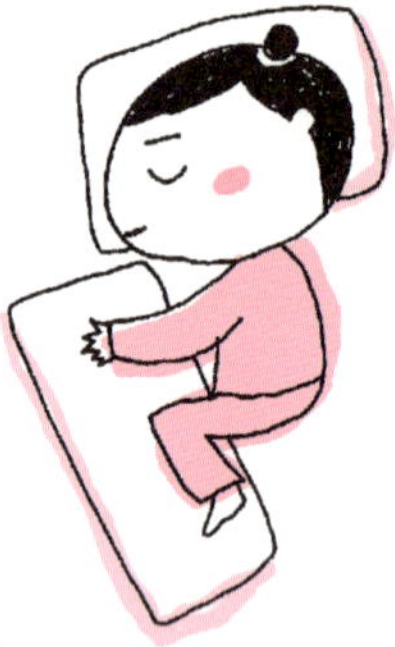

昔使ってた
白クマの
抱き枕

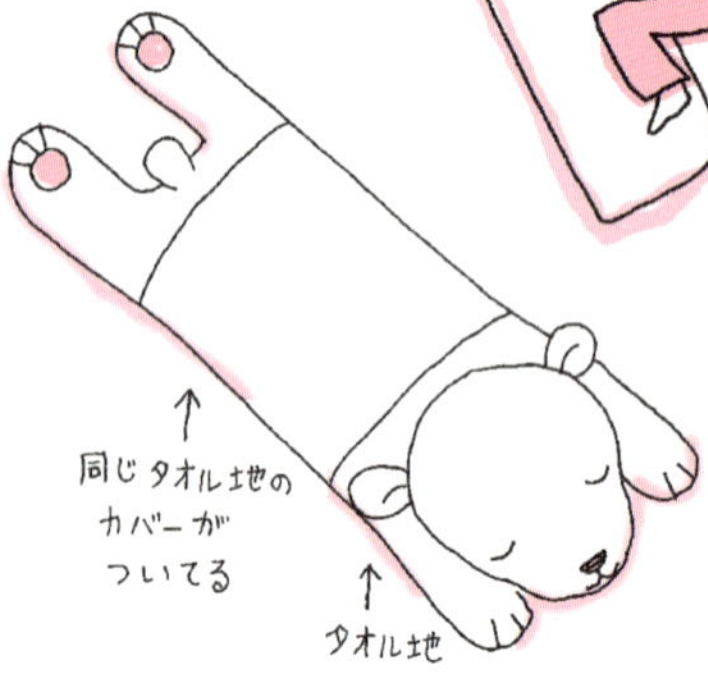
同じタオル地のカバーがついてる
タオル地

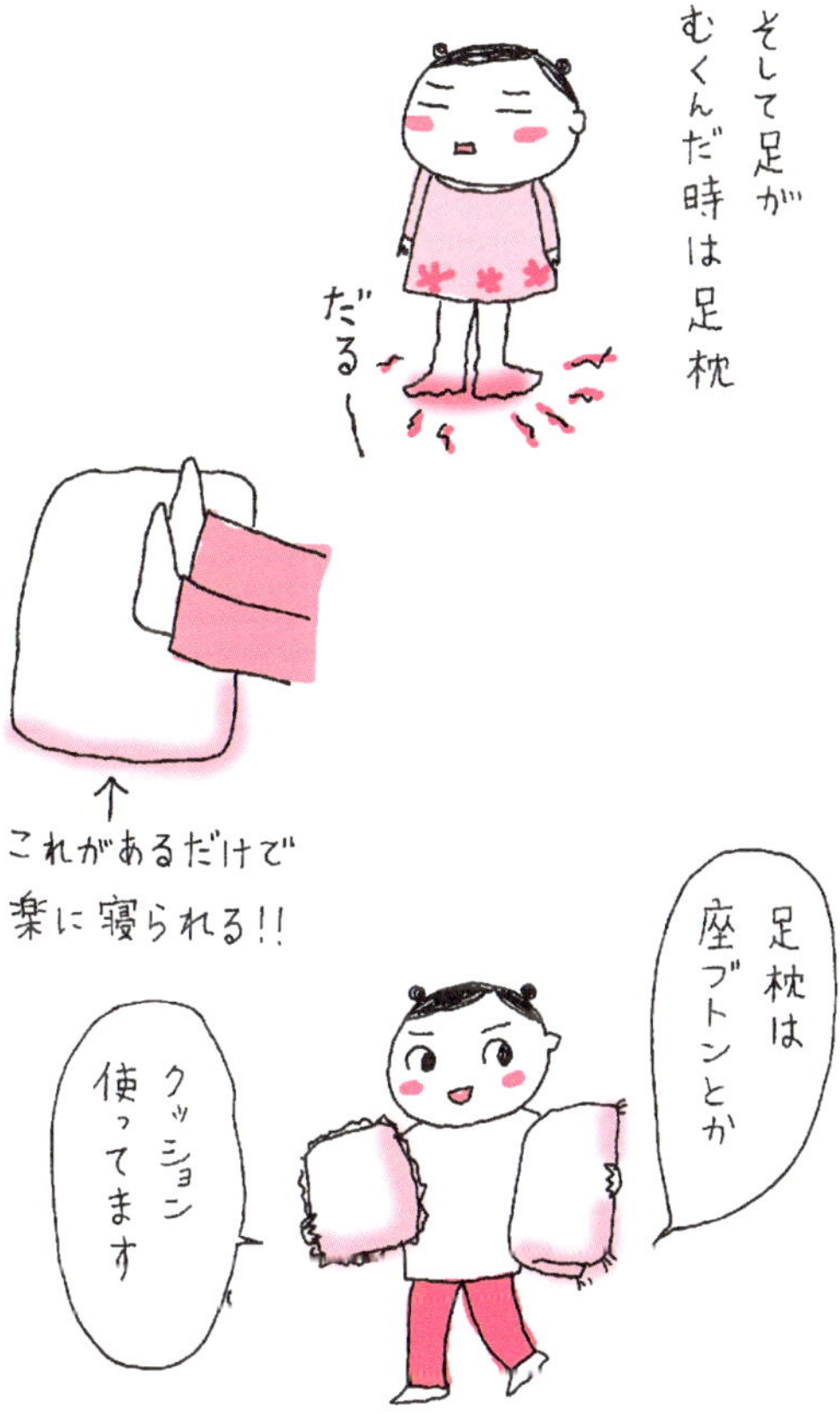
そして足が
むくんだ時は足枕
だる〜
これがあるだけで
楽に寝られる!!
足枕は
座ブトンとか
クッション
使ってます

寝具にもこる

ぐーちゃんには小さい頃
お気にいりのフトンがあって

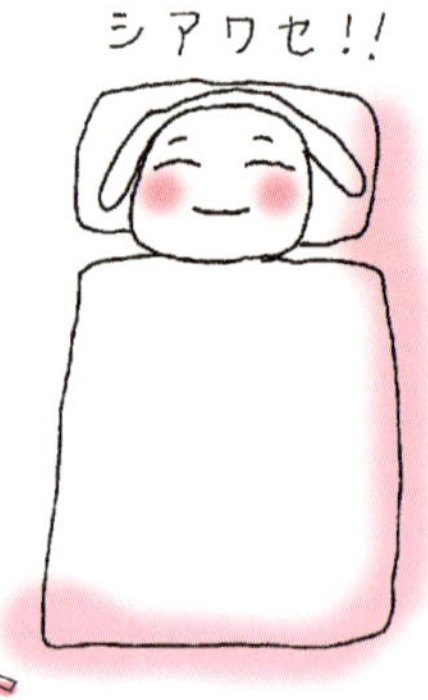
シアワセ!!

そのフトンじゃないと
眠れませんでした

でもある時 お母さんが

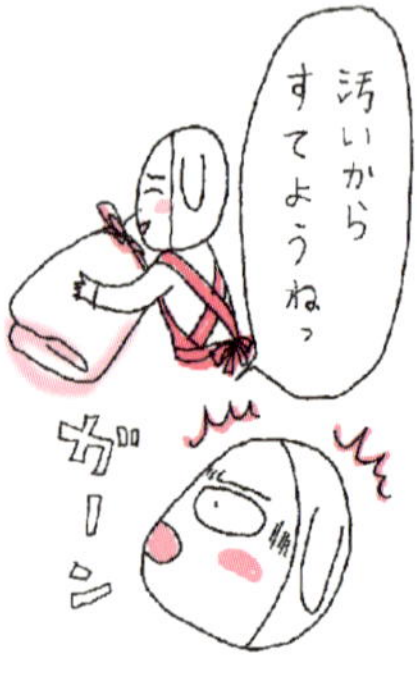
汚いから
すてようねっ
ガーン

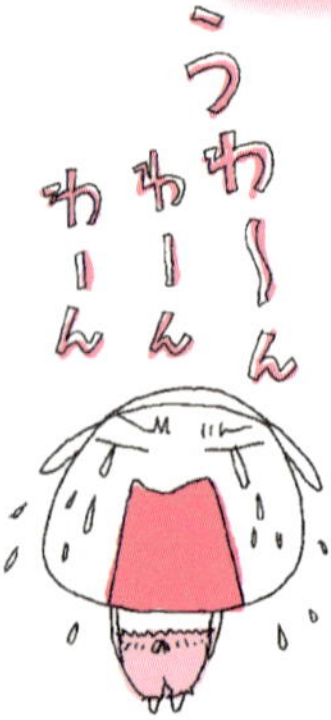
うわ〜ん
わーん
わーん

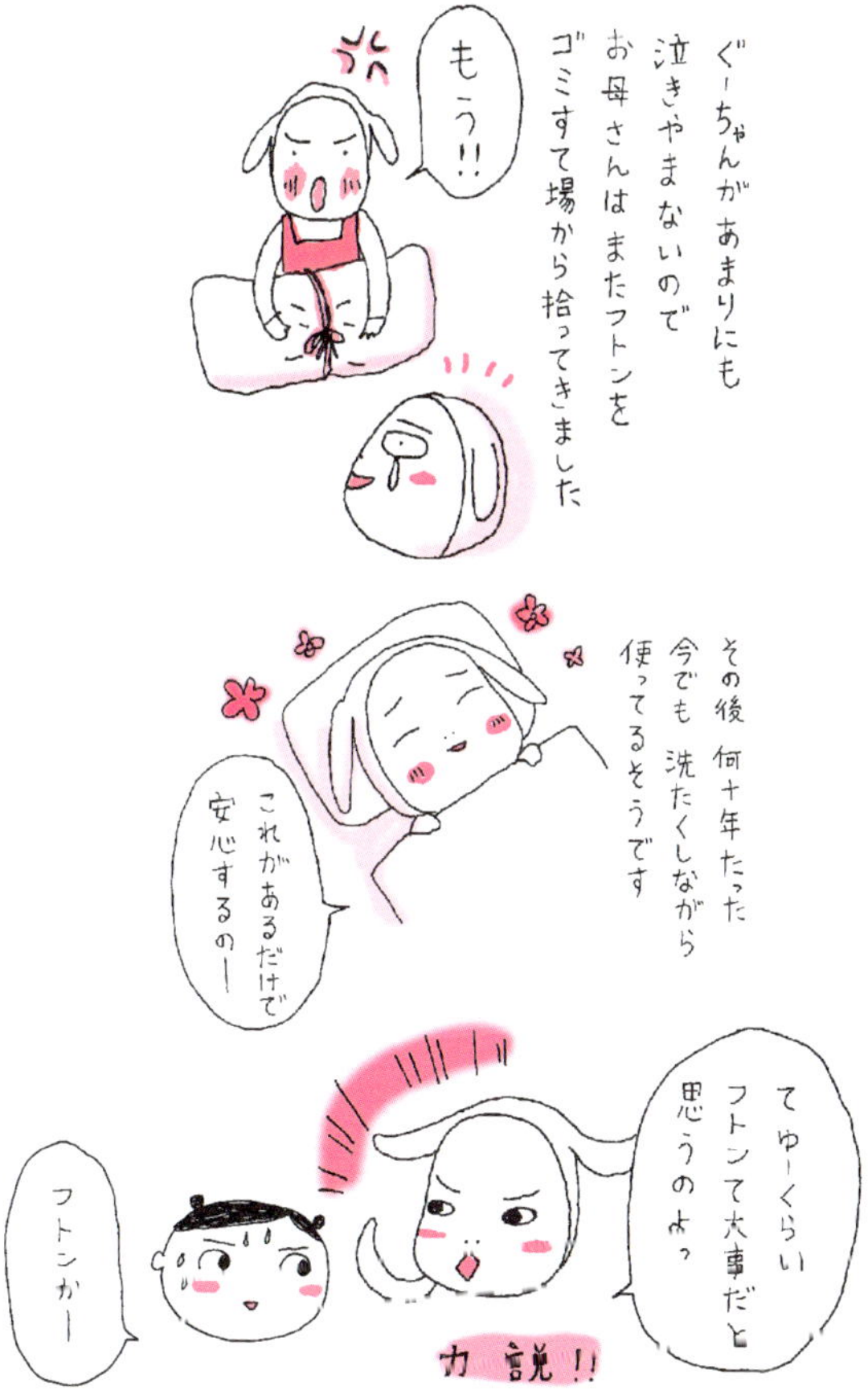
ぐーちゃんがあまりにも
泣きやまないので
お母さんはまたフトンを
ゴミすて場から拾ってきました
もう!!
その後 何十年たった
今でも 洗たくしながら
使ってるそうです
これがあるだけで
安心するのー
てゆーくらい
フトンて大事だと
思うのよっ
力説!!
フトンかー

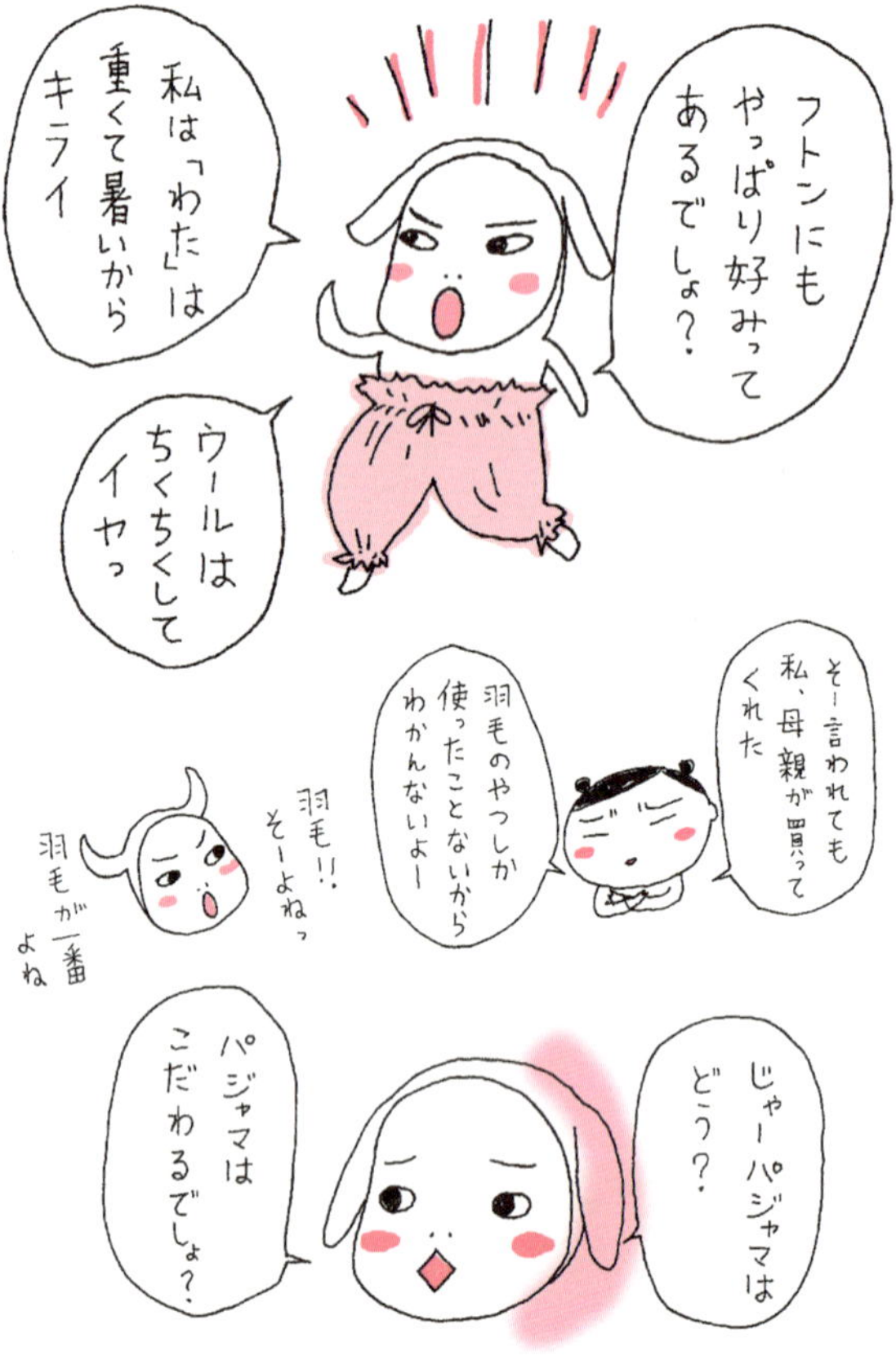
フトンにも やっぱり好みって あるでしょ?
私は「わた」は 重くて暑いから キライ
ウールは ちくちくして イヤっ
そー言われても 私、母親が買って くれた
羽毛のやつしか 使ったことないから わかんないよー
羽毛!! そーよねっ
羽毛が一番 よね
じゃーパジャマは どう?
パジャマは こだわるでしょ?

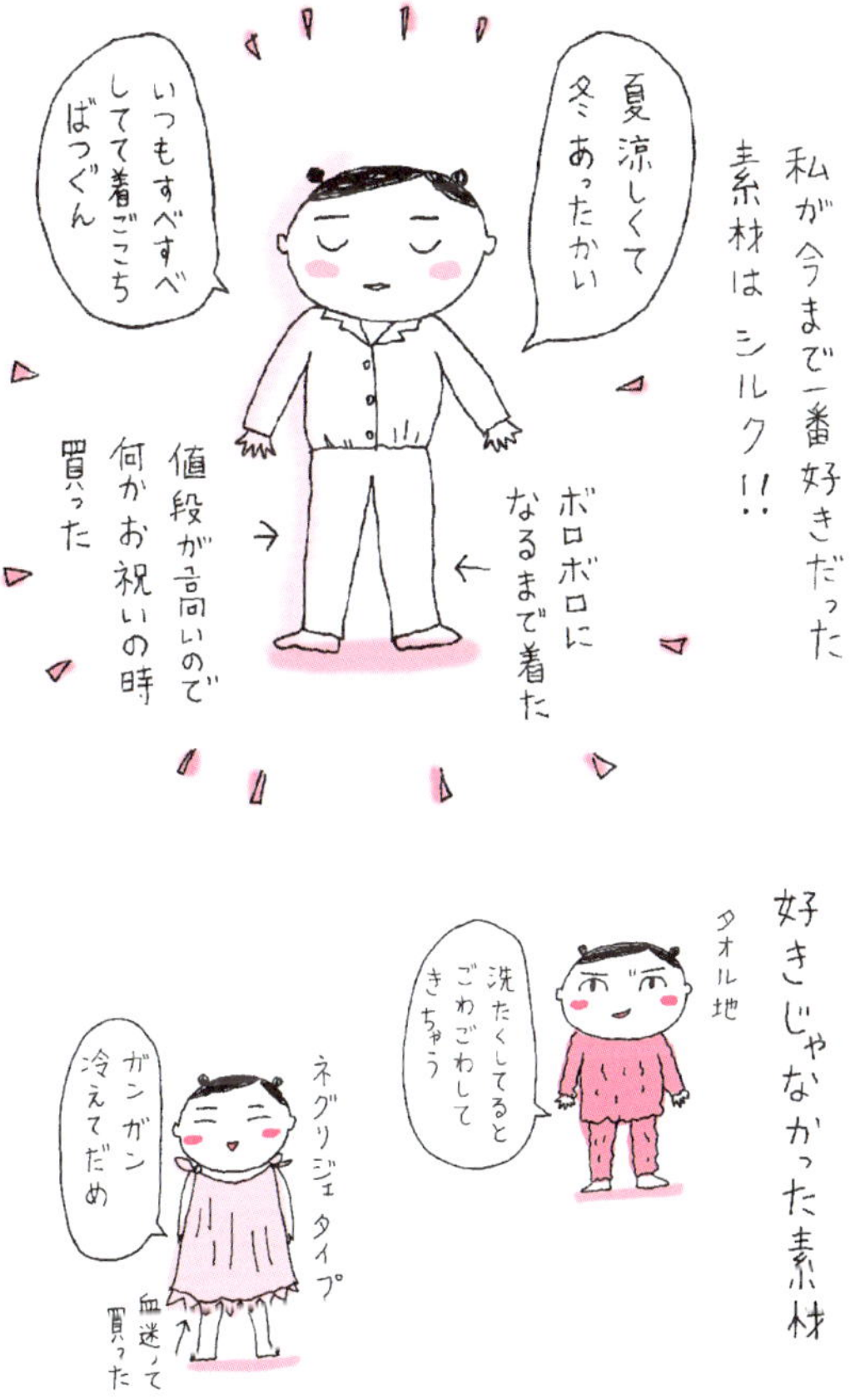
私が今まで一番好きだった素材はシルク!!
夏涼しくて冬あったかい
いつもすべすべしてて着ごこちばつぐん
ボロボロになるまで着た
値段が高いので何かお祝いの時買った
好きじゃなかった素材
タオル地
洗たくしてるとごわごわしてきちゃう
ネグリジェタイプ
ガンガン冷えてだめ
血迷って買った

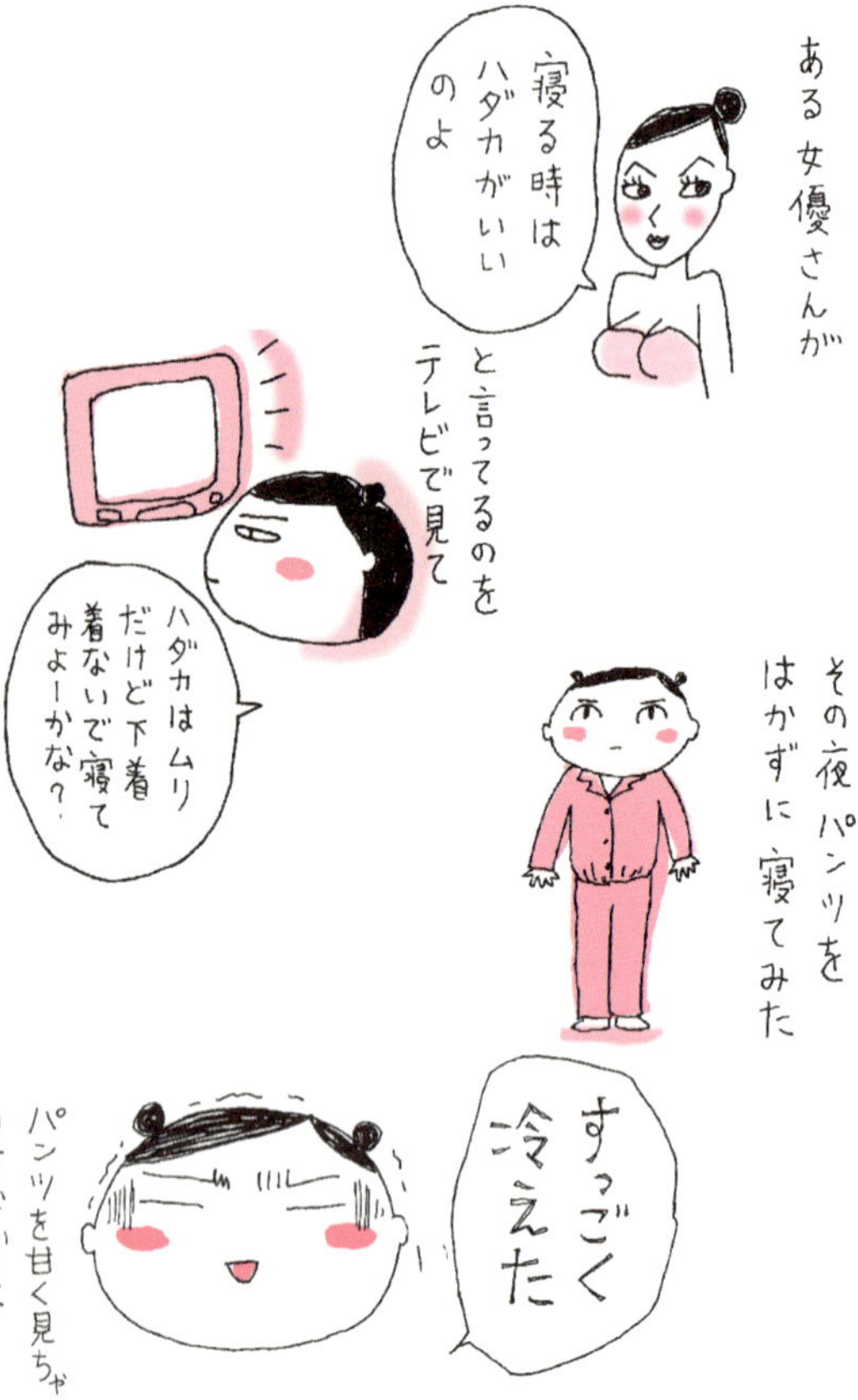
ある女優さんが
寝る時はハダカがいいのよ
と言ってるのをテレビで見て
ハダカはムリだけど下着着ないで寝てみよーかな?
その夜パンツをはかずに寝てみた
すっごく冷えた
パンツを甘く見ちゃいけない・・・

てんちゃんの眠りコラム 1

目をあけて

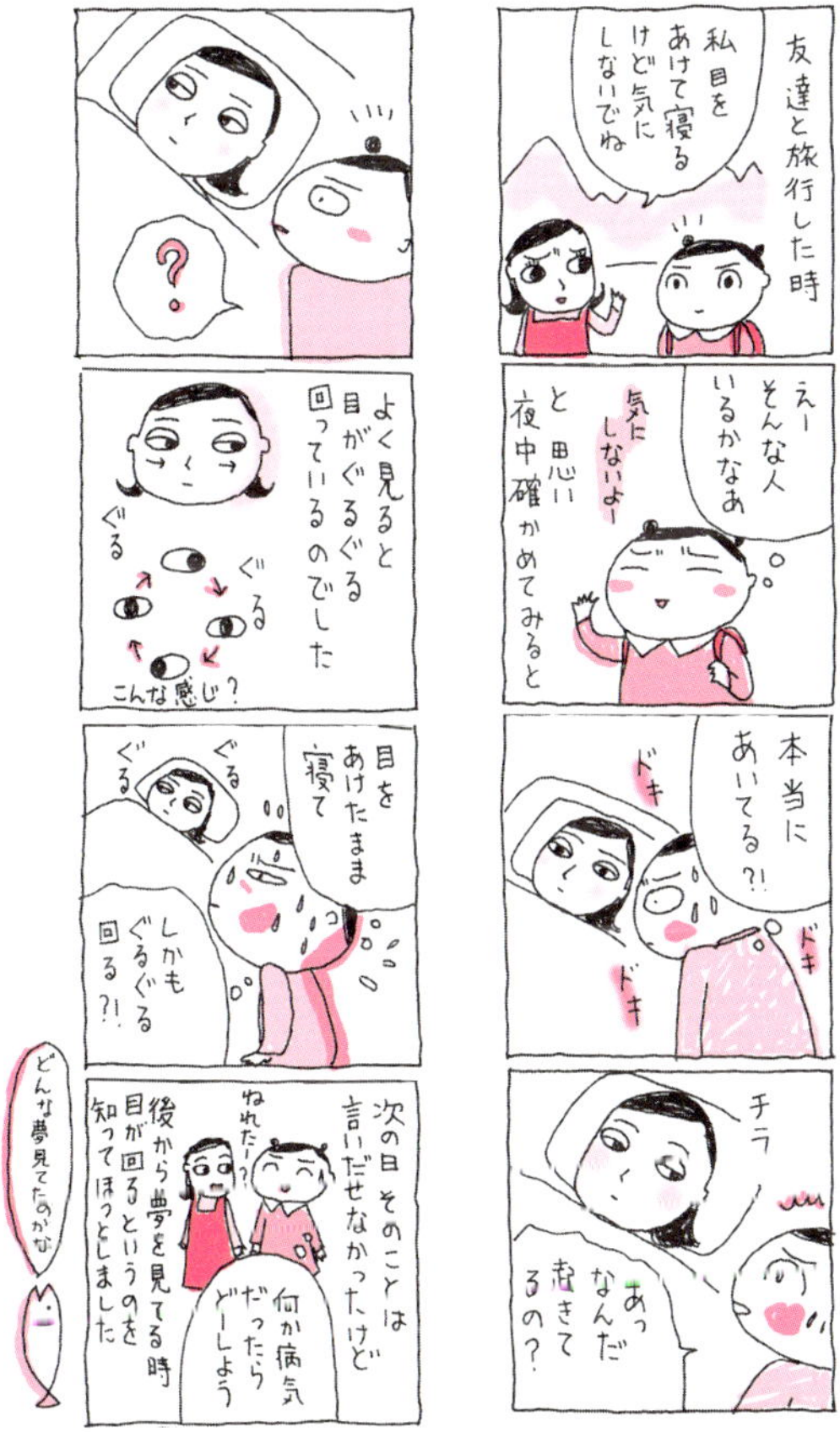
友達と旅行した時
私目をあけて寝るけど気にしないでね
えー そんな人いるかなあ
気にしないよー
と思い夜中確かめてみると
本当にあいてる?!
ドキ
ドキ
ドキ
チラ
あっなんだ起きてるの?
?
よく見ると目がぐるぐる回っているのでした
ぐる
ぐる
こんな感じ?
目をあけたまま寝て
しかもぐるぐる回る?!
ぐる
ぐる
次の日そのことは言いだせなかったけど
ねれたー?
何か病気だったらどーしよう
後から夢を見てる時目が回るというのを知ってほっとしました
どんな夢見てたのかな

三時間睡眠

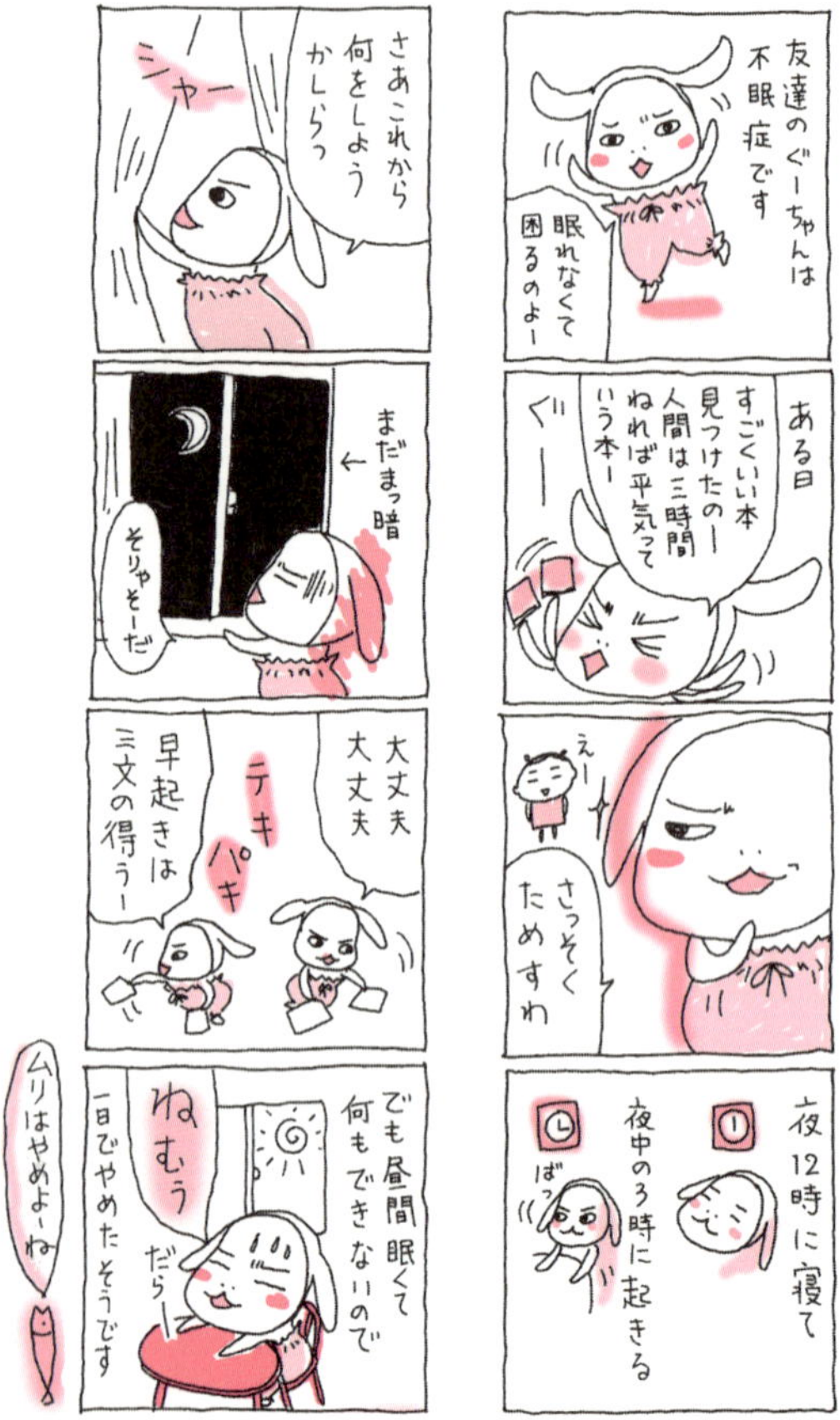

友達のぐーちゃんは不眠症です
眠れなくて困るのよー
ある日
すごくいい本見つけたのー人間は三時間ねれば平気っていう本ー
ぐーー
えー
さっそくためすわ
夜12時に寝て
夜中の3時に起きる
ぱっ
シャー
さあこれから何をしようかしらっ
まだまっ暗
そりゃそーだ
大丈夫大丈夫
テキパキ
早起きは三文の得うー
でも昼間眠くて何もできないので
ねむう
だらー
一日でやめたそうです
ムリはやめよーね

てんちゃんの眠りコラム 1

眠くて眠くて

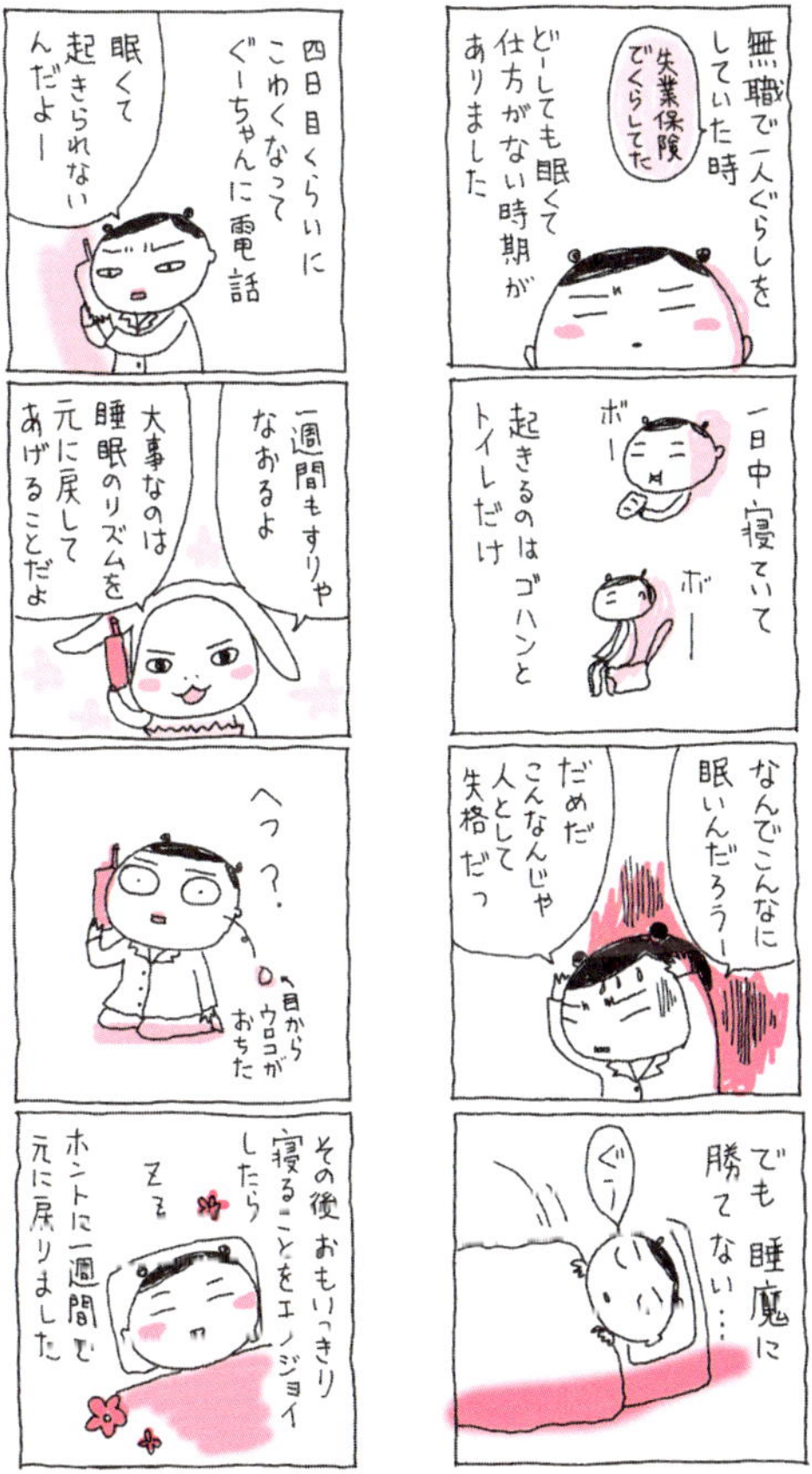

無職で一人ぐらしをしていた時
失業保険でくらしてた
どーしても眠くて仕方がない時期がありました
一日中寝ていて起きるのはゴハンとトイレだけ
ボー
ボーー
なんでこんなに眠いんだろうー
だめだこんなんじゃ人として失格だっ
でも睡魔に勝てない…
ぐー
四日目くらいにこわくなってぐーちゃんに電話
眠くて起きられないんだよーー
一週間もすりゃなおるよ
大事なのは睡眠のリズムを元に戻してあげることだよ
へっ？
←目からウロコがおちた
その後おもいっきり寝ることをエンジョイしたら
ZZ
ホントに一週間で元に戻りました

寝ている時のクセ

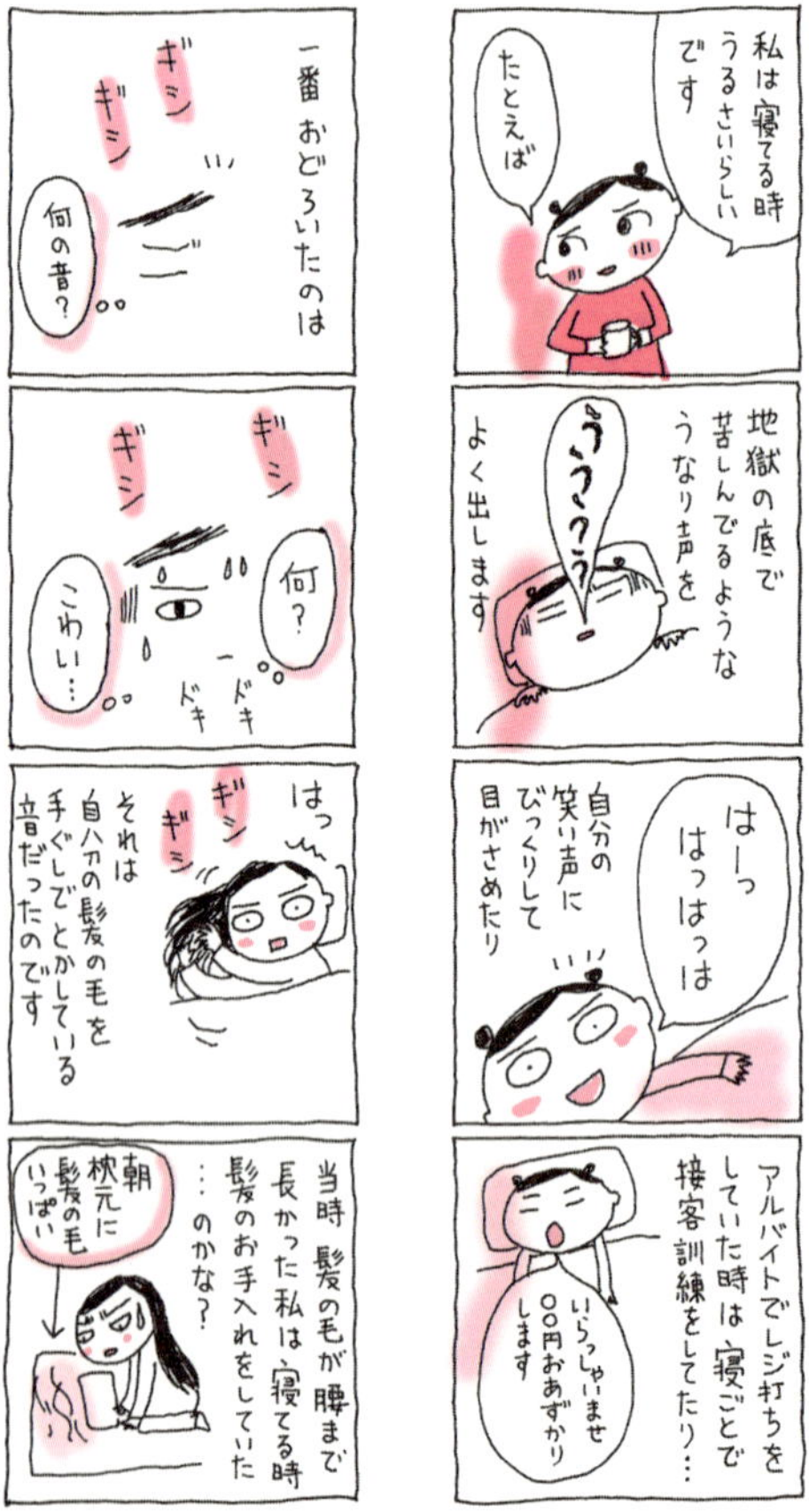
私は寝てる時うるさいらしいです
たとえば
地獄の底で苦しんでるようなうなり声を
うううう
よく出します
はーっはっはっは
自分の笑い声にびっくりして目がさめたり
アルバイトでレジ打ちをしていた時は寝ごとで接客訓練をしてたり…
いらっしゃいませ○○円おあずかりします
一番おどろいたのは
ギシ
ギシ
何の音？
ギシ
ギシ
何？
こわい…
ドキ
ドキ
はっ
ギシ
ギシ
それは自分の髪の毛を手ぐしでとかしている音だったのです
当時髪の毛が腰まで長かった私は寝てる時髪のお手入れをしていた…のかな？
朝枕元に髪の毛いっぱい

てんちゃんの眠りコラム 1

こわい体験

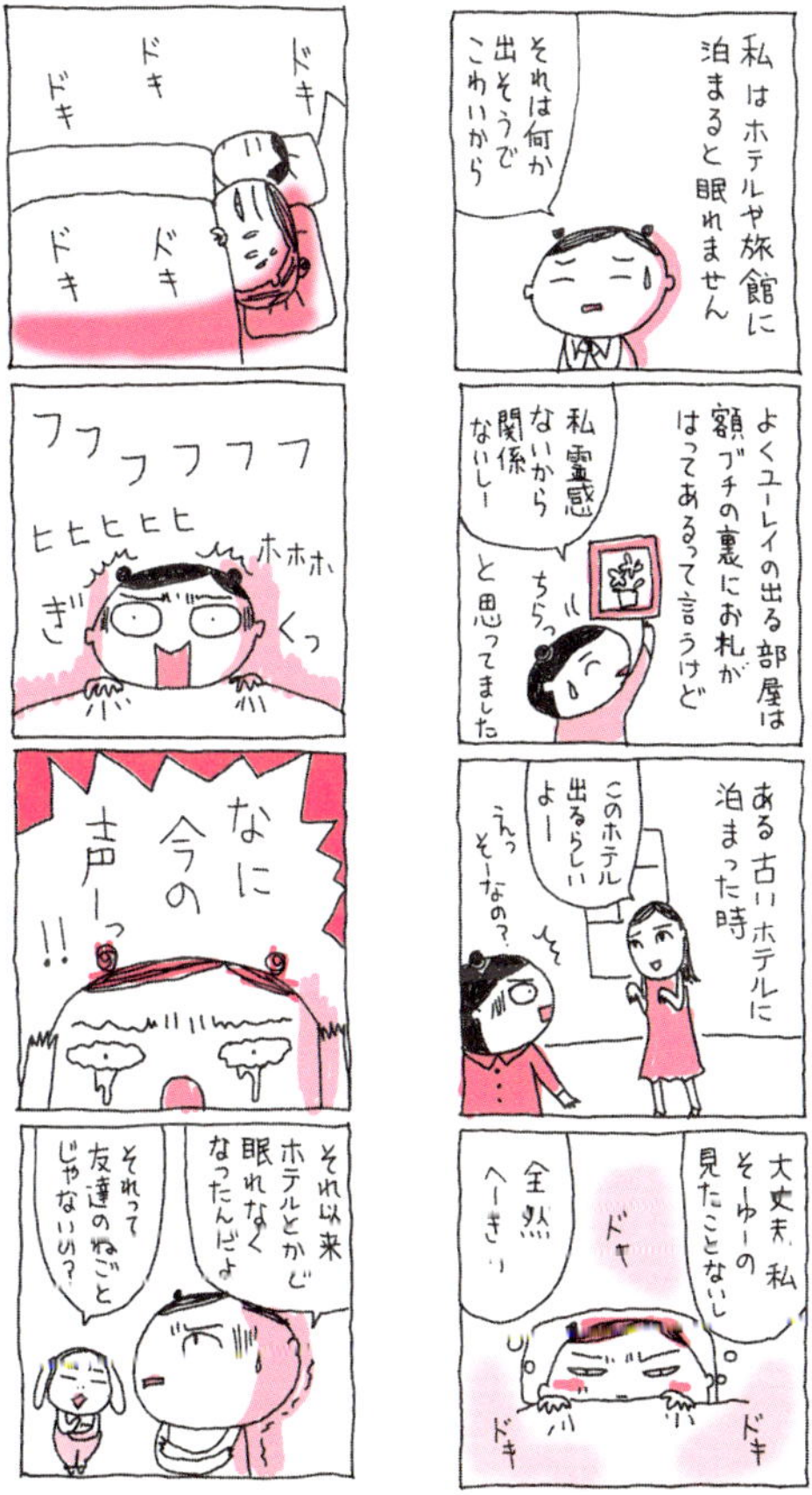
私はホテルや旅館に泊まると眠れません
それは何か出そうでこわいから
よくユーレイの出る部屋は額ブチの裏にお札がはってあるって言うけど
私霊感ないから関係ないしー
ちらっ
と思ってました
ある古いホテルに泊まった時
このホテル出るらしいよー
えっそーなの？
大丈夫私そーゆーの見たことないし
全然へーき…
ドキ
ドキ
ドキ
ドキ
ドキ
ドキ
ドキ
ドキ
フフ
フフフフ
ヒヒヒヒヒ
ホホホ
ぎ
くっ
なに今の声ーっ!!
それ以来ホテルとかで眠れなくなったんだよ
それって友達のねごとじゃないの？

一緒がいいの

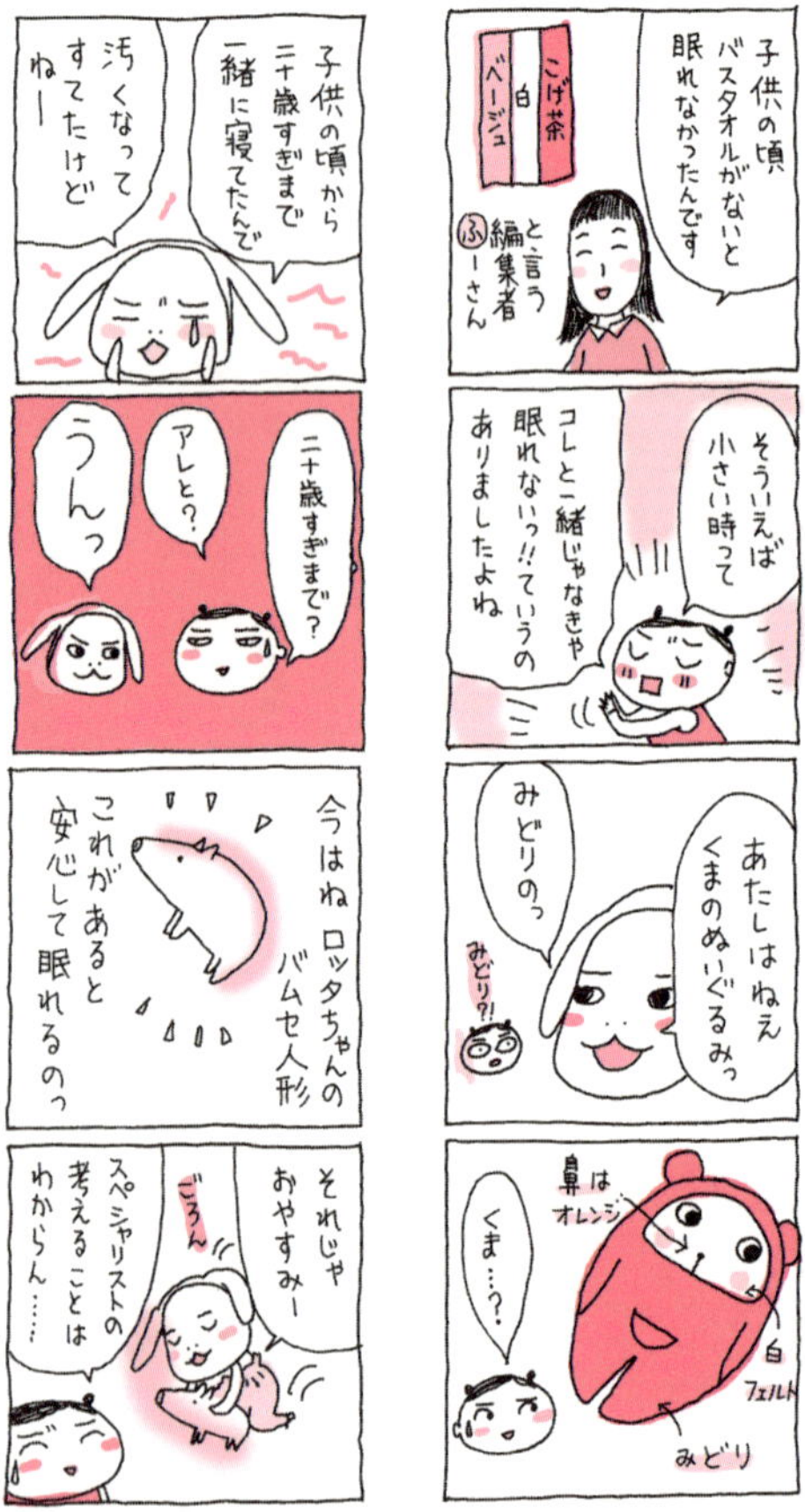

子供の頃
バスタオルがないと
眠れなかったんです
こげ茶
白
ベージュ
と言う
編集者
ふーさん
子供の頃から
二十歳すぎまで
一緒に寝てたんで
汚くなってすてたけど
ねー
そういえば
小さい時って
コレと一緒じゃなきゃ
眠れないっ!!ていうの
ありましたよね
二十歳すぎまで?
アレと?
うんっ
あたしはねえ
くまのぬいぐるみっ
みどりのっ
みどり?!
今はね ロッタちゃんの
バムセ人形
これがあると
安心して眠れるのっ
くま…?
鼻はオレンジ
白
フェルト
みどり
それじゃ
おやすみー
ごろん
スペシャリストの
考えることは
わからん……

てんちゃんの眠りコラム 1

いろいろ試して……

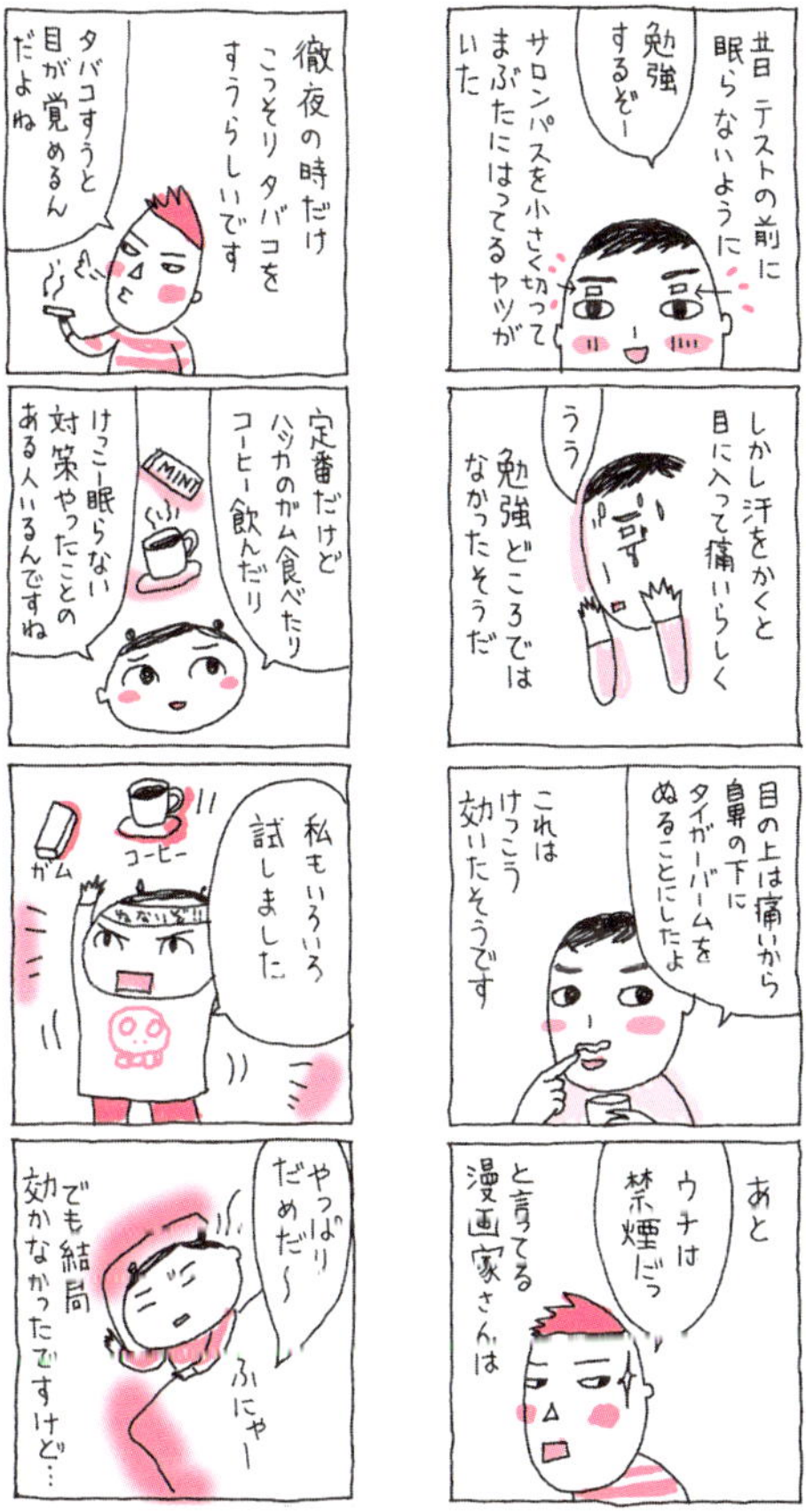

じょうずに昼寝

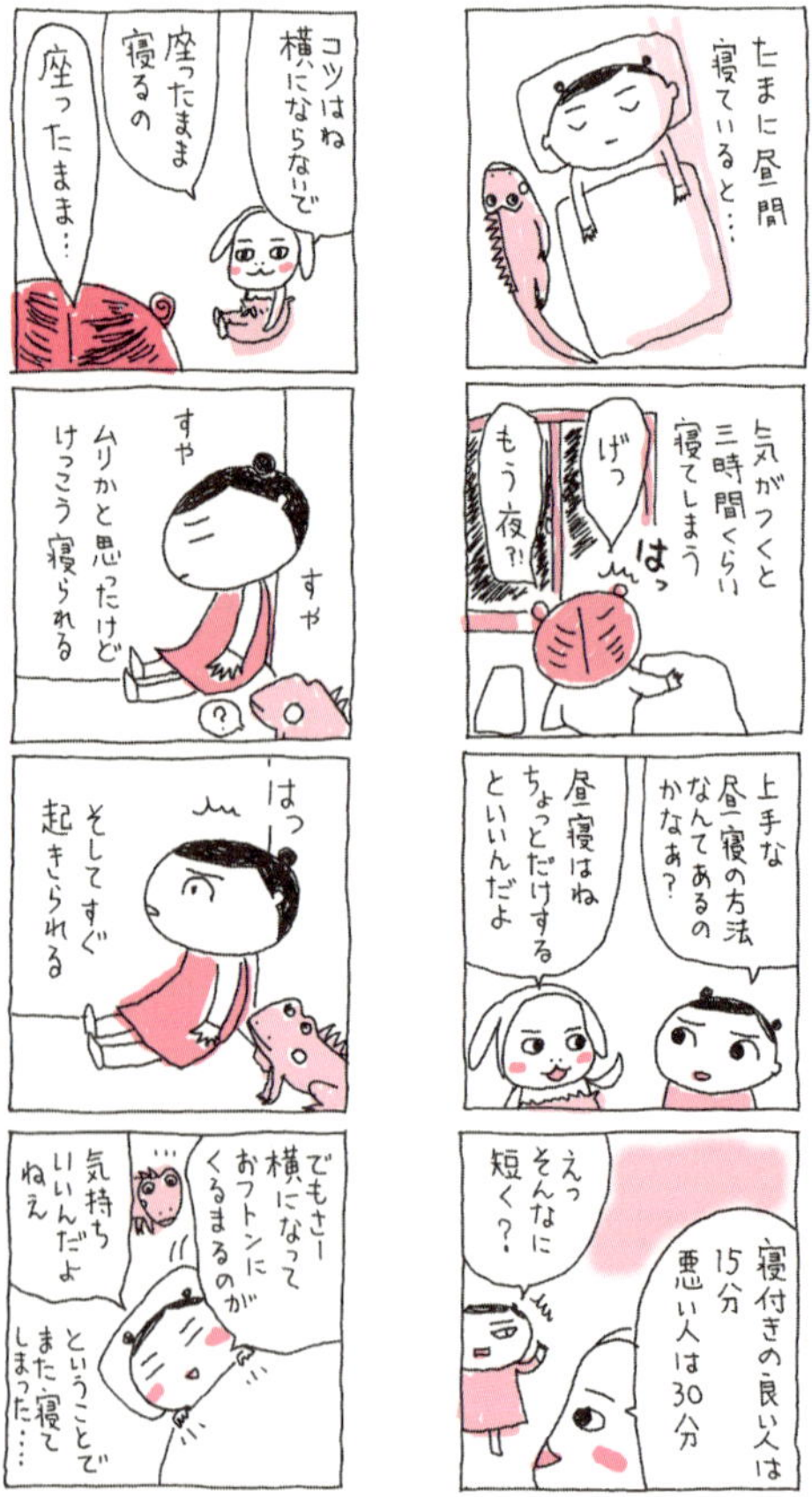

たまに昼間寝ていると…
気がつくと三時間くらい寝てしまう
はっ
げっ
もう夜?!
上手な昼寝の方法なんてあるのかなあ?
昼寝はねちょっとだけするといいんだよ
寝付きの良い人は15分悪い人は30分
えっそんなに短く?
コツはね横にならないで
座ったまま寝るの
座ったまま…
すやすや
ムリかと思ったけどけっこう寝られる
はっ
そしてすぐ起きられる
でもさー横になっておフトンにくるまるのが
気持ちいいんだよねえ
…
ということでまた寝てしまった…

てんちゃんの眠りコラム 1

こたつでいねむり

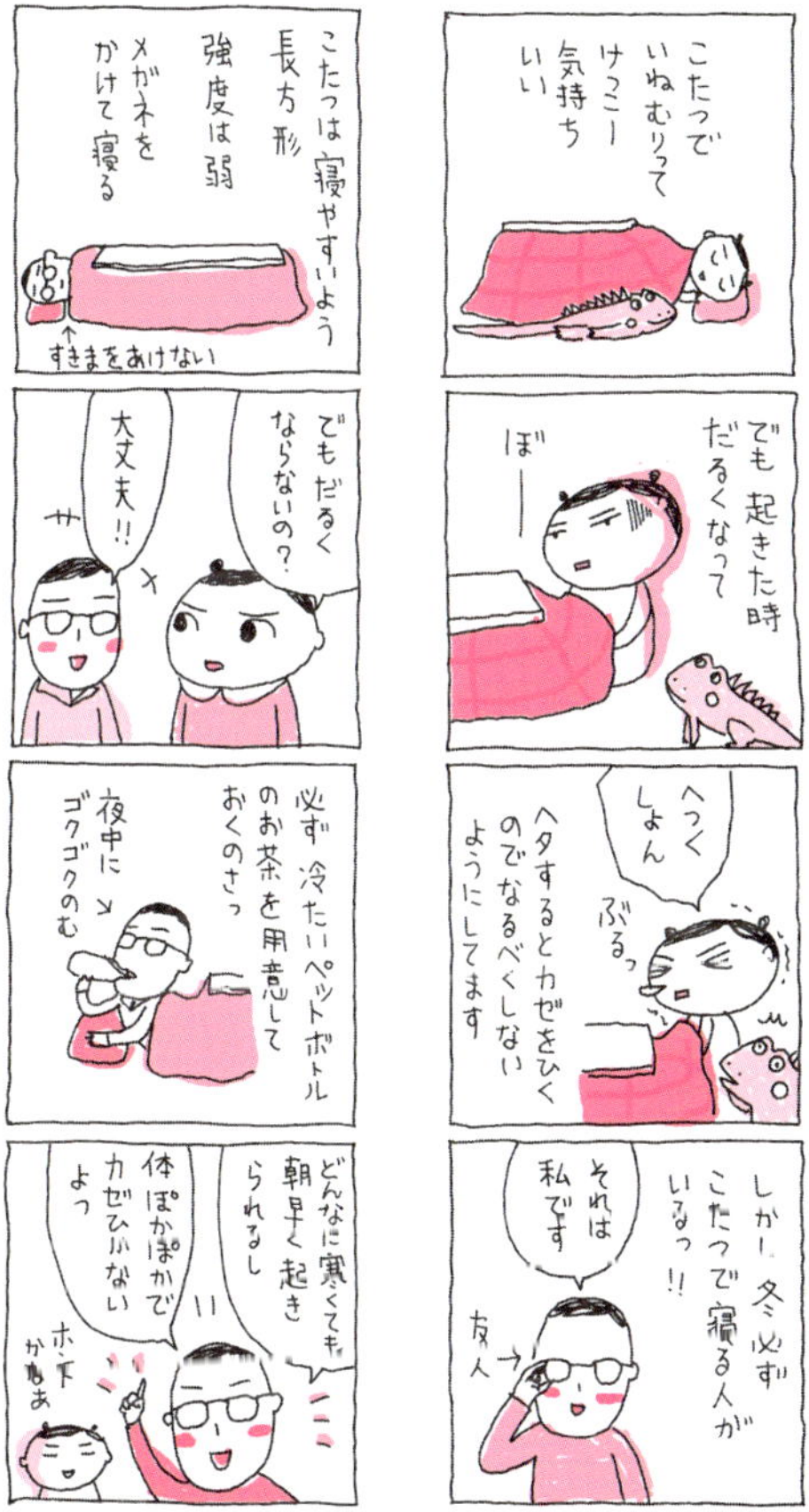
こたつでいねむりってけっこー気持ちいい
でも起きた時だるくなって
ぼーー
へっくしょん
ぶるっ
ヘタするとカゼをひくのでなるべくしないようにしてます
しかし冬必ずこたつで寝る人がいるっ!!
それは私です
友人→
こたつは寝やすいよう長方形
強度は弱
メガネをかけて寝る
すきまをあけない
でもだるくならないの?
大丈夫!!
サッ
必ず冷たいペットボトルのお茶を用意しておくのさっ
夜中にゴクゴクのむ
どんなに寒くても朝早く起きられるし
体ぽかぽかでカゼひかないよっ
ホ〜ントかなあ

キケンなおフロ寝

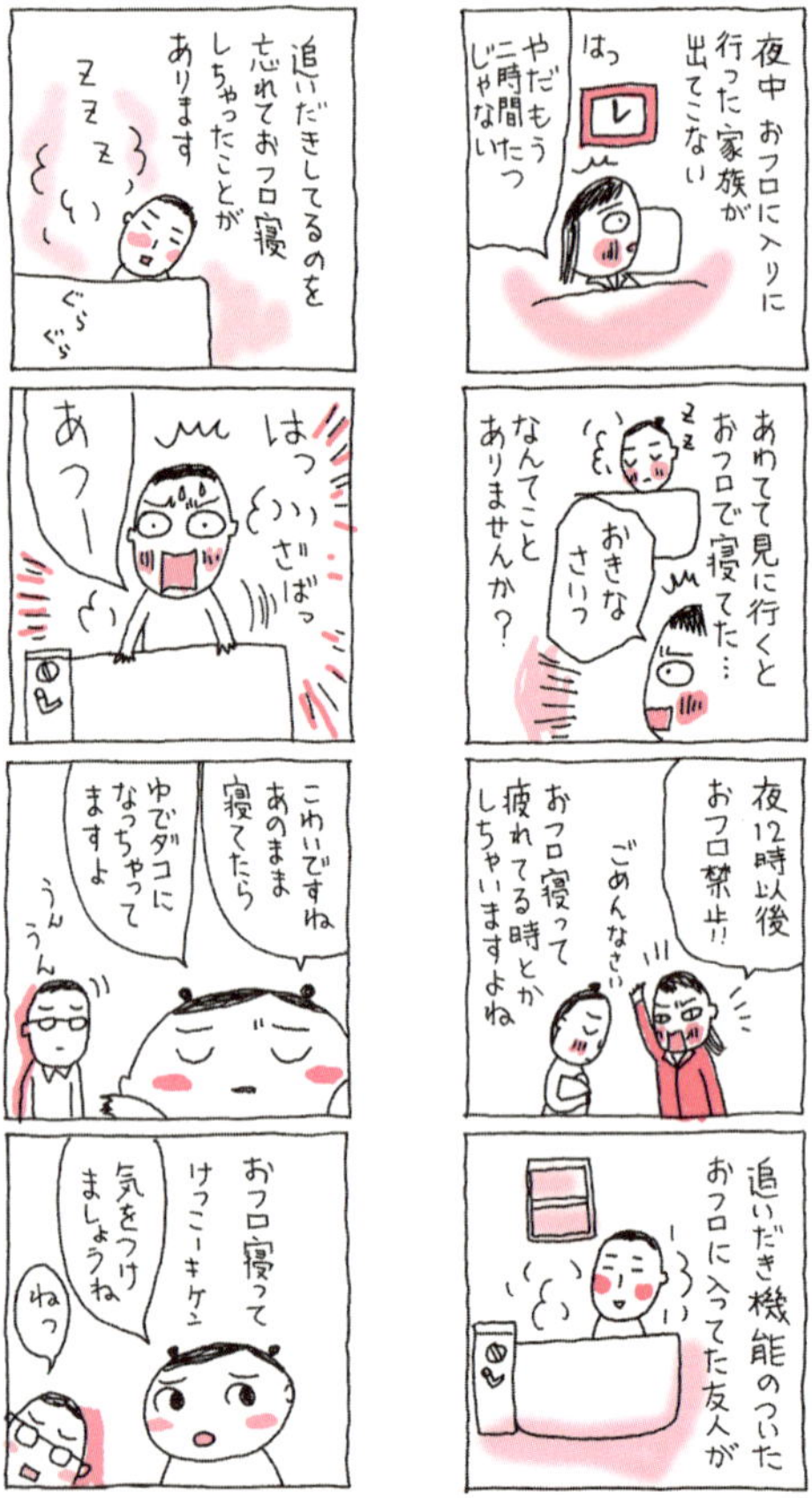

夜中 おフロに入りに行った家族が出てこない
はっ
やだもう二時間たっ じゃない
あわてて見に行くとおフロで寝てた…なんてことありませんか？
おきなさいっ
ZZZ
夜12時以後おフロ禁止!!
ごめんなさい
おフロ寝って疲れてる時とかしちゃいますよね
追いだき機能のついたおフロに入ってた友人が
追いだきしてるのを忘れておフロ寝しちゃったことがあります
ZZZ
ぐらぐら
はっ
ざばっ
あつーー
こわいですね あのまま寝てたら
ゆでダコになっちゃってますよ
うんうん
おフロ寝ってけっこーキケン
気をつけましょうね
ねっ

＋α《ぷらすあるふぁ》の
ひと工夫で
じょうずに眠る

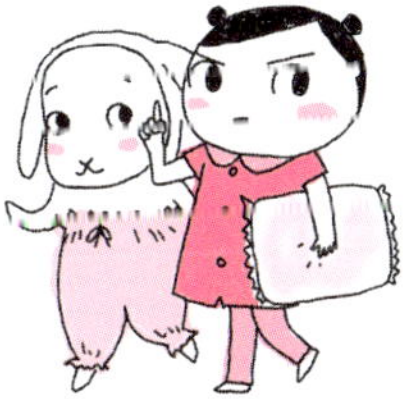

お部屋でアロマ

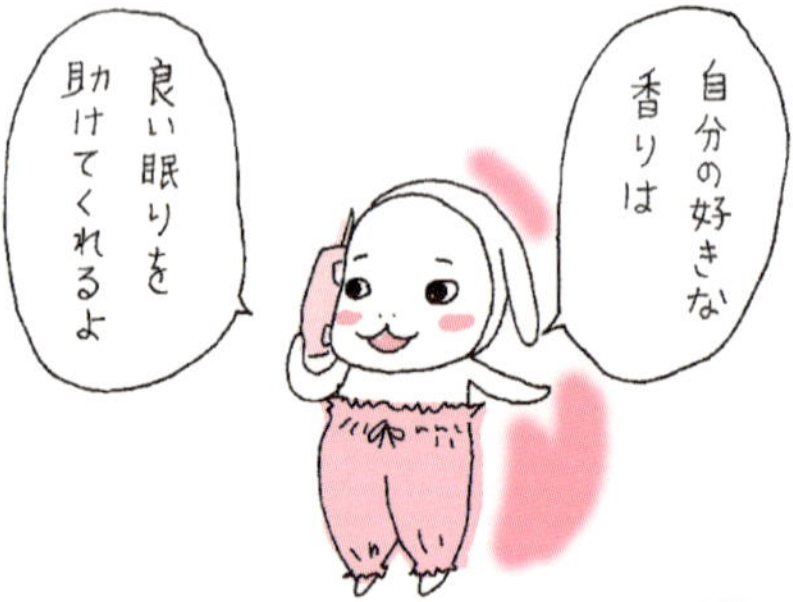
自分の好きな香りは
良い眠りを助けてくれるよ

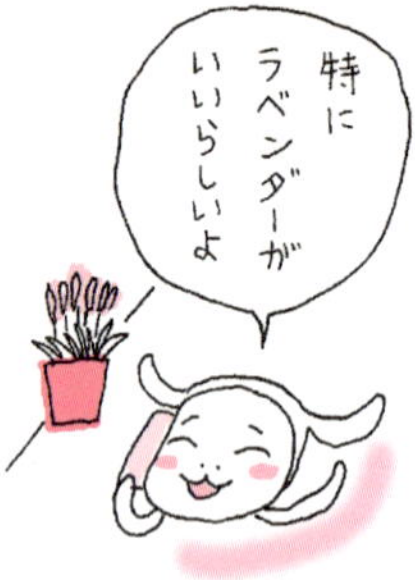
特にラベンダーがいいらしいよ

さっそく試してみました

✚妊娠中の人は使えないアロマもあるので注意　お店で聞いてみてね

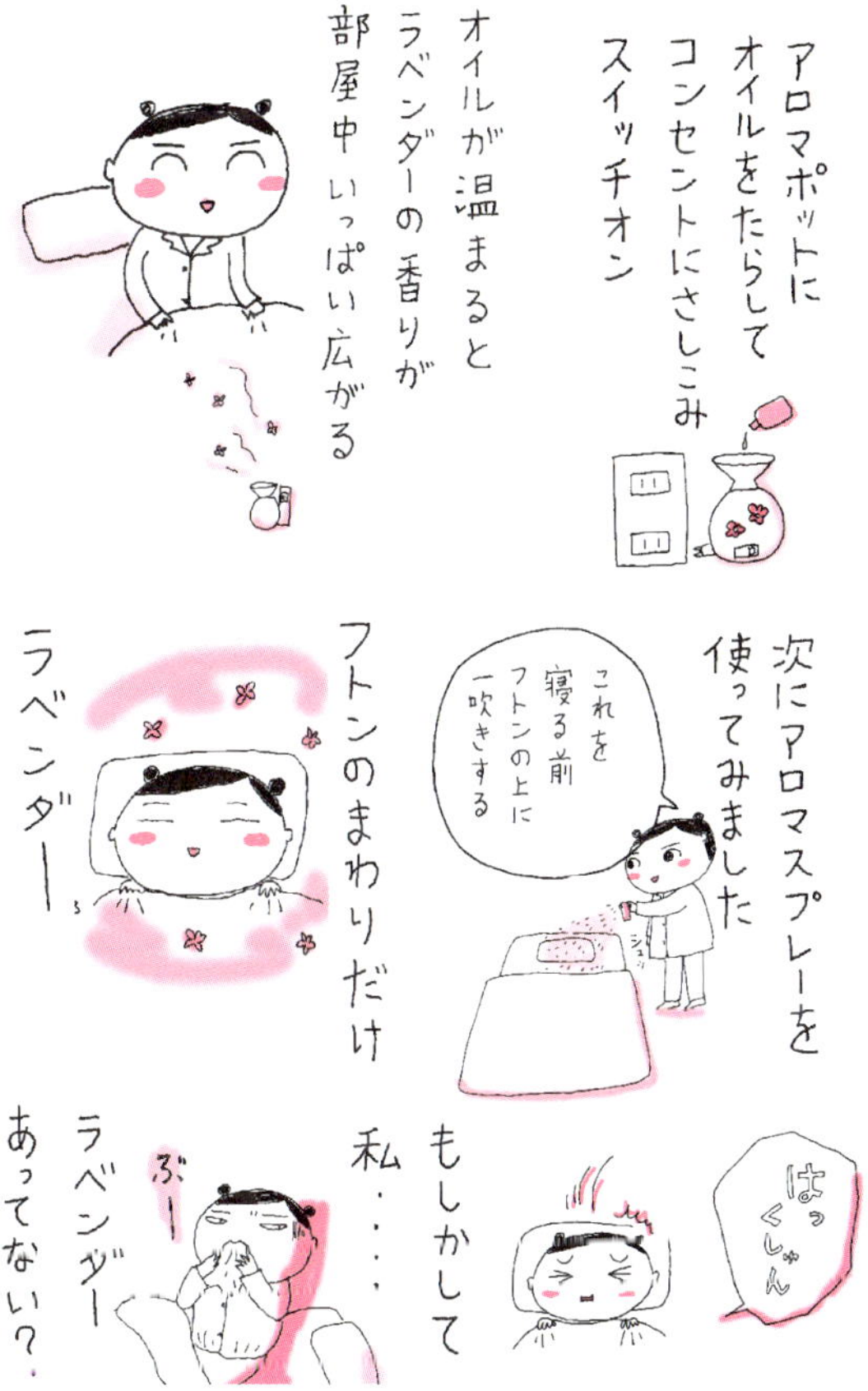
アロマポットに
オイルをたらして
コンセントにさしこみ
スイッチオン
オイルが温まると
ラベンダーの香りが
部屋中いっぱい広がる
次にアロマスプレーを
使ってみました
これを
寝る前
フトンの上に
一吹きする
シュ
フトンのまわりだけ
ラベンダー
はっくしゅん
もしかして
私・・・・
ぶー
ラベンダー
あってない？

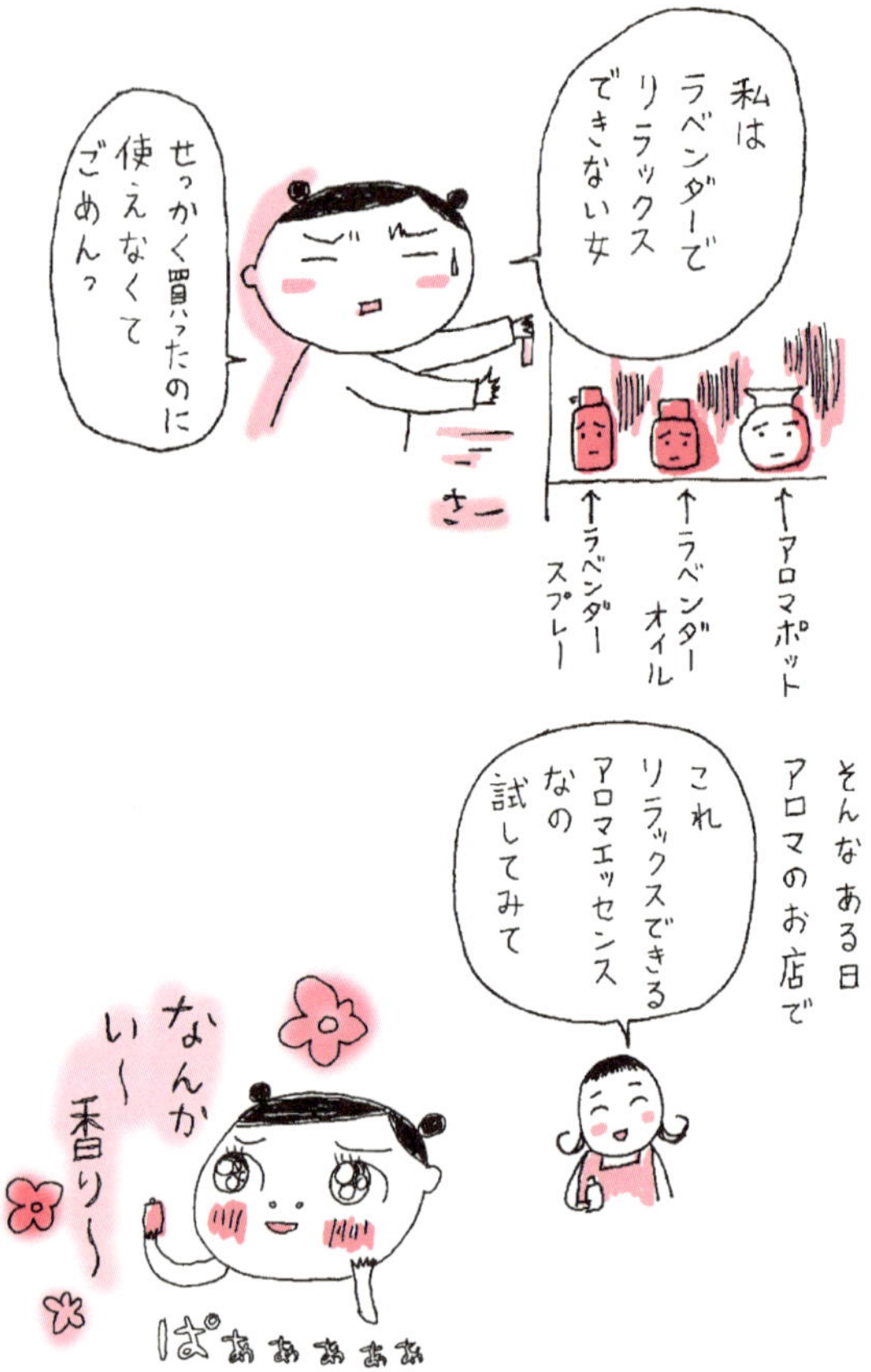
私は
ラベンダーで
リラックス
できない女
↑アロマポット
↑ラベンダー
オイル
↑ラベンダー
スプレー
さー
せっかく買ったのに
使えなくて
ごめんっ
そんなある日
アロマのお店で
これ
リラックスできる
アロマエッセンス
なの
試してみて
なんか
いい〜
香り〜
ぱあああああ

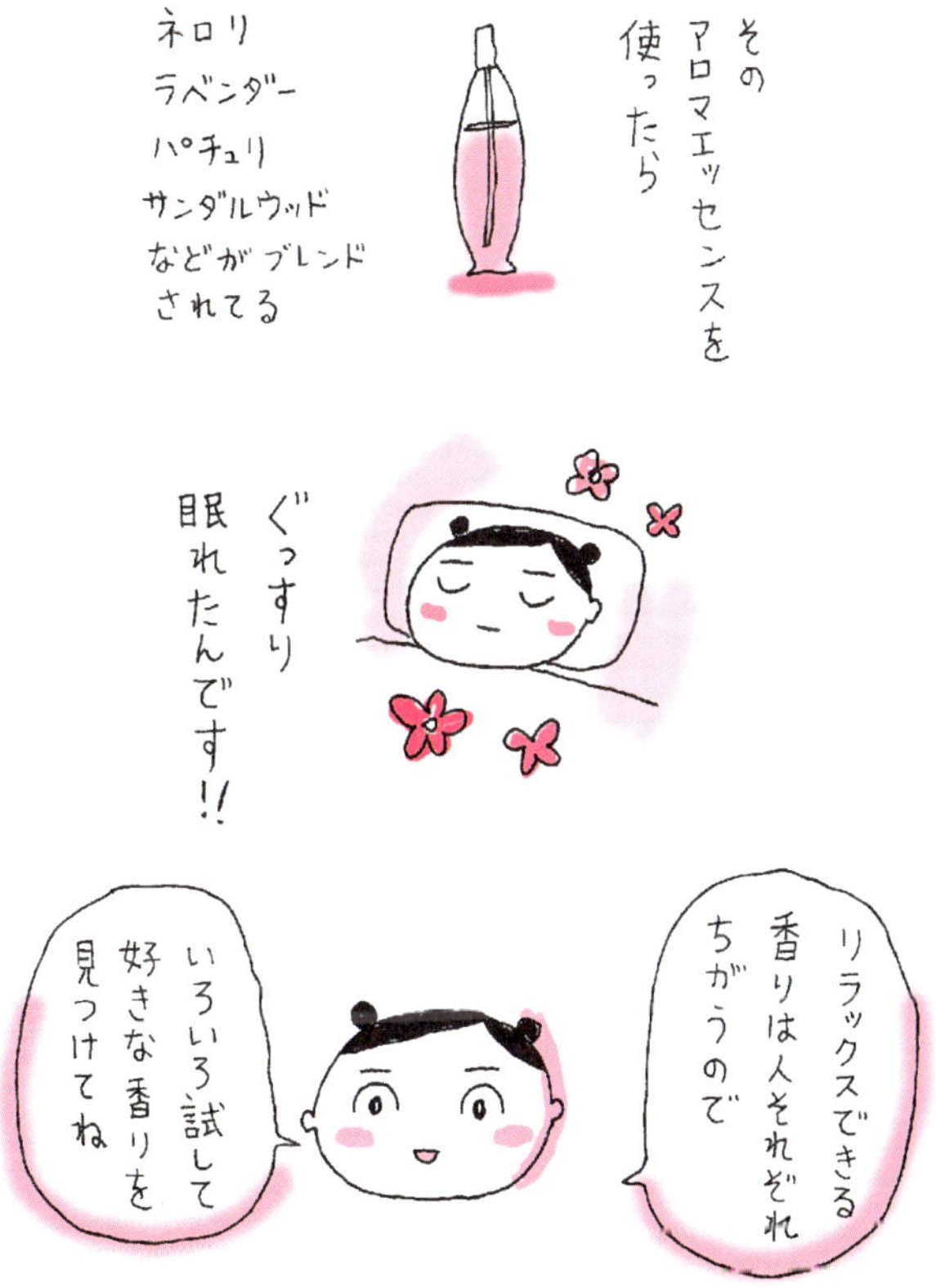
そのアロマエッセンスを使ったら
ネロリ
ラベンダー
パチュリ
サンダルウッド
などがブレンドされてる
ぐっすり眠れたんです!!
リラックスできる香りは人それぞれちがうので
いろいろ試して好きな香りを見つけてね

おフロでアロマ

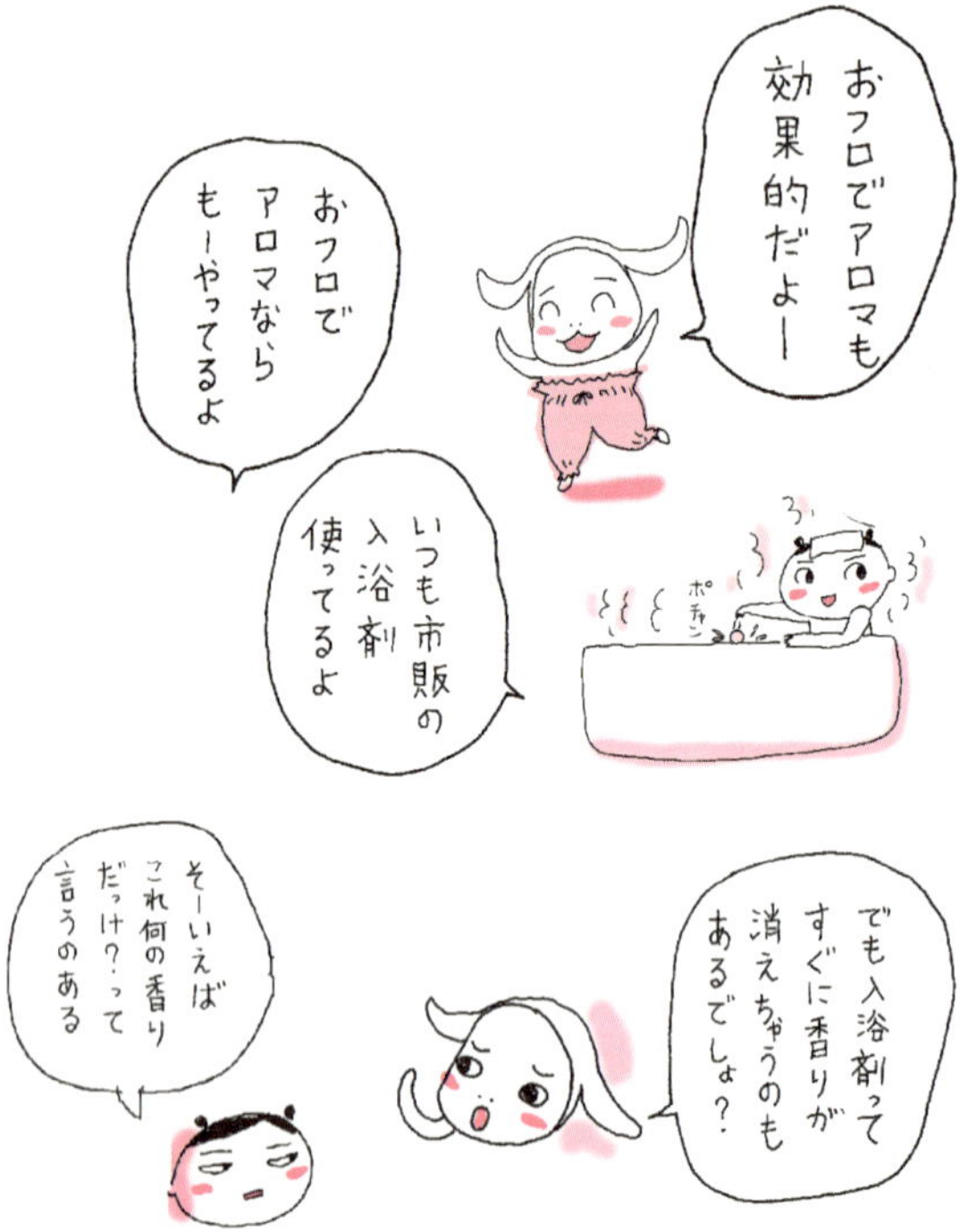
おフロでアロマも効果的だよー
おフロでアロマならもーやってるよ
いつも市販の入浴剤使ってるよ
ポチャン
でも入浴剤ってすぐに香りが消えちゃうのもあるでしょ？
そーいえばこれ何の香りだっけ？って言うのある

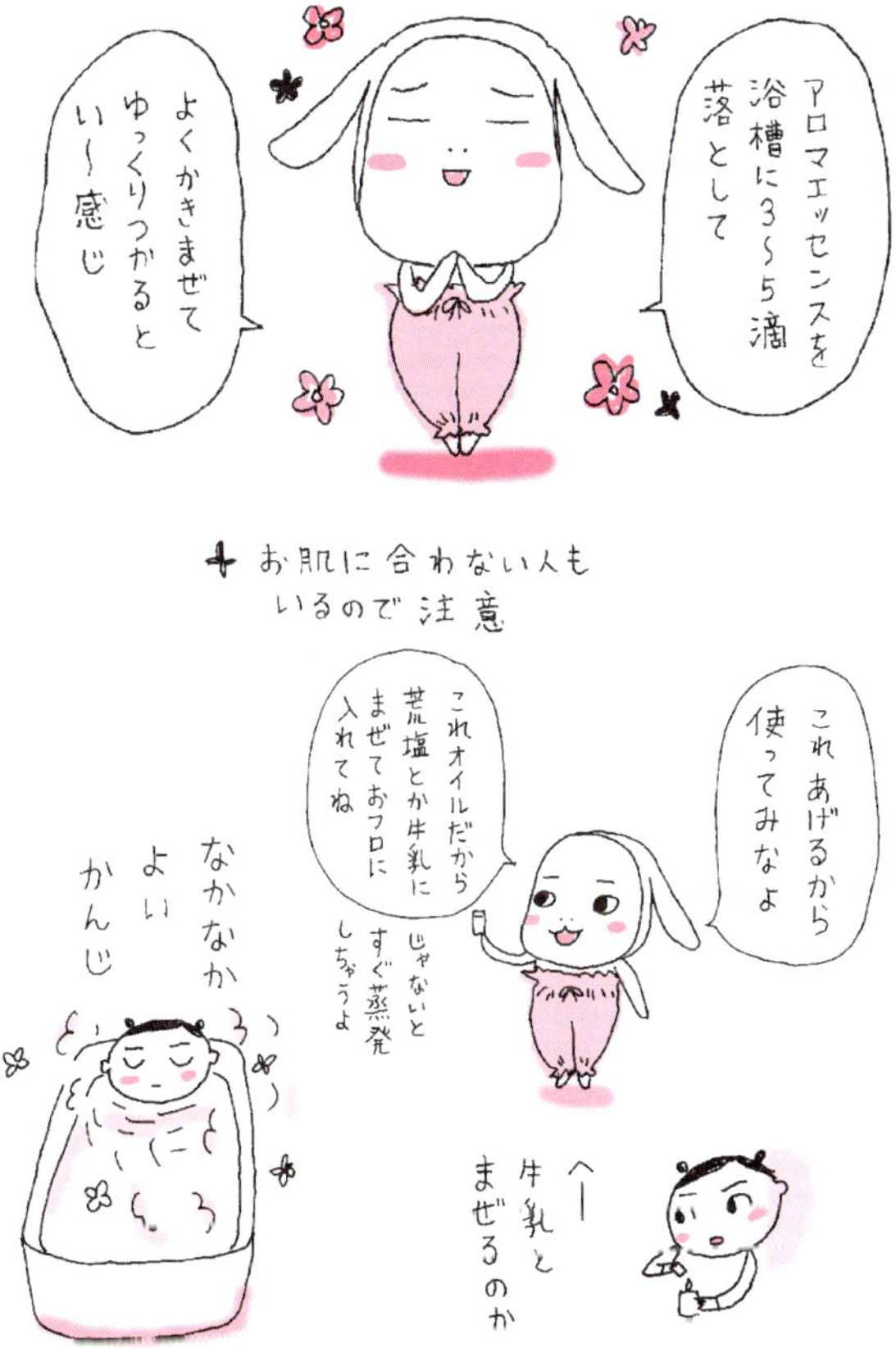
アロマエッセンスを浴槽に3～5滴落として
よくかきまぜてゆっくりつかるといい～感じ
お肌に合わない人もいるので注意
これあげるから使ってみなよ
これオイルだから荒塩とか牛乳にまぜておフロに入れてね
じゃないとすぐ蒸発しちゃうよ
へー牛乳とまぜるのか
なかなかよいかんじ

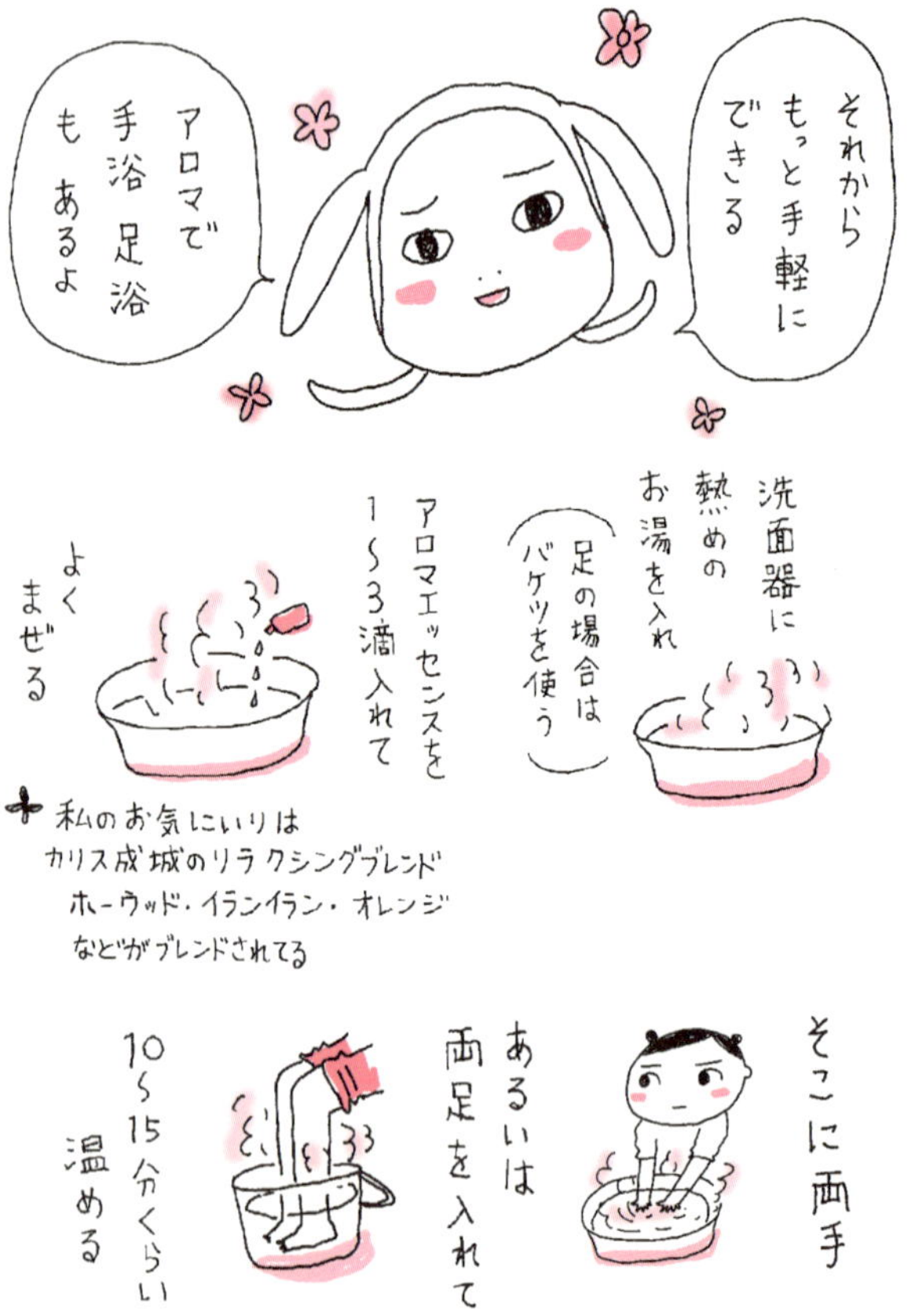

それから
もっと手軽に
できる
アロマで
手浴 足浴
も あるよ
洗面器に
熱めの
お湯を入れ
(足の場合は
バケツを使う)
アロマエッセンスを
1〜3滴入れて
よく
まぜる
✤ 私のお気にいりは
カリス成城のリラクシングブレンド
ホーウッド・イランイラン・オレンジ
などがブレンドされてる
そこに両手
あるいは
両足を入れて
10〜15分くらい
温める

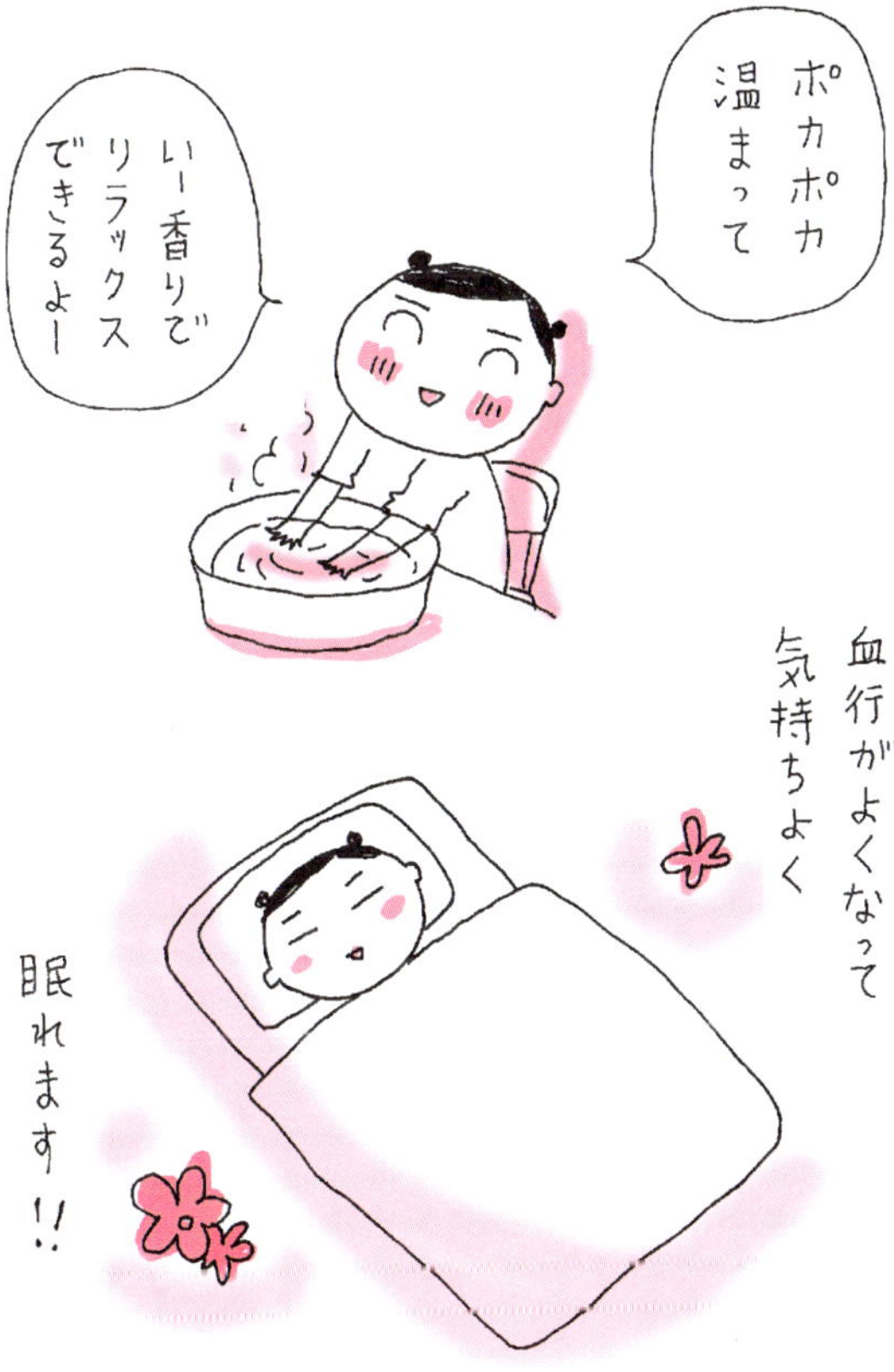
ポカポカ温まって
いー香りでリラックスできるよー
血行がよくなって気持ちよく
眠れます!!

アロマで疲れをとる

私は目が疲れやすいので
目が疲れてると
よく眠れません

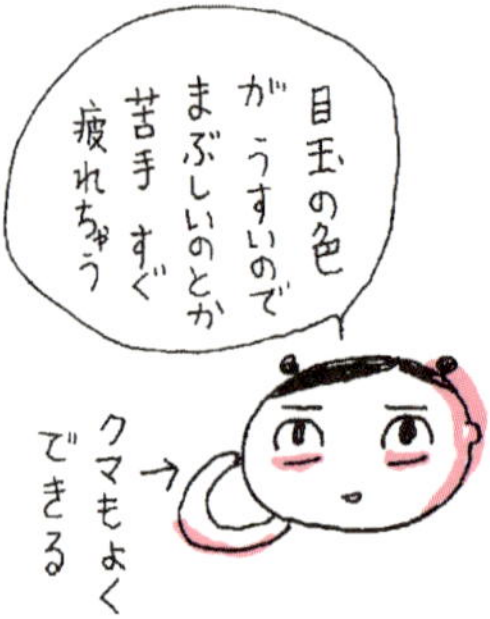
目玉の色がうすいのでまぶしいのとか苦手 すぐ疲れちゃう
クマもよくできる

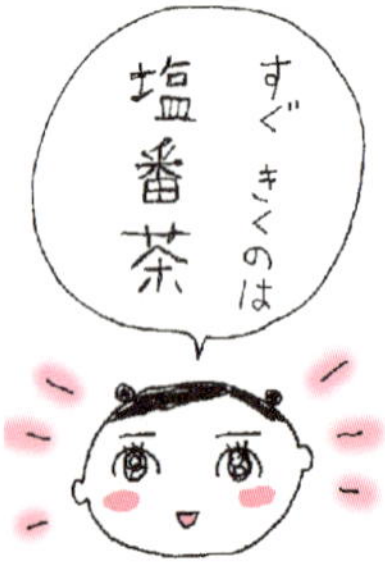
すぐきくのは
塩番茶

番茶に塩をひとつまみ

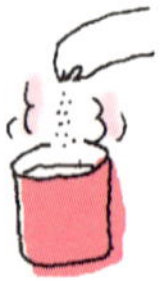

✚塩は天然塩が良いです

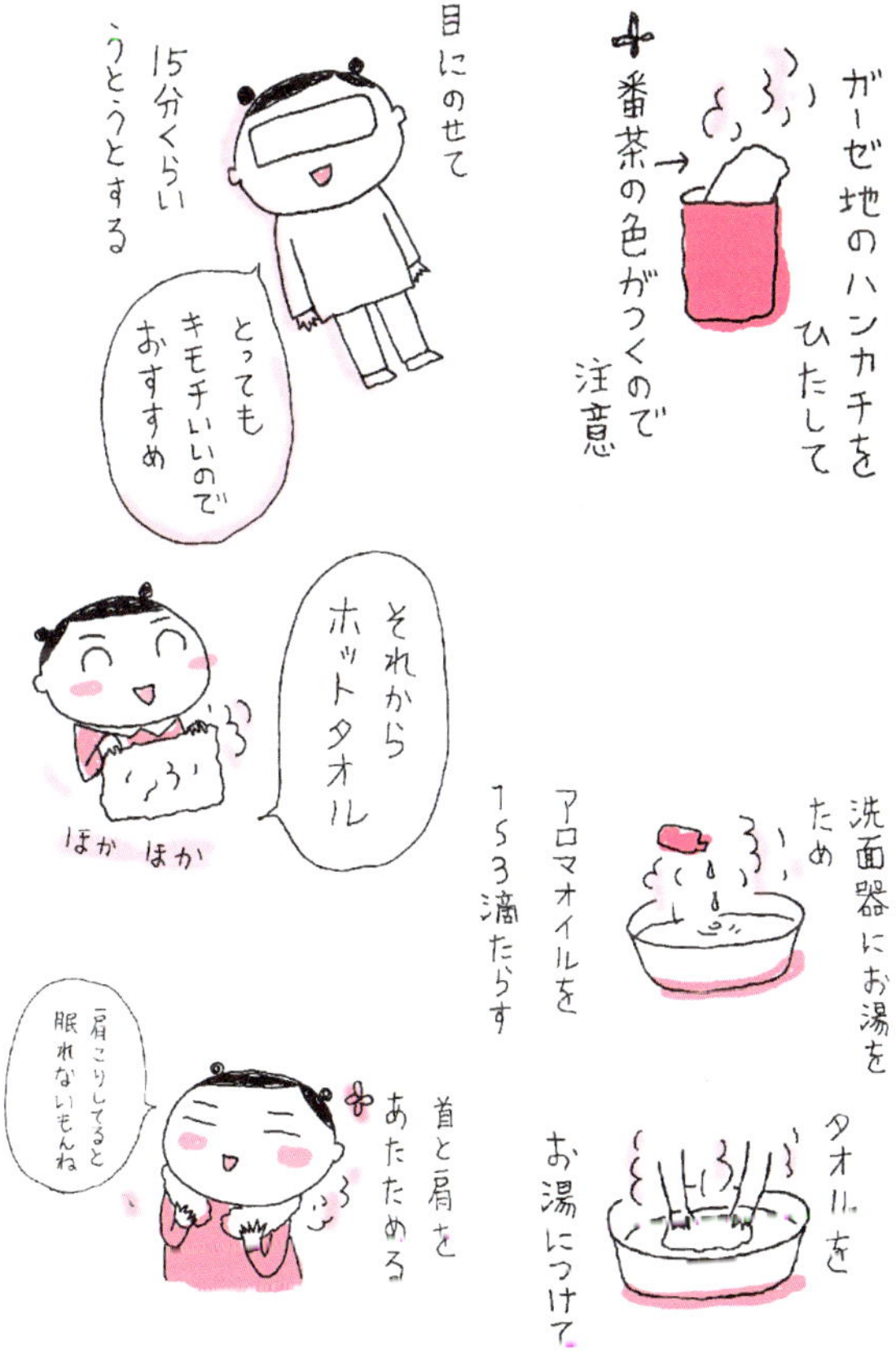
ガーゼ地のハンカチを
ひたして
＋番茶の色がつくので注意
目にのせて
15分くらいうとうとする
とってもキモチいいのでおすすめ
洗面器にお湯をため
アロマオイルを1〜3滴たらす
それからホットタオル
ほかほか
タオルをお湯につけて
首と肩をあたためる
肩こりしてると眠れないもんね

アロマでマッサージ

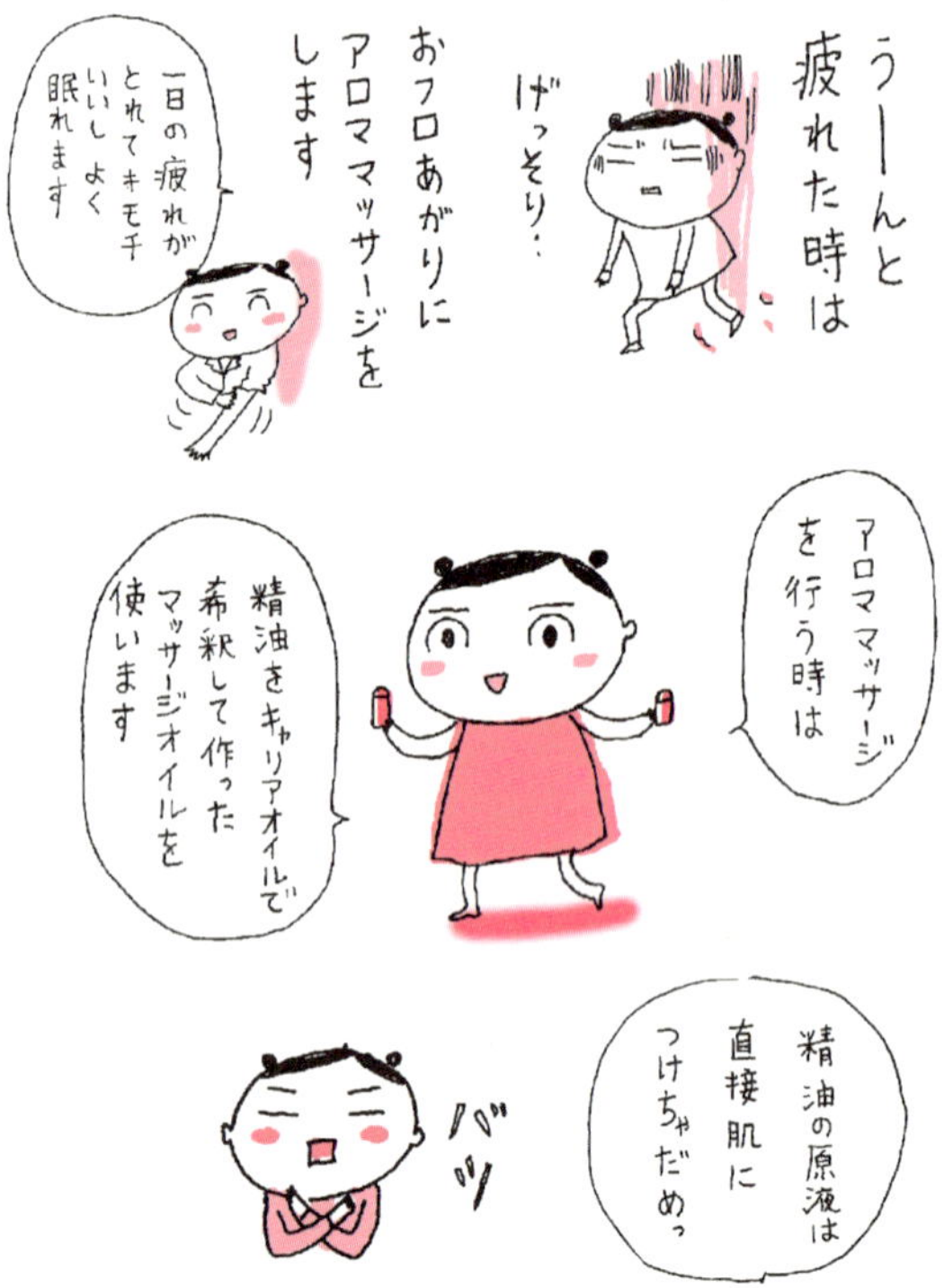
うーんと疲れた時は
げっそり…
おフロあがりにアロママッサージをします
一日の疲れがとれてキモチいいしよく眠れます
アロママッサージを行う時は
精油をキャリアオイルで希釈して作ったマッサージオイルを使います
精油の原液は直接肌につけちゃだめっ
バッ

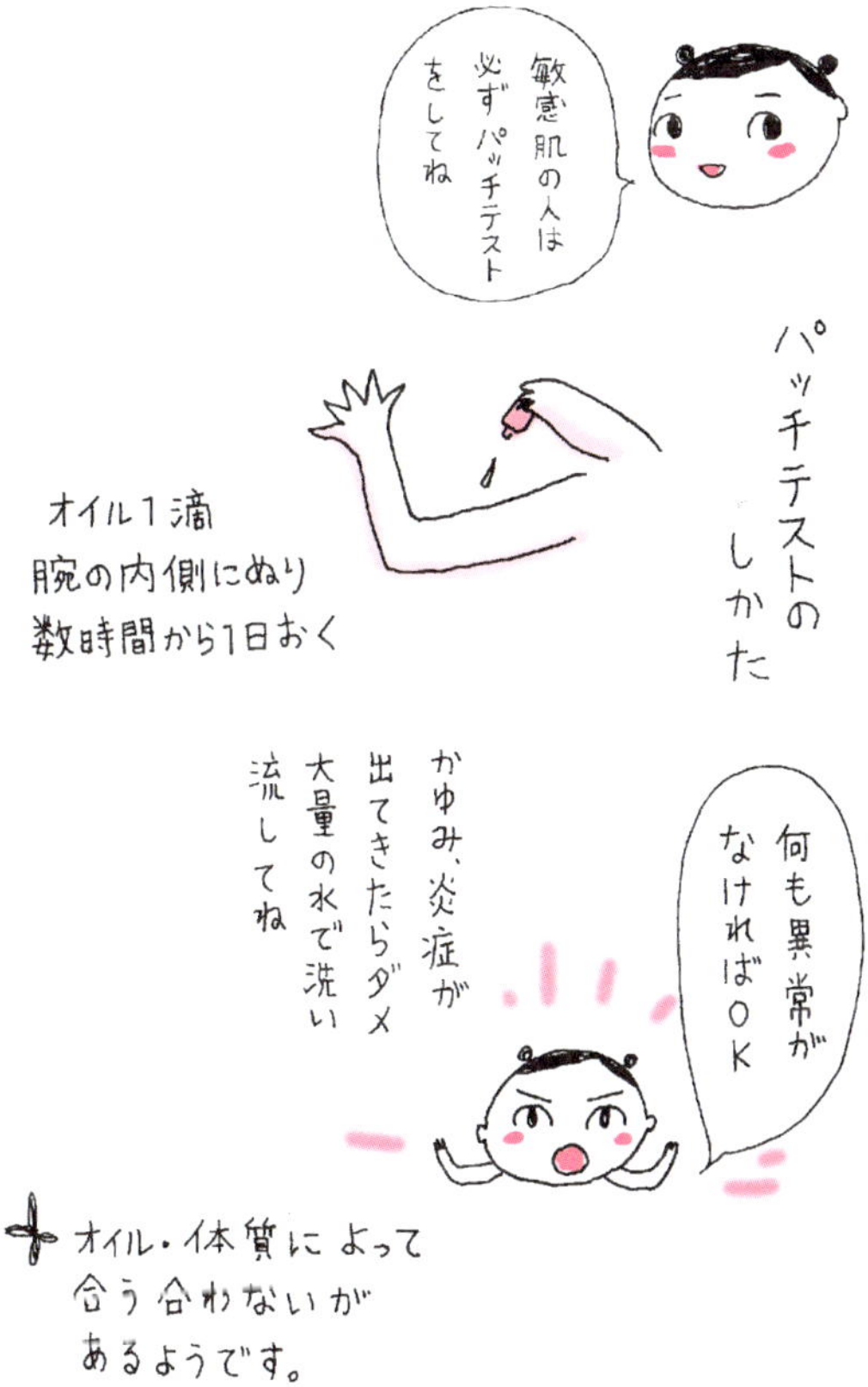
敏感肌の人は
必ずパッチテスト
をしてね
パッチテストのしかた
オイル1滴
腕の内側にぬり
数時間から1日おく
何も異常が
なければOK
かゆみ、炎症が
出てきたらダメ
大量の水で洗い
流してね
オイル・体質によって
合う合わないが
あるようです。

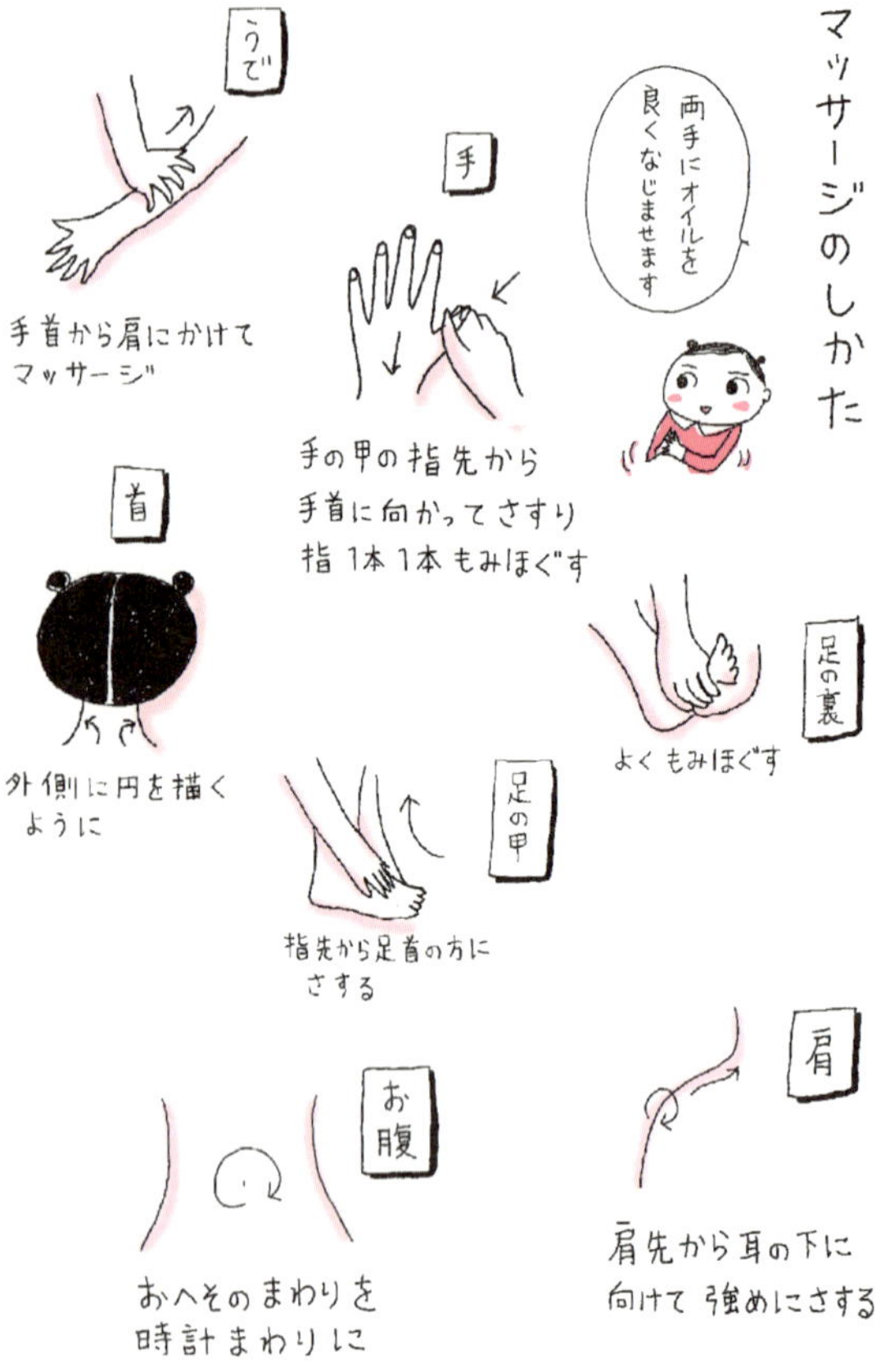
マッサージのしかた
両手にオイルを良くなじませます
手
手の甲の指先から
手首に向かってさすり
指1本1本もみほぐす
うで
手首から肩にかけて
マッサージ
首
外側に円を描く
ように
足の裏
よくもみほぐす
足の甲
指先から足首の方に
さする
肩
肩先から耳の下に
向けて 強めにさする
お腹
おへそのまわりを
時計まわりに

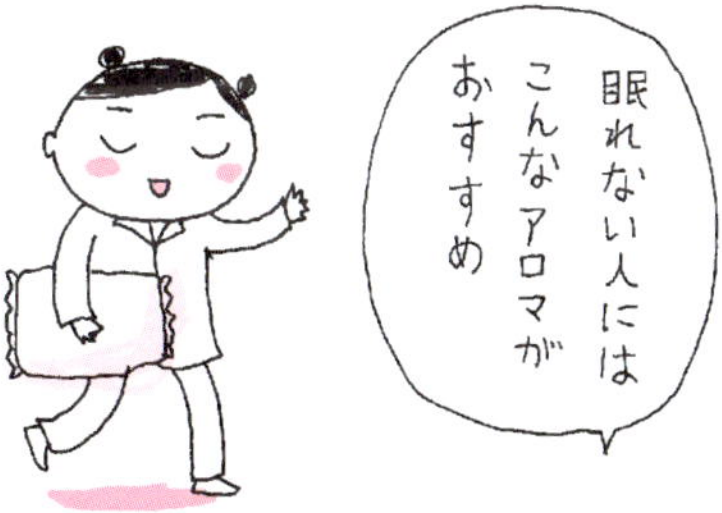
眠れない人には
こんなアロマが
おすすめ

ラベンダー	神経の緊張をやわらげる 心配事・イライラで眠れない人におすすめ
カモミール	心を落ちつかせてくれます
ネロリ	ヒステリーやショック状態をしずめ、気持ちを落ちつかせてくれます
オレンジ	心を明るくしてくれます

「少衝《しょうしょう》」という
ツボが良いです

手の小指
ツメ（薬指側）の
はえぎわ

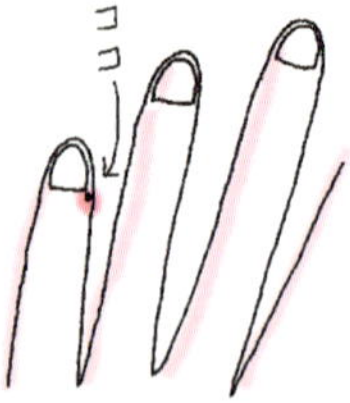

親指と
人さし指ではさみ

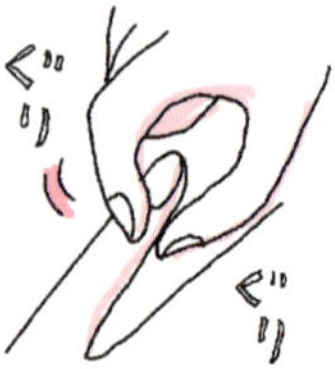

ぐりぐり押しもむと
精神的なストレスが
やわらぐ

精神的ストレスから来る
のどのかわきや
手足の冷えなどにも
効果あるよ

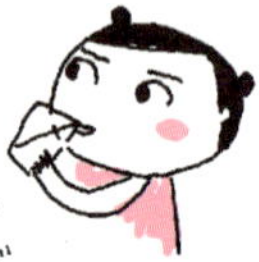

やたらのどが
かわく時が
ある

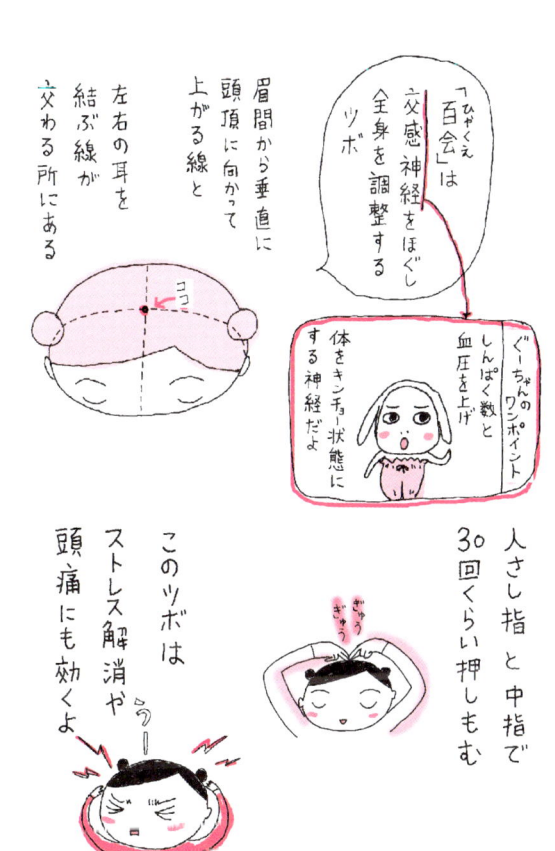

「百会《ひゃくえ》」は
交感神経をほぐし
全身を調整する
ツボ

ぐーちゃんのワンポイント
しんぱく数と
血圧を上げ
体をキンチョー状態に
する神経だよ

眉間から垂直に
頭頂に向かって
上がる線と
左右の耳を
結ぶ線が
交わる所にある

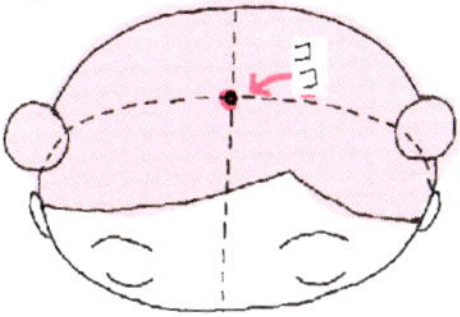

人さし指と中指で
30回くらい押しもむ

このツボは
ストレス解消や
頭痛にも効くよ

他にも不眠には
こんなツボが効きます

膈兪《かくゆ》

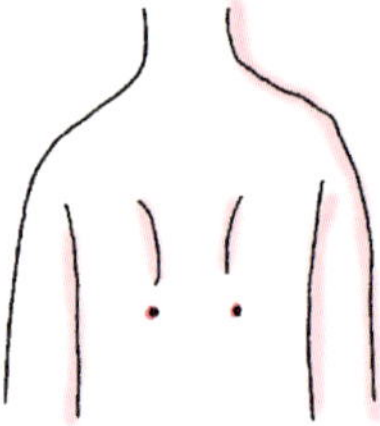

背骨の
第7胸椎突起部
（触ってわかる7番目の突起）
の下から指2本分外側

ちなみに

胃炎や胃けいれんなど
うっ
胃の調子を整える時にも効果的

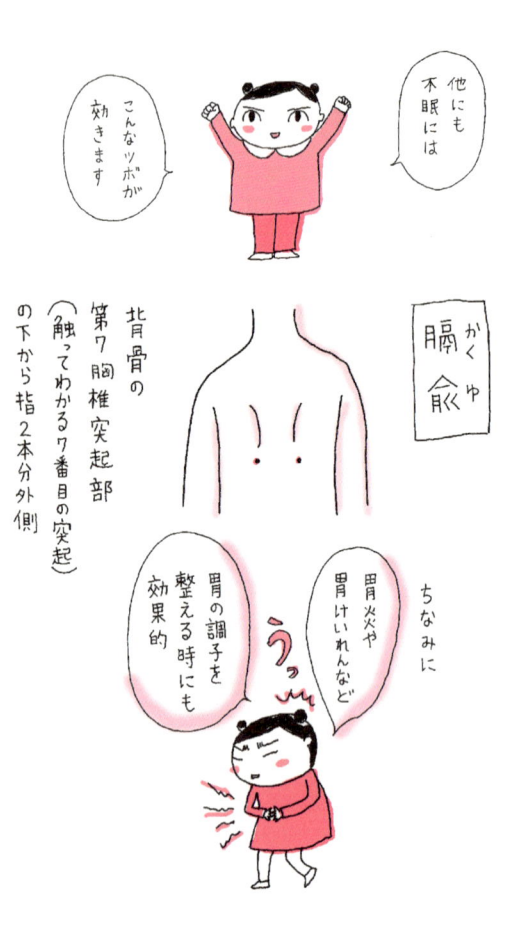

肝《かん》兪《ゆ》

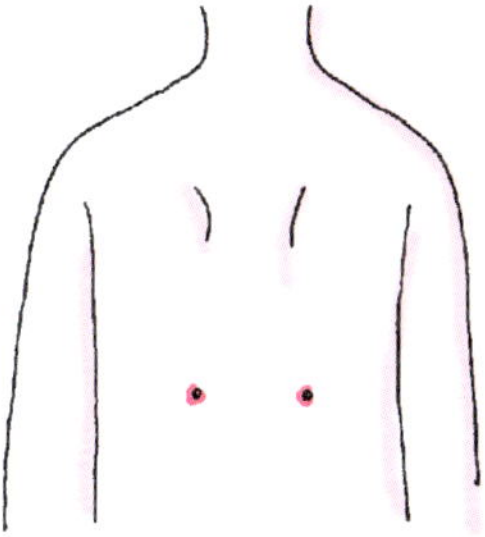

背骨の第9胸椎突起部の下から指2本分外側

肝臓疾患や
眼科疾患
腰痛にも効く

ぎゅう
ぎゅう

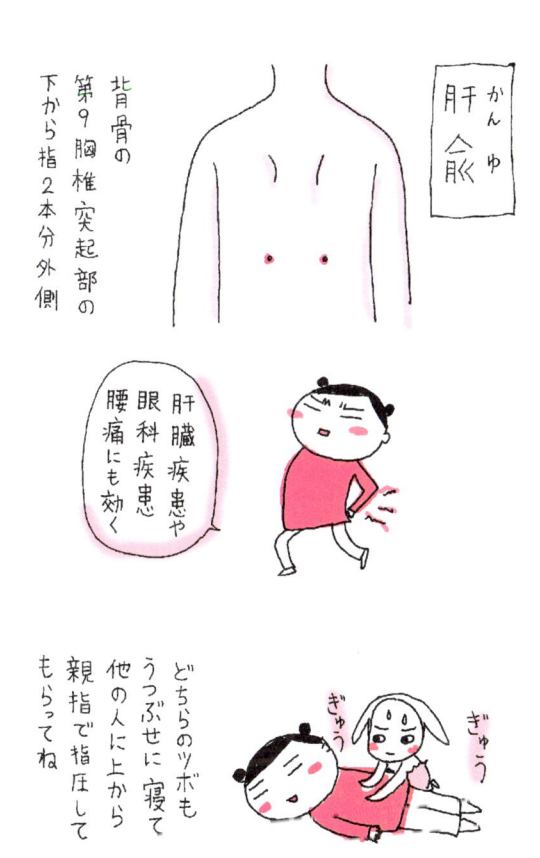

どちらのツボもうつぶせに寝て他の人に上から親指で指圧してもらってね

足のうらをマッサージしよう!!

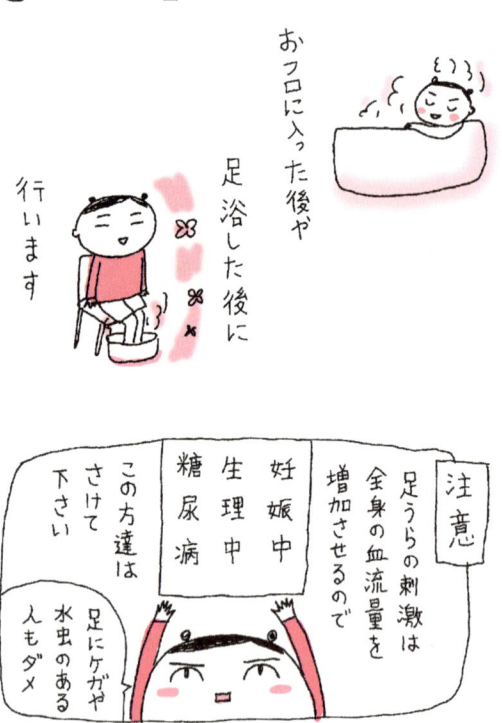

おフロに入った後や
足浴した後に
行います

注意

足うらの刺激は
全身の血流量を
増加させるので

妊娠中
生理中
糖尿病

この方達は
さけて
下さい

足にケガや
水虫のある
人もダメ

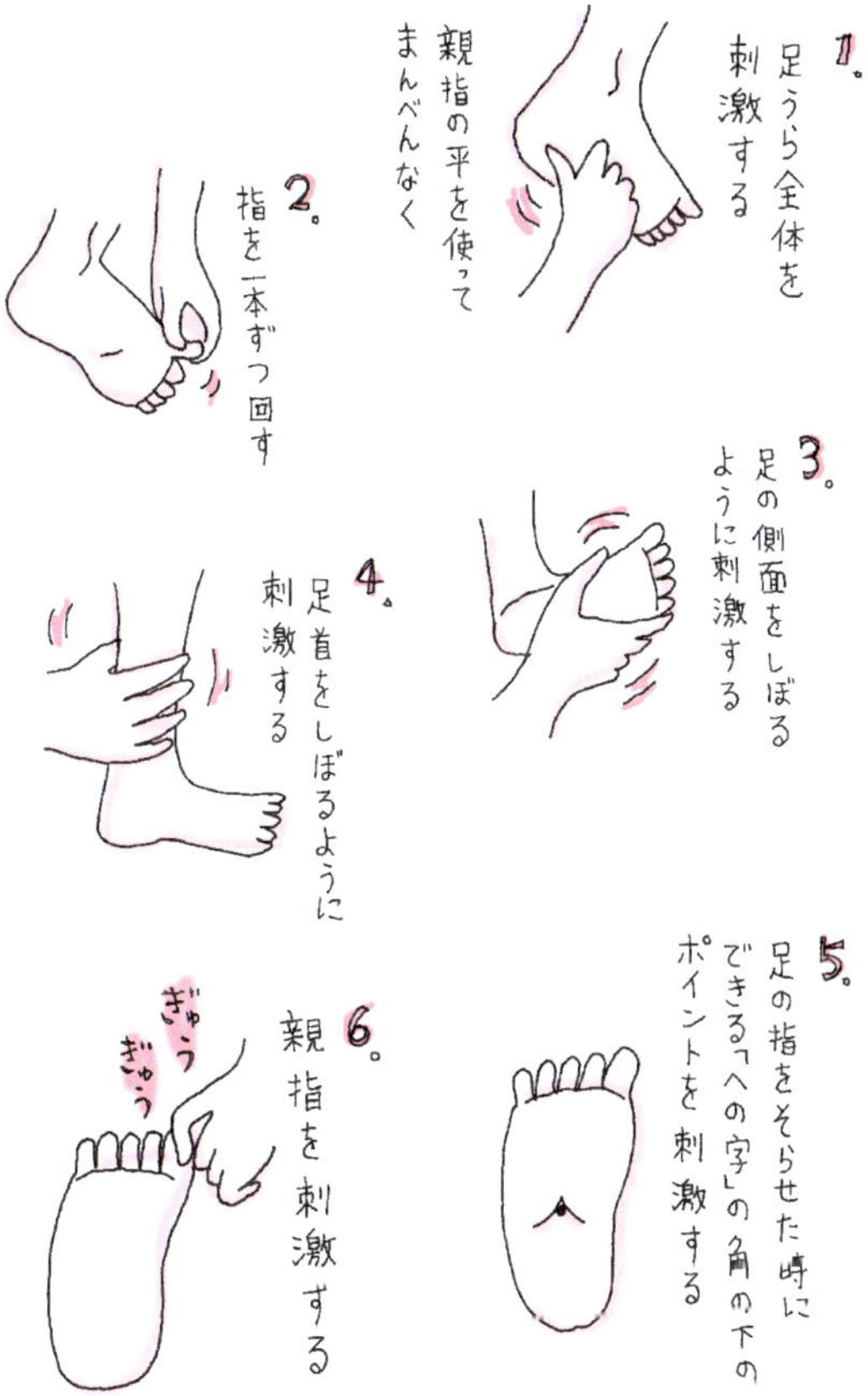
1。
足うら全体を刺激する
親指の平を使ってまんべんなく
2。
指を一本ずつ回す
3。
足の側面をしぼるように刺激する
4。
足首をしぼるように刺激する
5。
足の指をそらせた時にできる「への字」の角の下のポイントを刺激する
6。
親指を刺激する
ぎゅう
ぎゅう

それから
足のストレッチ

あぐらをかいて

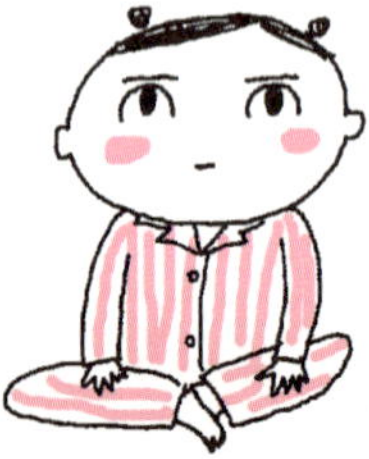

左足の指の間に

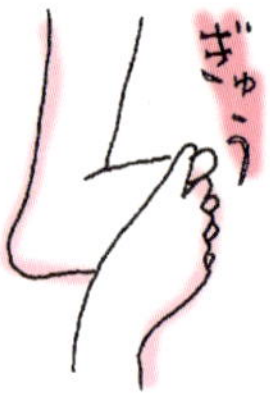

右手の指を
はさむ

反対側も
やる

その次に
左足を左手で
少し持ちあげる

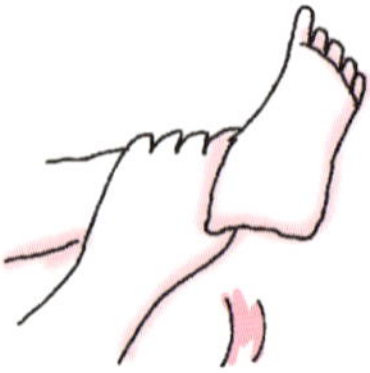

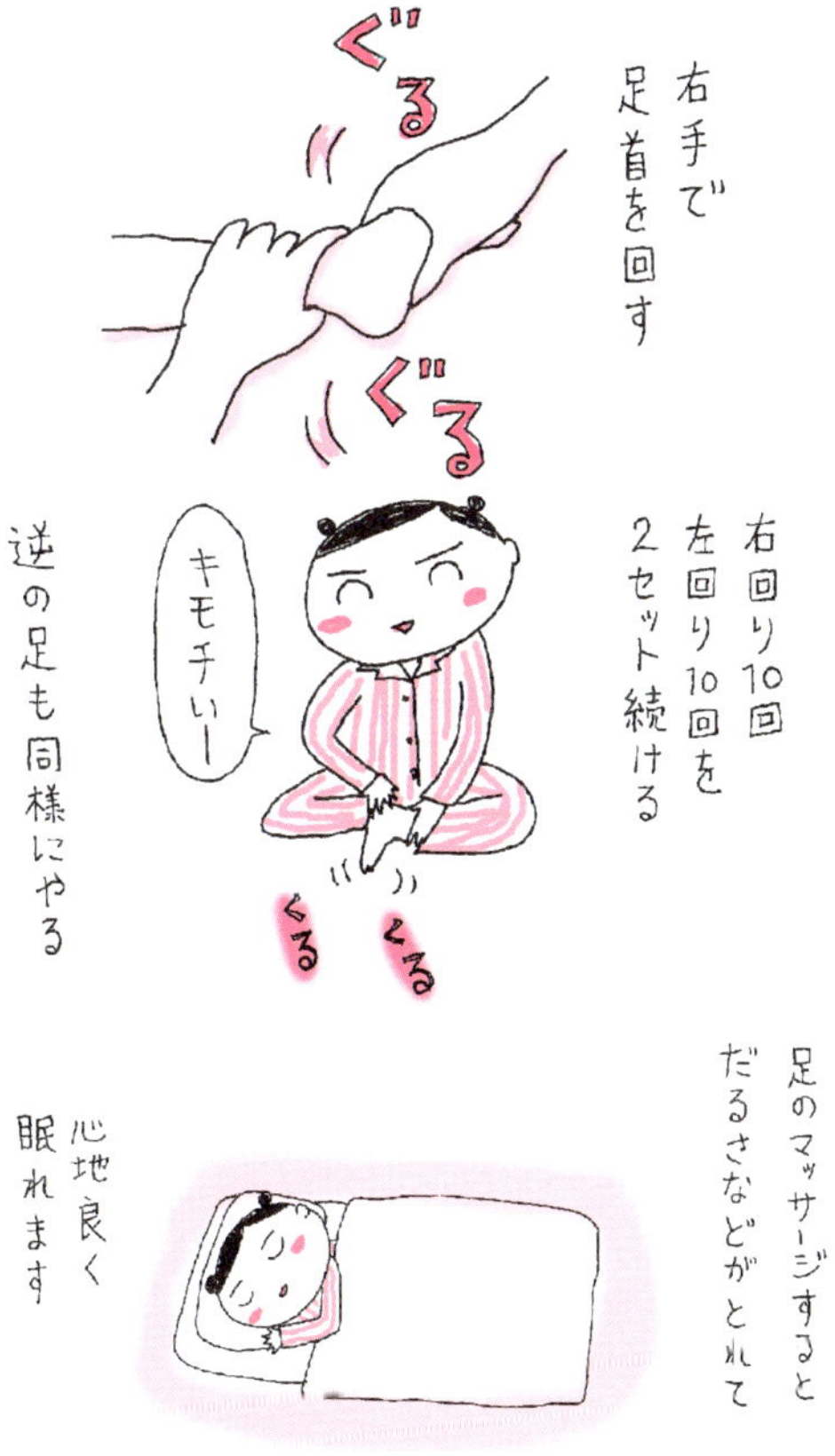
右手で
足首を回す
ぐる
ぐる
右回り10回
左回り10回を
2セット続ける
キモチいいー
逆の足も同様にやる
くる
くる
足のマッサージすると
だるさなどがとれて
心地良く
眠れます

フシギ!! 足裏樹液シート

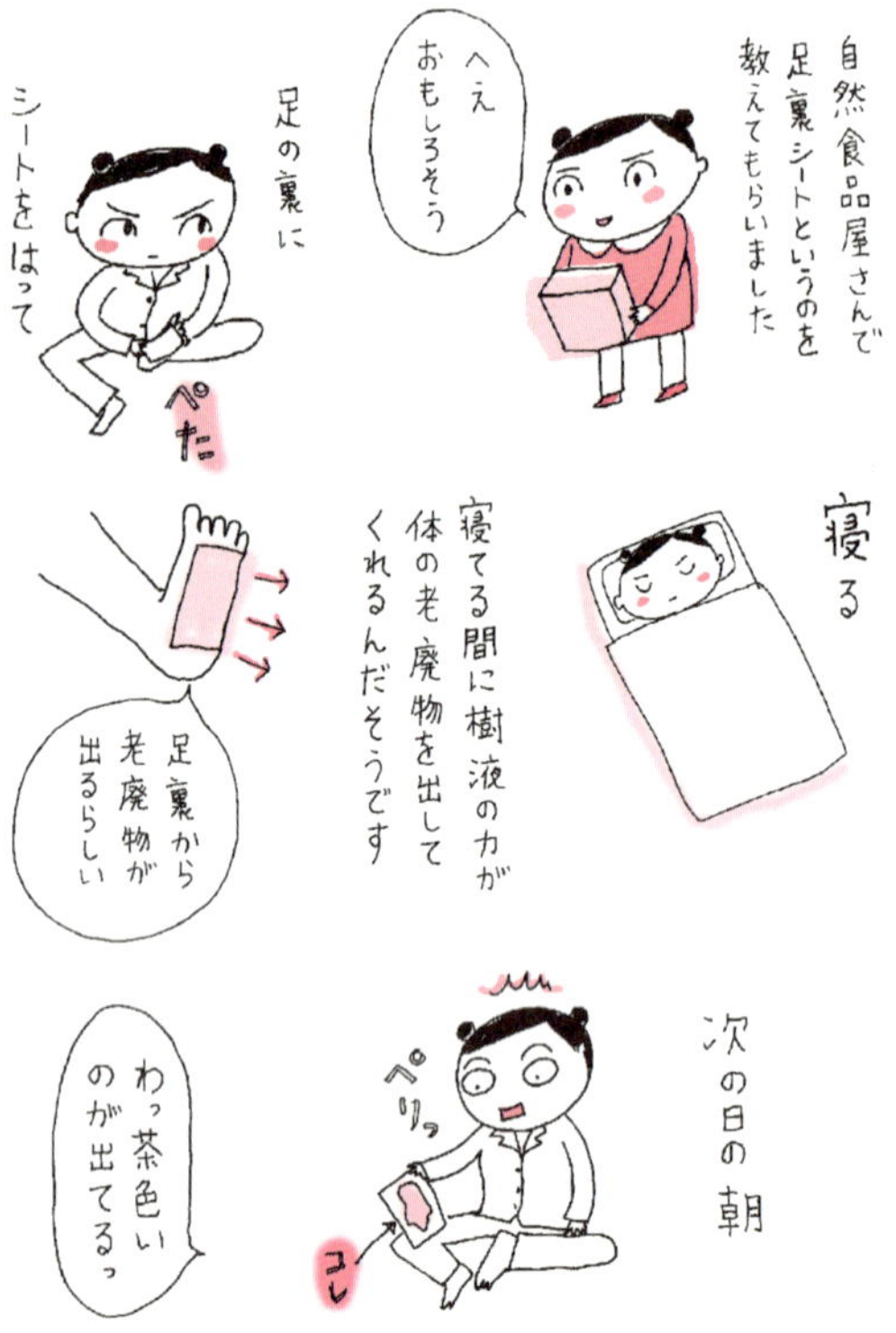
自然食品屋さんで
足裏シートというのを
教えてもらいました
へえ
おもしろそう
足の裏に
シートをはって
ぺたっ
寝る
寝てる間に樹液の力が
体の老廃物を出して
くれるんだそうです
足裏から
老廃物が
出るらしい
次の日の朝
ぺりっ
コレ
わっ茶色い
のが出てるっ

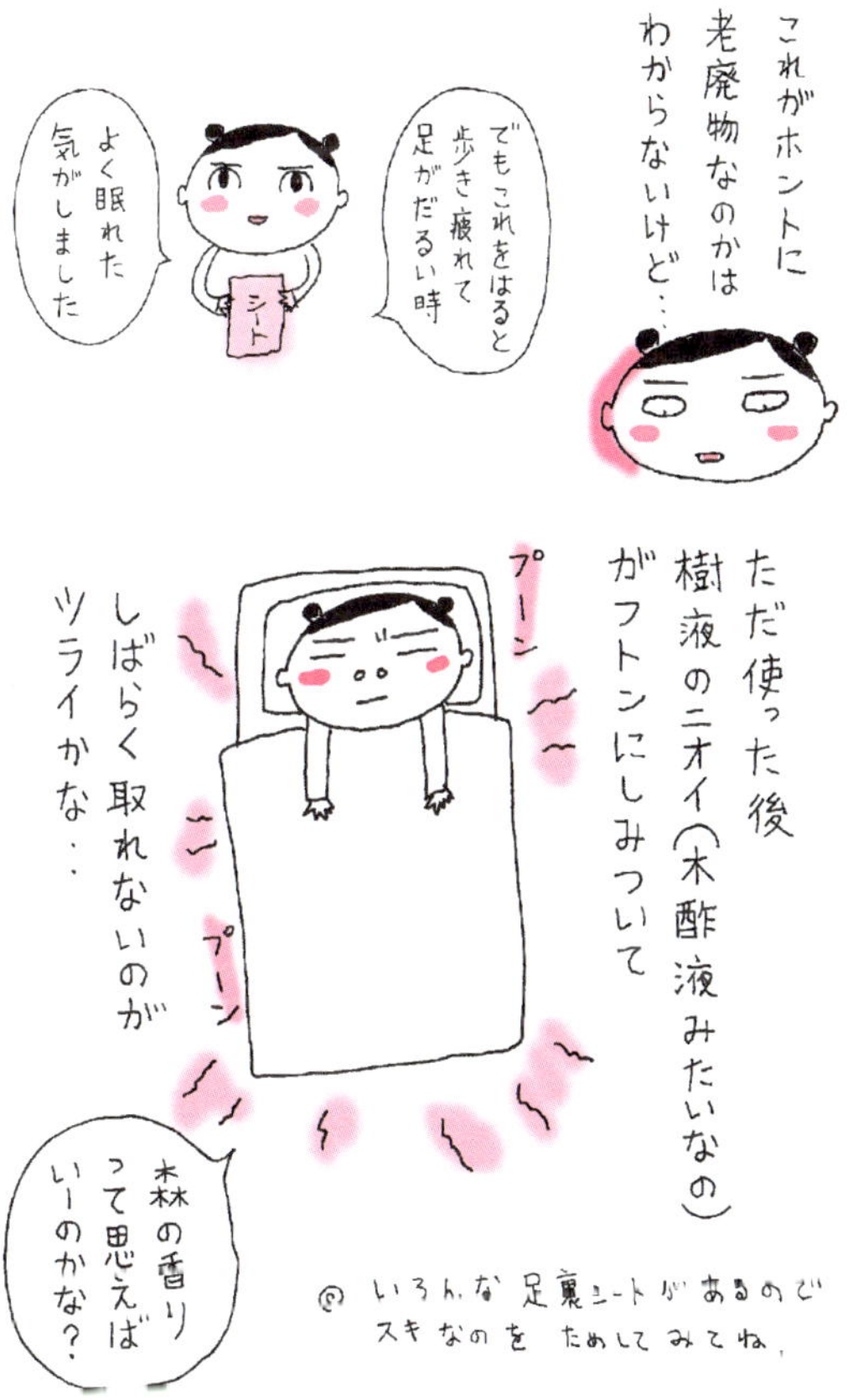
これがホントに老廃物なのかはわからないけど…
でもこれをはると歩き疲れて足がだるい時
シート
よく眠れた気がしました
ただ使った後樹液のニオイ(木酢液みたいなの)がフトンにしみついて
プーン
プーン
しばらく取れないのがツライかな…
森の香りって思えばいーのかな？
◎いろんな足裏シートがあるので スキなのを ためしてみてね。

音楽で眠る

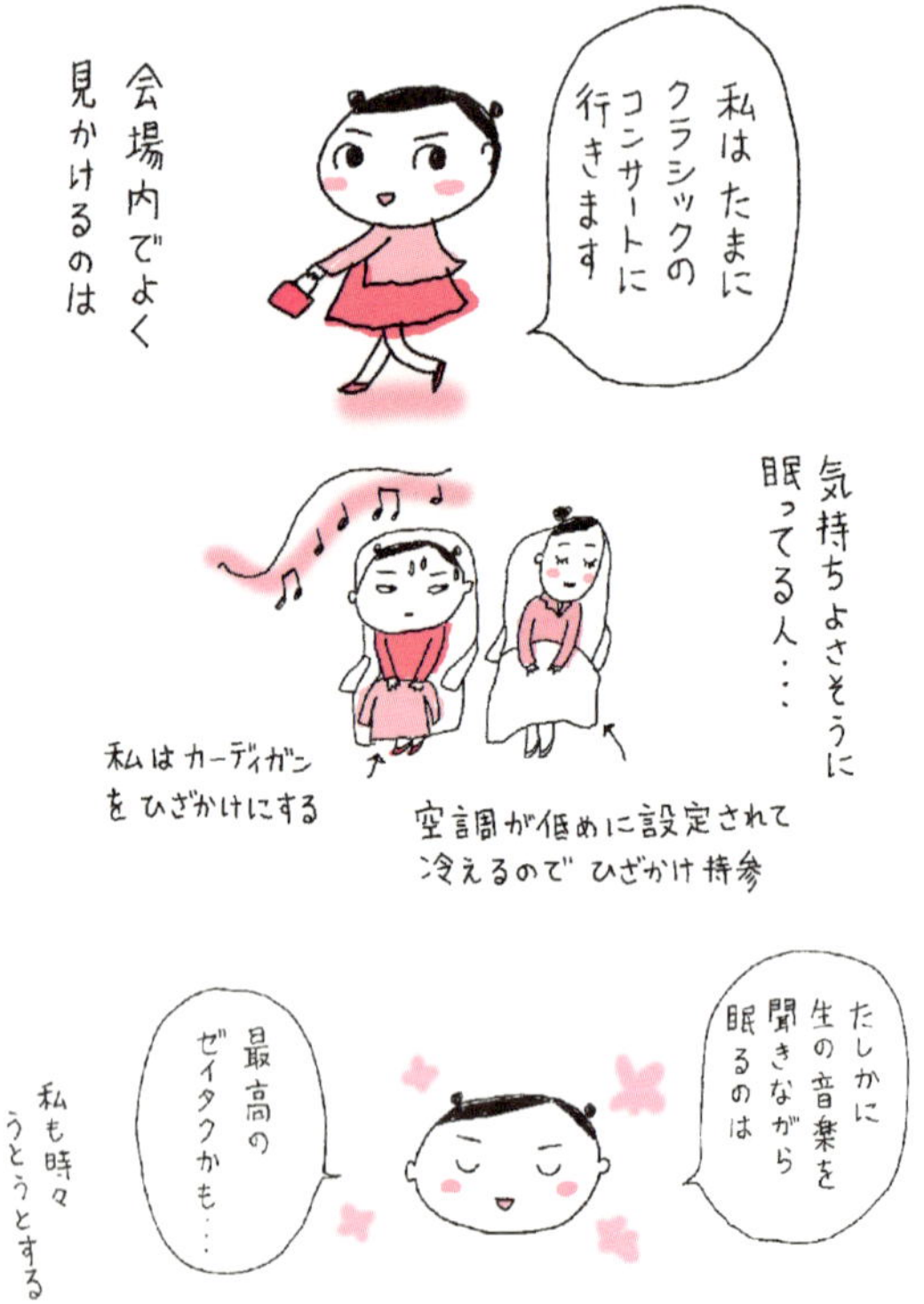
私はたまにクラシックのコンサートに行きます
会場内でよく見かけるのは
気持ちよさそうに眠ってる人・・・
私はカーディガンをひざかけにする
空調が低めに設定されて冷えるのでひざかけ持参
たしかに生の音楽を聞きながら眠るのは
最高のゼイタクかも・・・
私も時々うとうとする

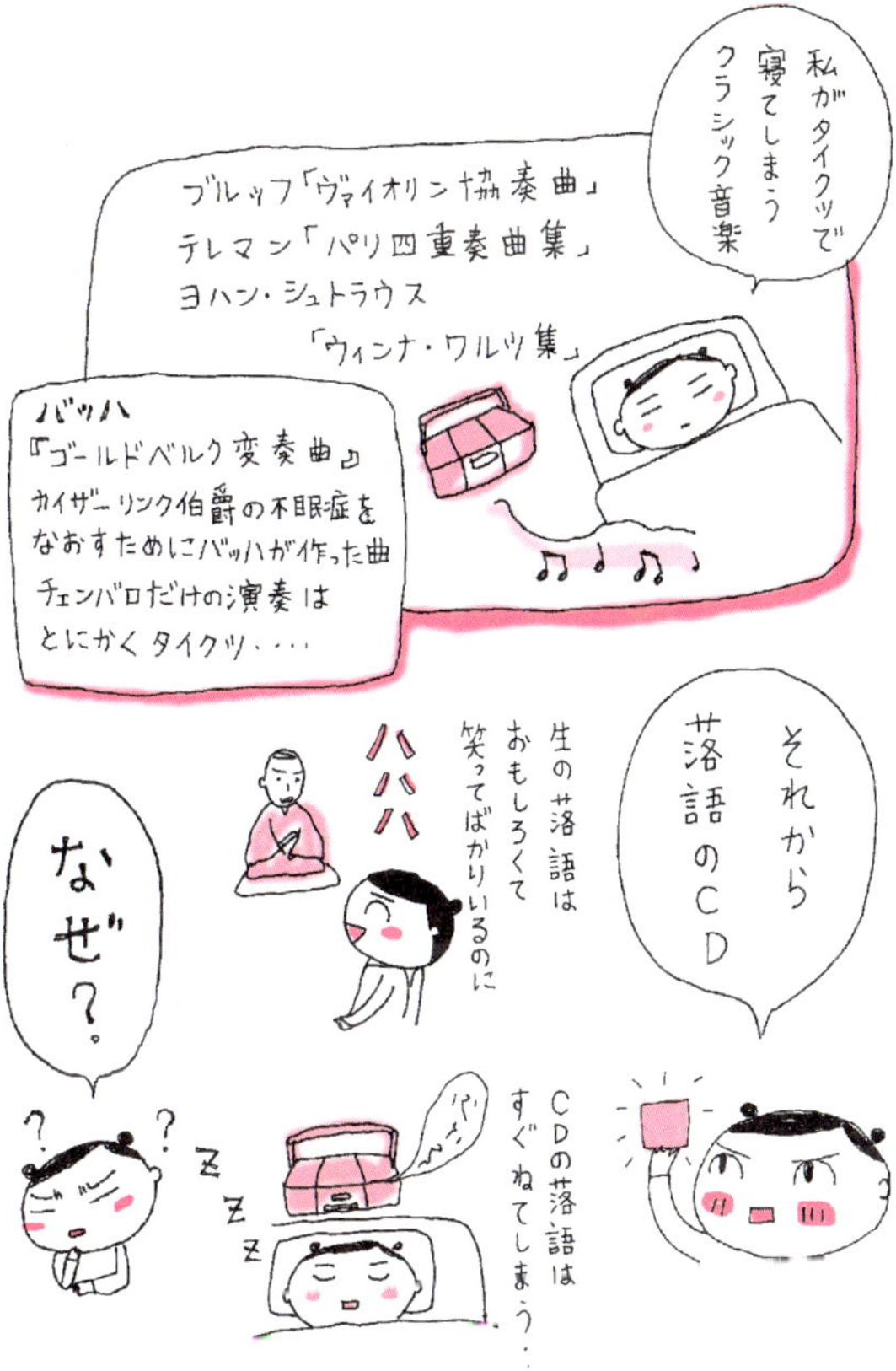
私がタイクツで寝てしまうクラシック音楽
ブルッフ「ヴァイオリン協奏曲」
テレマン「パリ四重奏曲集」
ヨハン・シュトラウス「ウィンナ・ワルツ集」
バッハ『ゴールドベルク変奏曲』
カイザーリンク伯爵の不眠症をなおすためにバッハが作った曲
チェンバロだけの演奏はとにかくタイクツ・・・・
それから落語のCD
生の落語はおもしろくて笑ってばかりいるのに
ハハハ
CDの落語はすぐねてしまう・
なぜ？
Z Z Z

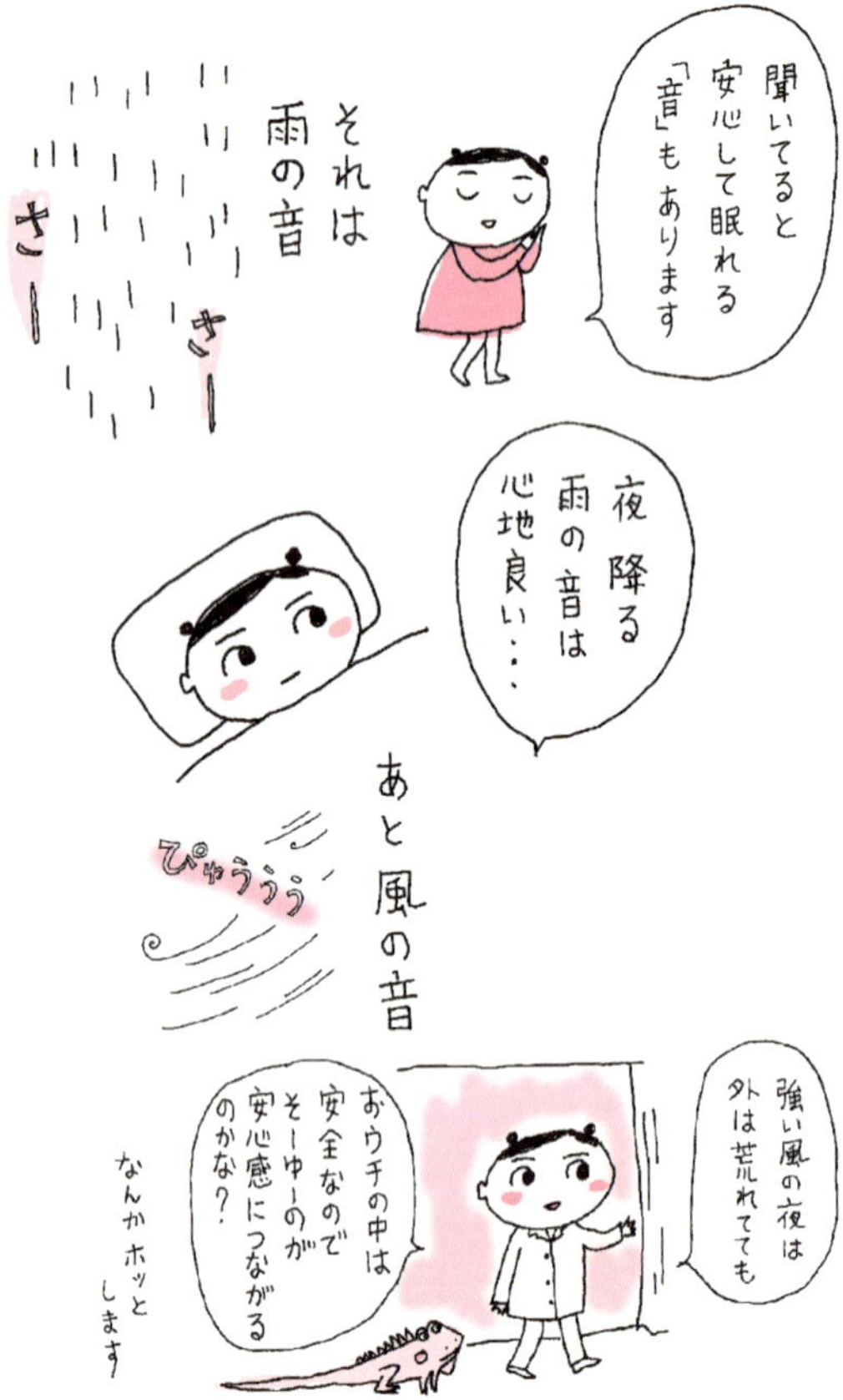
聞いてると安心して眠れる「音」もあります
それは雨の音
さー
さー
夜降る雨の音は心地良い・・・
あと風の音
ぴゅううう
強い風の夜は外は荒れてても
おウチの中は安全なのでそーゆーのが安心感につながるのかな?
なんかホッとします

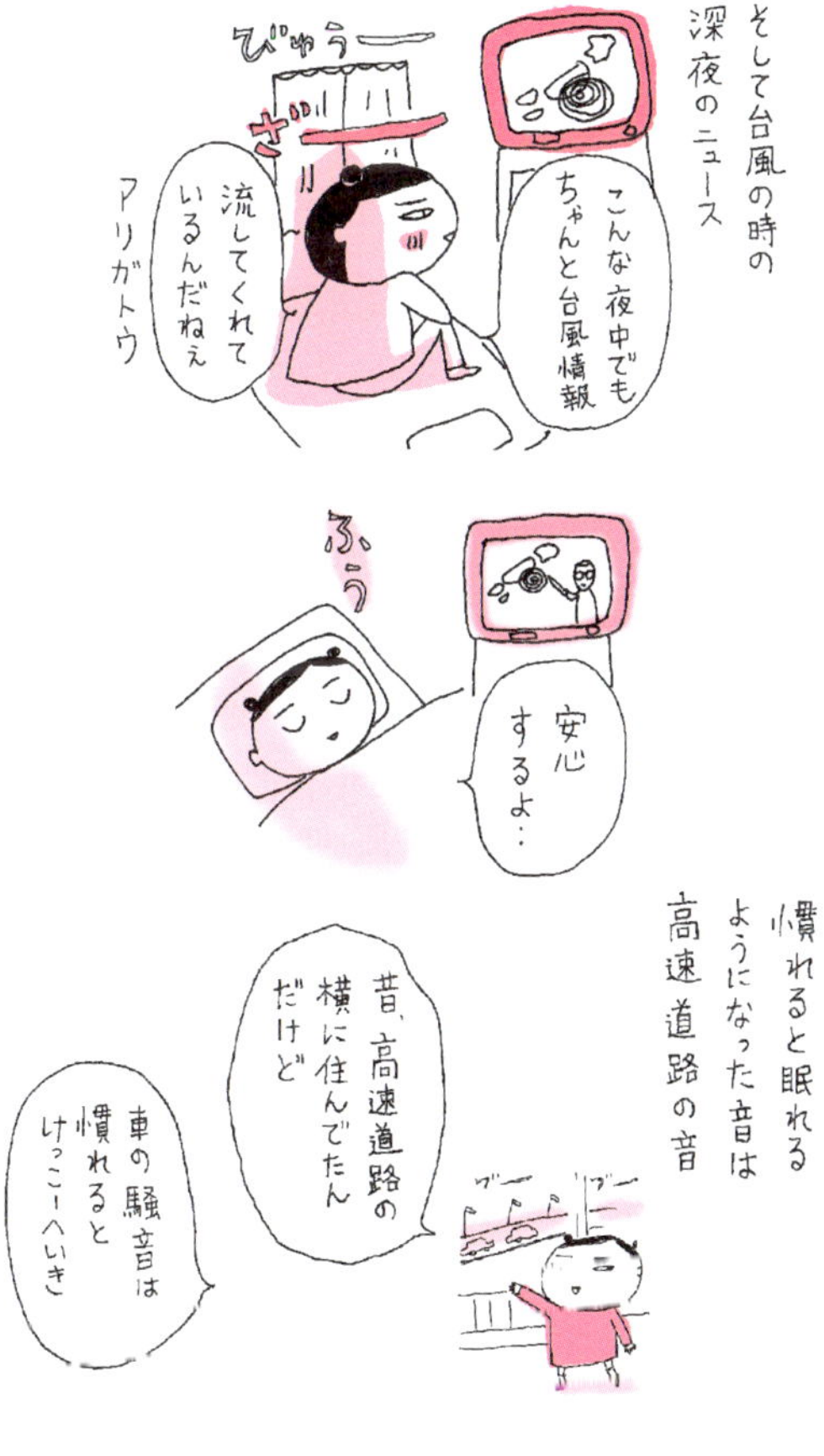
そして台風の時の
深夜のニュース
びゅうーー
ざ
こんな夜中でもちゃんと台風情報
流してくれているんだねぇ
アリガトウ
ふぅ
安心するよ…
慣れると眠れる
ようになった音は
高速道路の音
昔、高速道路の横に住んでたんだけど
車の騒音は慣れるとけっこーへいき

眠気をさます音楽

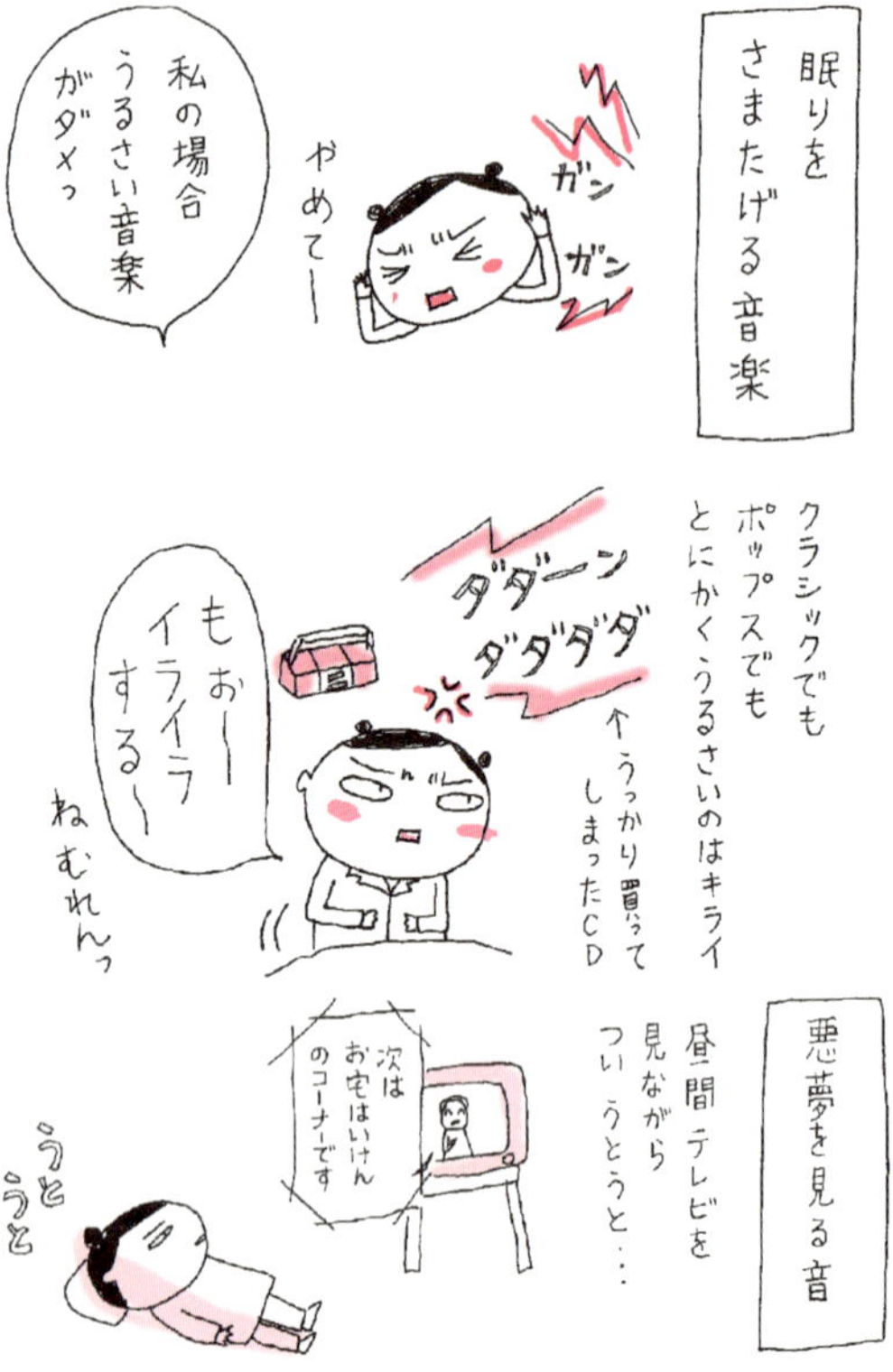
眠りをさまたげる音楽
ガンガン
やめてー
私の場合うるさい音楽がダメっ
クラシックでもポップスでもとにかくうるさいのはキライ
ダダーンダダダダ
↑うっかり買ってしまったCD
もぉ～イライラする～
ねむれんっ
悪夢を見る音
昼間テレビを見ながらついうとうと…
次はお宅はいけんのコーナーです
うとうと

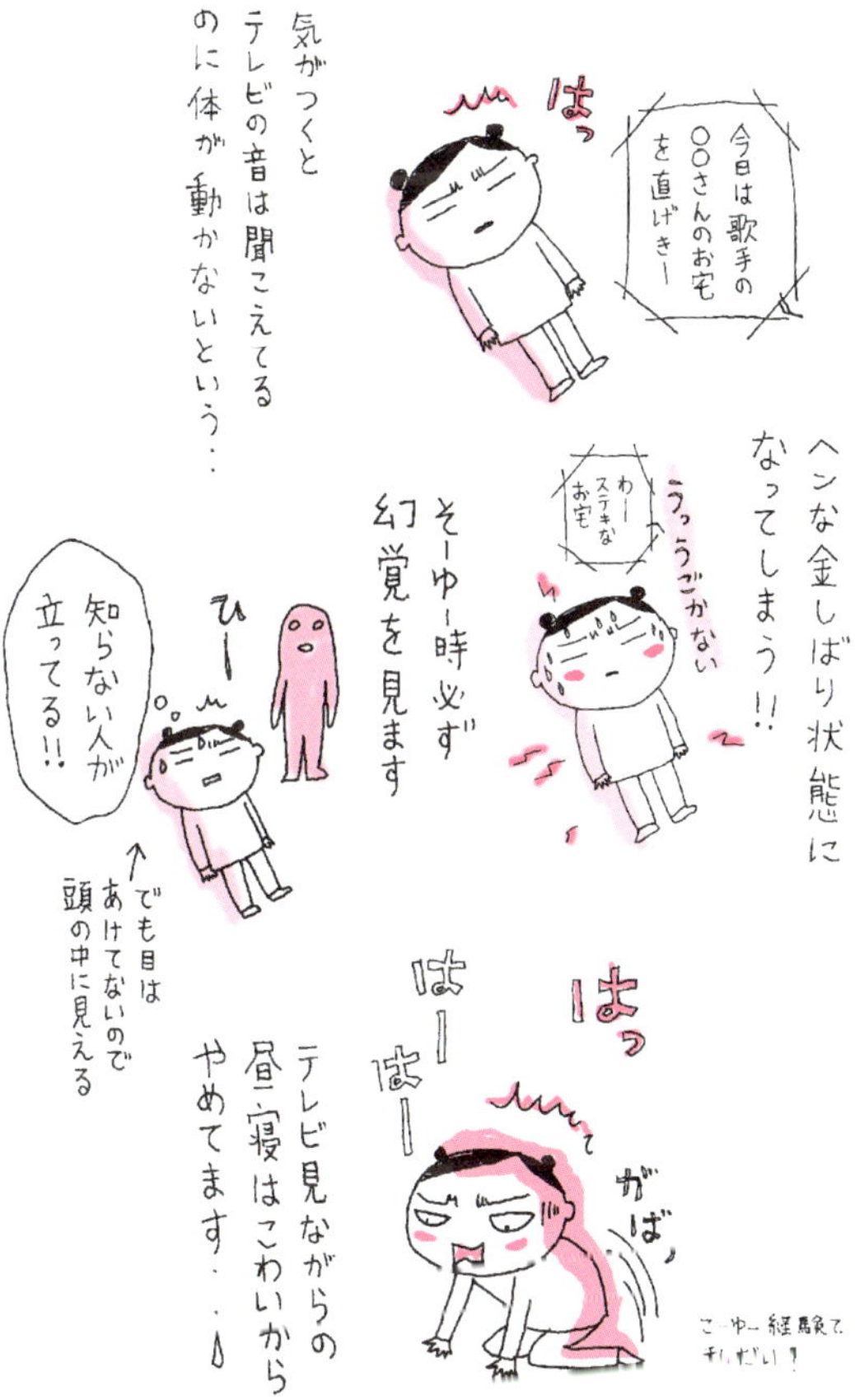
今日は歌手の〇〇さんのお宅を直げきー
はっ
気がつくとテレビの音は聞こえてるのに体が動かないという・・
ヘンな金しばり状態になってしまう!!
わーステキなお宅
うっうごかない
そーゆー時必ず幻覚を見ます
ひー
知らない人が立ってる!!
↑でも目はあけてないので頭の中に見える
はっ
はーはー
がばっ
テレビ見ながらの昼寝はこわいからやめてます・・
こーゆー経験て

眠れない音

どんなに
熟睡してても

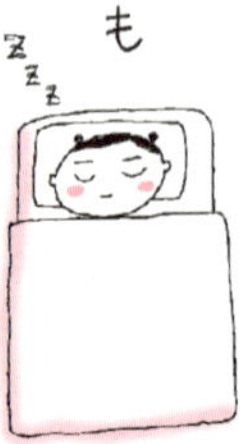
zzz

聞こえただけで
たちまち目が
覚める音がある

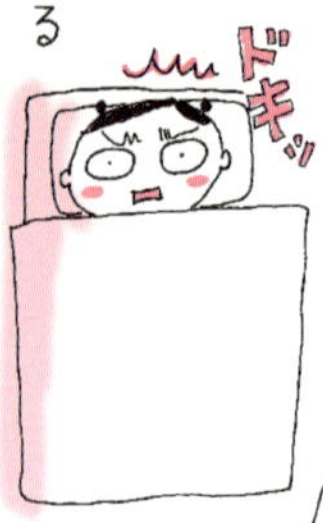
ドキッ

たとえば
水道の水滴の落ちる音

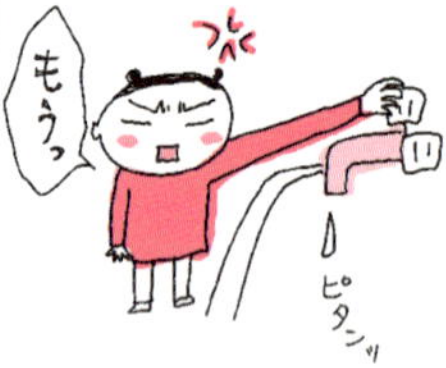
もうっ
ピタンッ

救急車や
消防車のサイレン

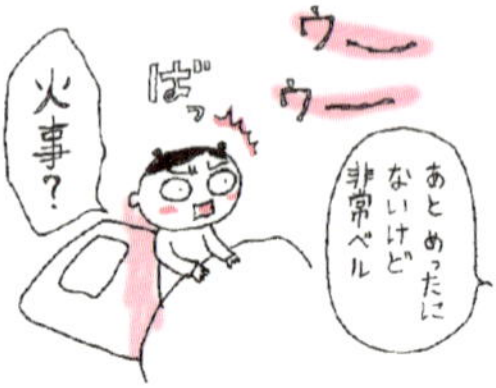
ウー
ウー
ばっ
火事？
あと めったにないけど 非常ベル

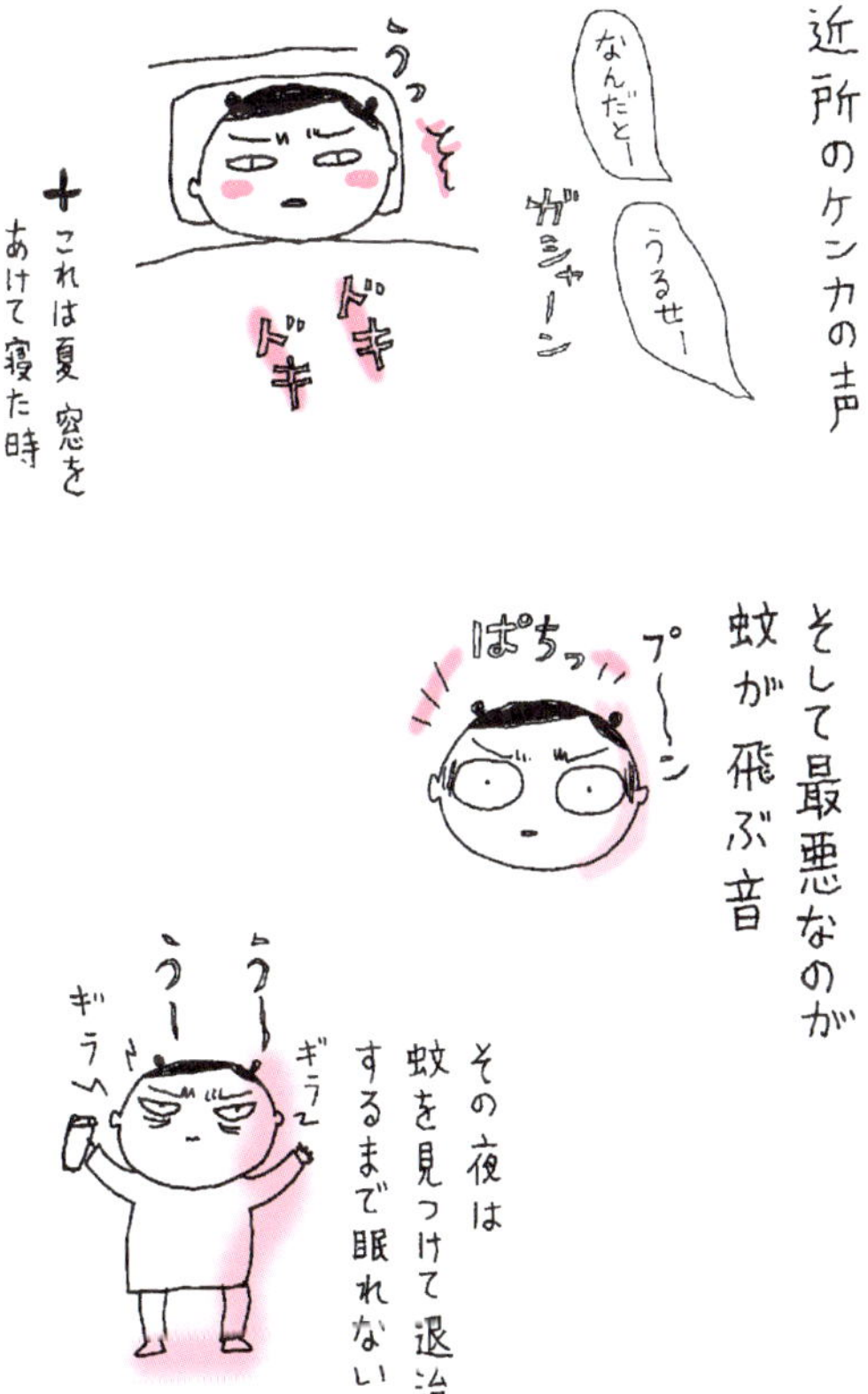
近所のケンカの声
なんだとー
うるせー
ガシャーン
うっそ
ドキドキ
+これは夏 窓をあけて寝た時
そして最悪なのが蚊が飛ぶ音
プ〜ン
ぱちっ
その夜は蚊を見つけて退治するまで眠れない
うー
うー
ギラ〜
ギラ〜

こんなことすれば眠れる…?!

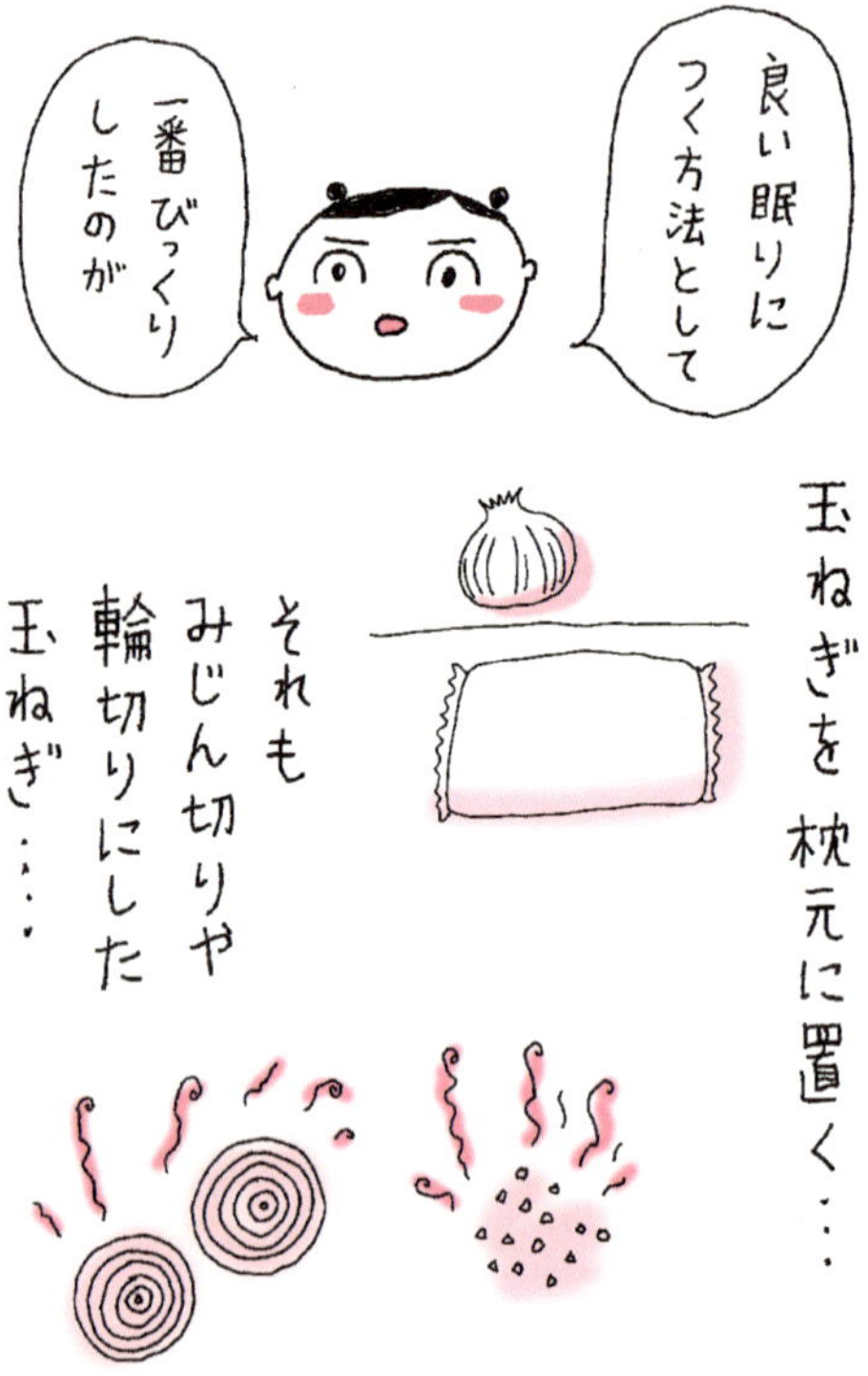
良い眠りにつく方法として
一番びっくりしたのが
玉ねぎを枕元に置く…
それもみじん切りや輪切りにした玉ねぎ…

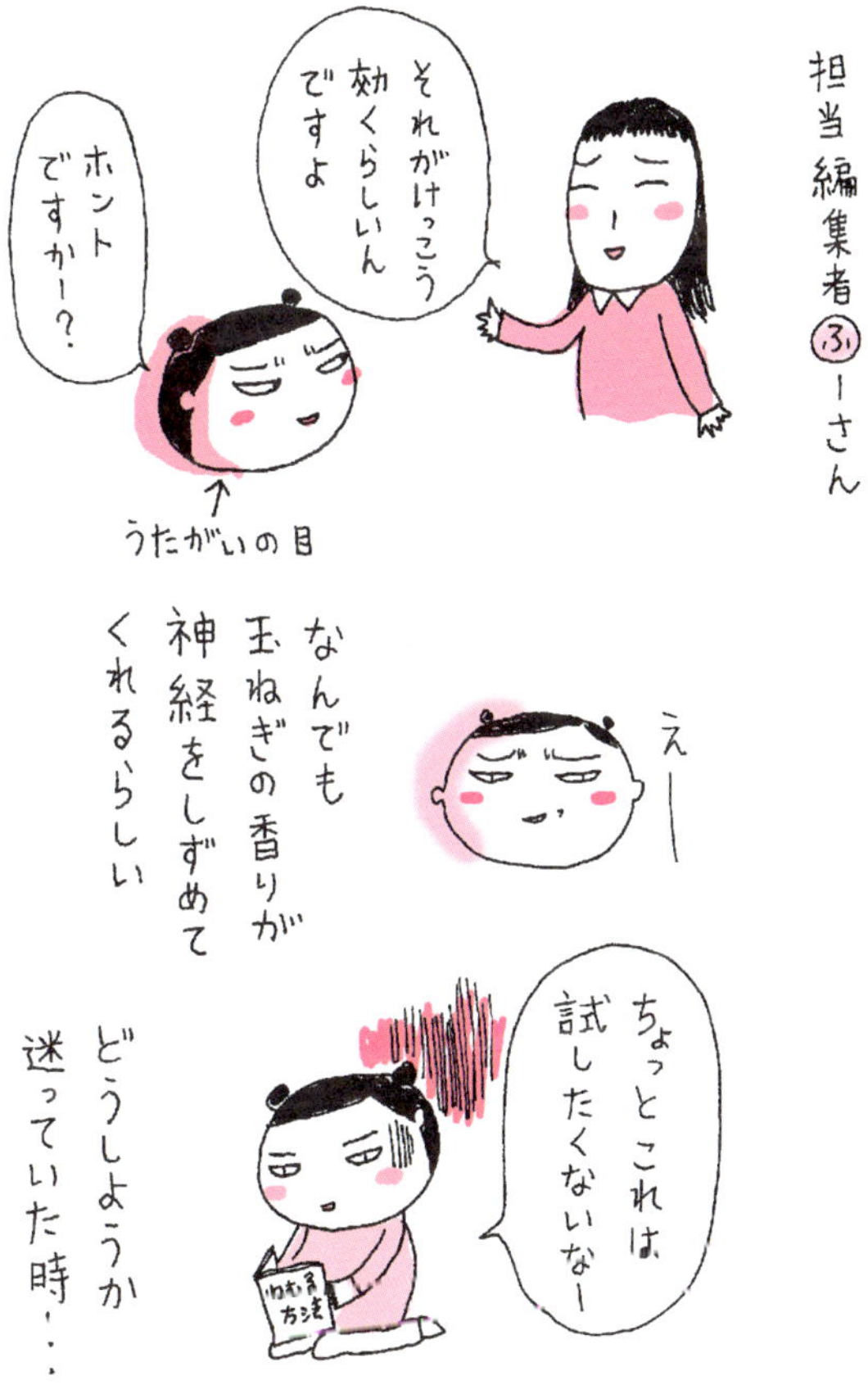
担当編集者ふーさん
それがけっこう効くらしいんですよ
ホントですかー？
うたがいの目
えーー
なんでも玉ねぎの香りが神経をしずめてくれるらしい
ちょっとこれは試したくないなー
どうしようか迷っていた時・・・

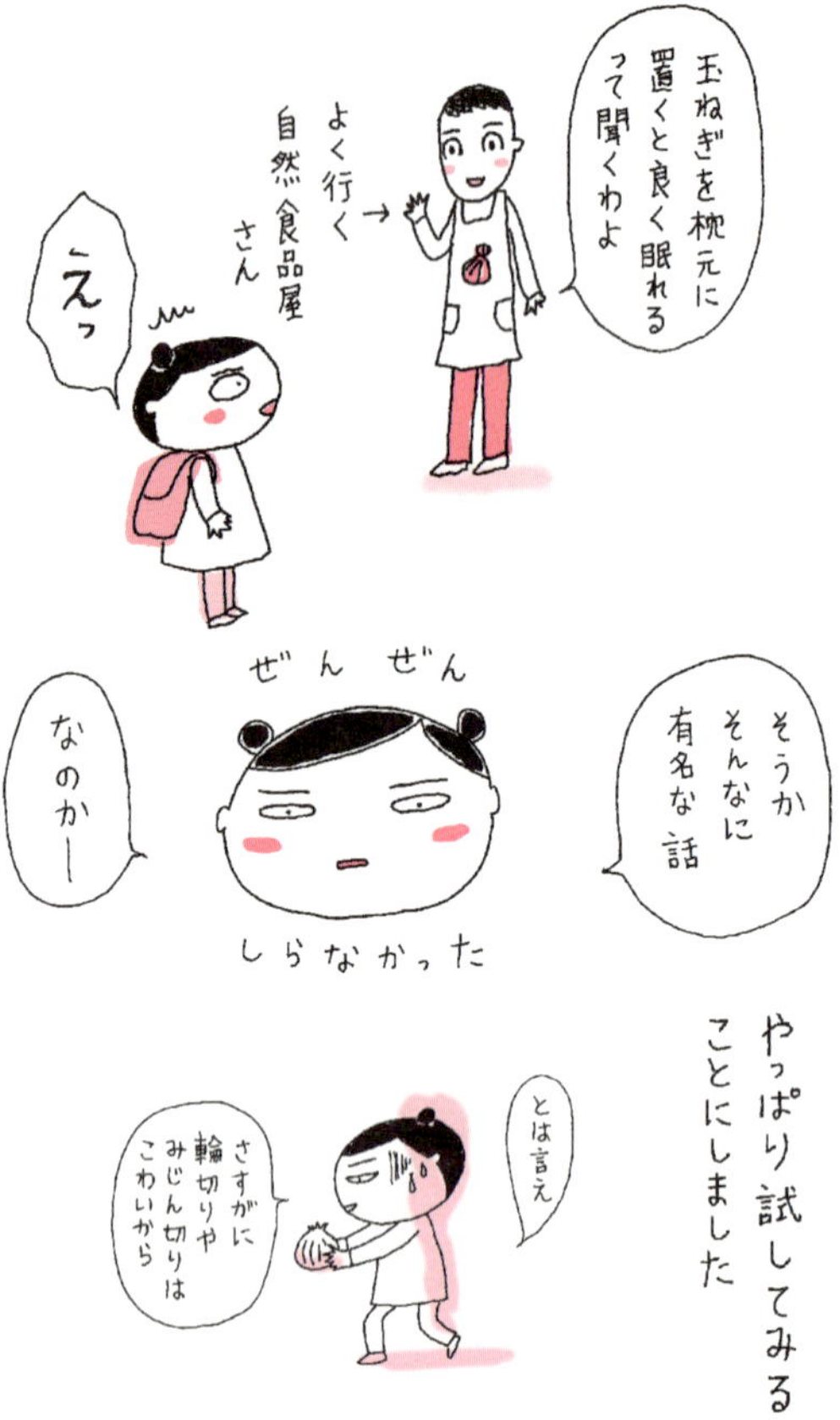
玉ねぎを枕元に置くと良く眠れるって聞くわよ
よく行く自然食品屋さん→
えっ
そうか そんなに有名な話
ぜんぜん
しらなかった
なのかー
やっぱり試してみることにしました
とは言え
さすがに輪切りやみじん切りはこわいから

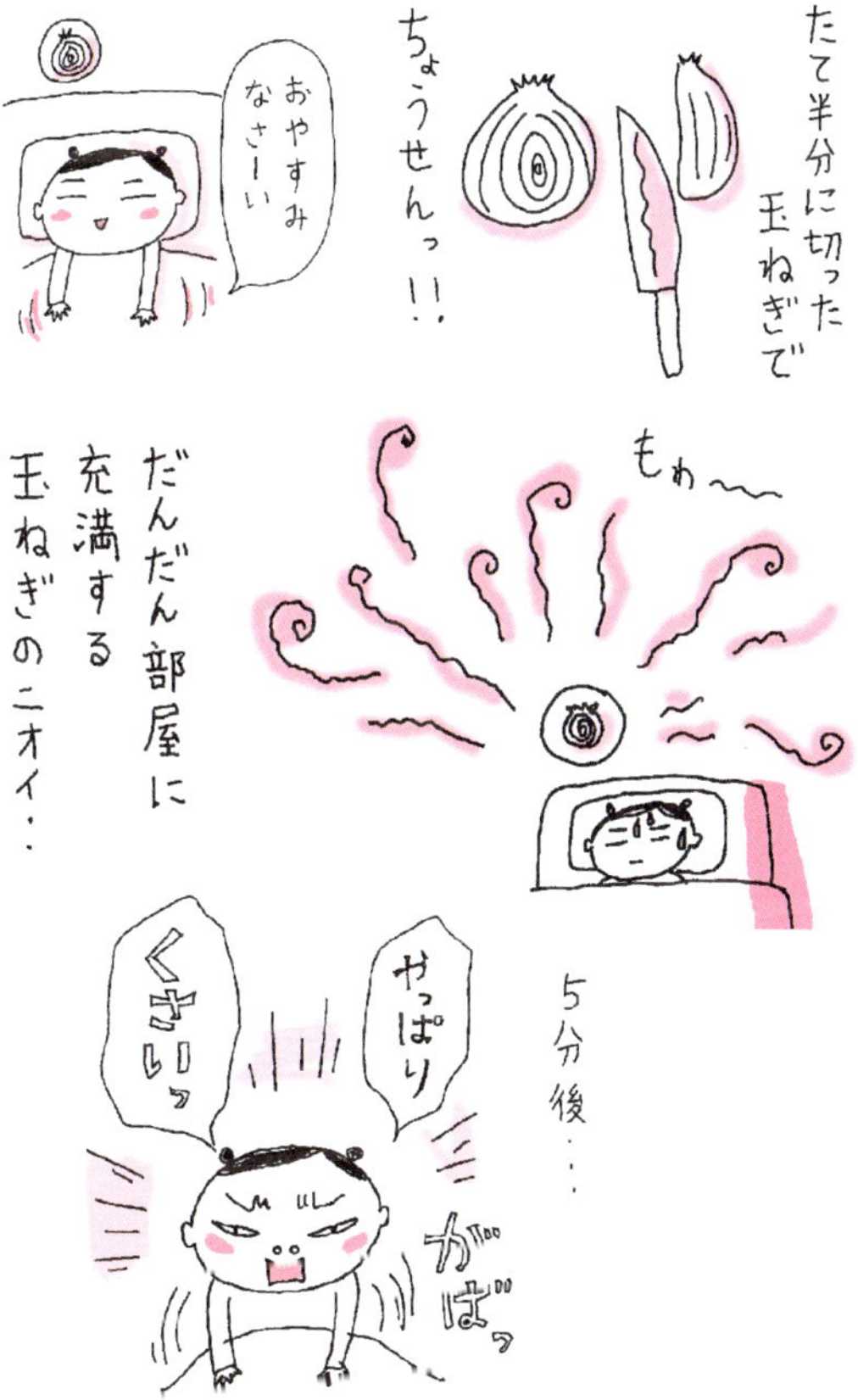
たて半分に切った玉ねぎで
ちょうせんっ!!
おやすみなさーい
もわ～
だんだん部屋に充満する玉ねぎのニオイ・・
5分後・・・
やっぱり
くさいっ
がばっ

玉ねぎのニオイで
みけんが痛くなる

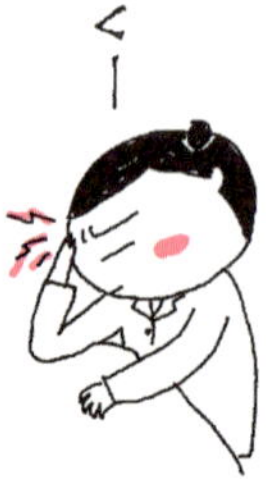

たちまち玉ねぎは
ラップにくるまれ
冷蔵庫の中に・・

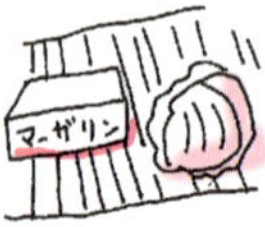

しかし部屋に
充満したニオイは
なかなか消えず

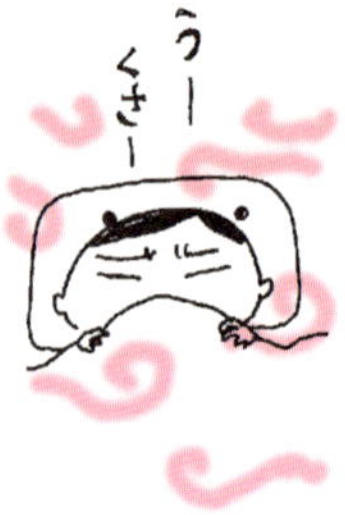

辛い思いをしながら
寝なければ
ならなかったのでした

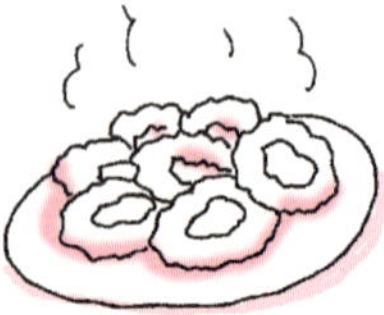

次の日
玉ねぎは
フライにして
食べました

おいしかったー

てんちゃんの眠りコラム②

疲れて眠れない

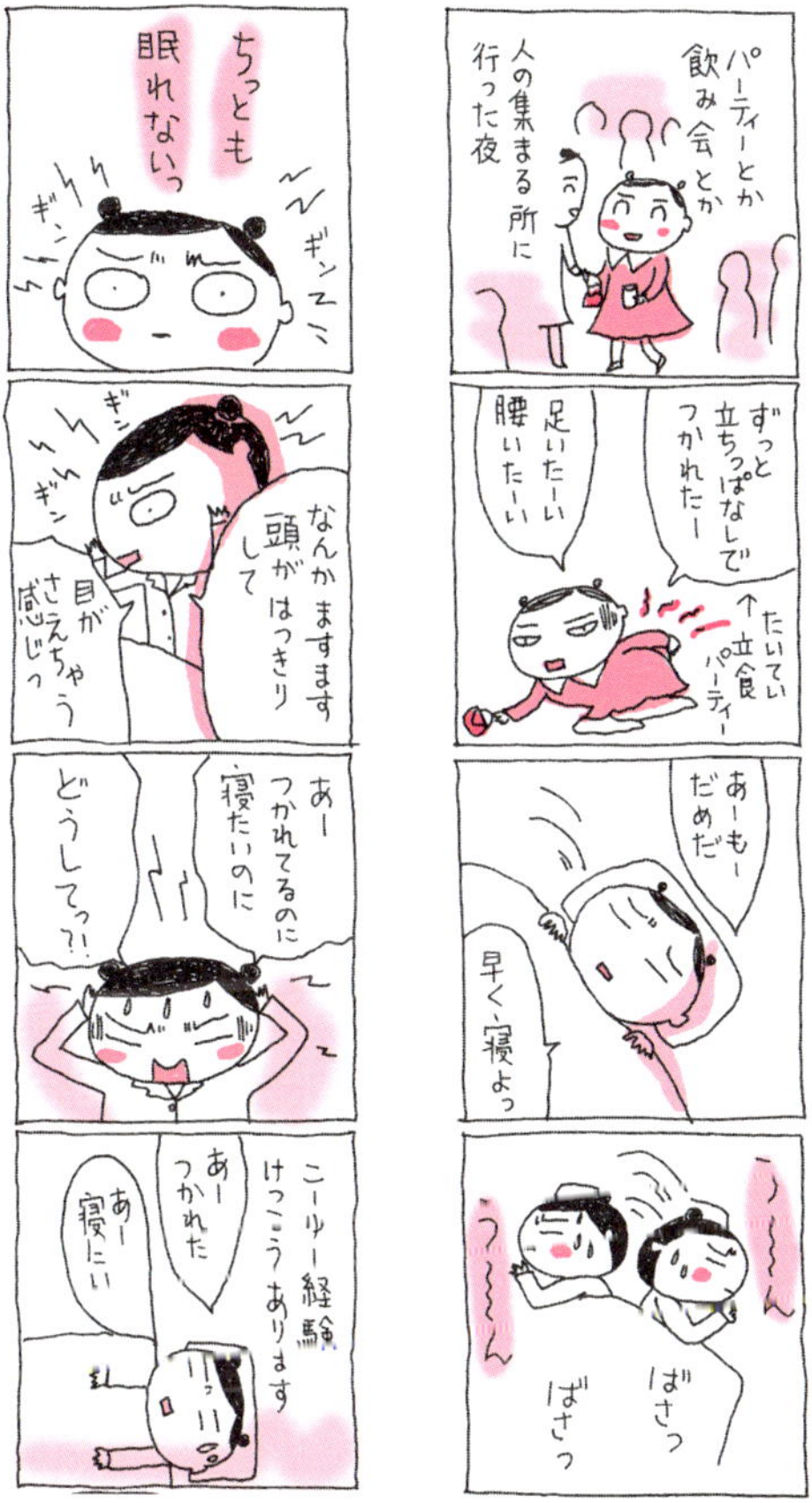
パーティーとか
飲み会とか
人の集まる所に
行った夜
ずっと
立ちっぱなしで
つかれたー
足いたーい
腰いたーい
↑たいてい
立食
パーティー
あーもー
だめだ
早く寝よっ
う〜〜ん
う〜〜ん
ばさっ
ばさっ
ちっとも
眠れないっ
ギン
ギン
なんかますます
頭がはっきり
して
目が
さえちゃう
感じっ
ギン
ギン
あー
つかれてるのに
寝たいのに
どうしてっ?!
こーゆー経験
けっこうあります
あー
つかれた
あー
寝たい

アレルギー

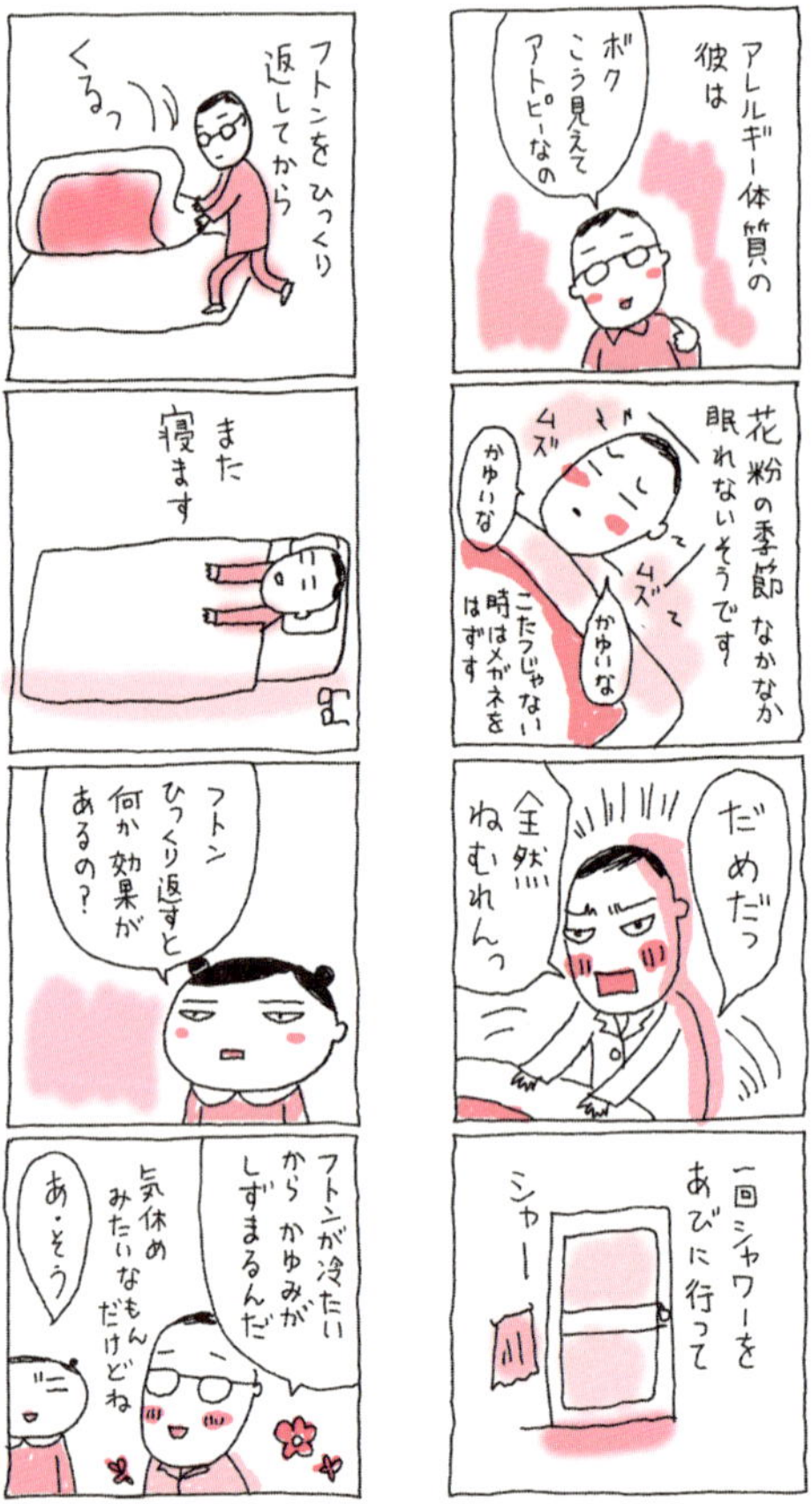
アレルギー体質の彼は
ボクこう見えてアトピーなの
花粉の季節なかなか眠れないそうです
かゆいな
ムズムズ
かゆいな
ムズムズ
こたつじゃない時はメガネをはずす
だめだっ
全然ねむれんっ
一回シャワーをあびに行って
シャー
フトンをひっくり返してから
くるっ
また寝ます
フトンひっくり返すと何か効果があるの？
フトンが冷たいからかゆみがしずまるんだ
気休めみたいなもんだけどね
あ・そう

てんちゃんの眠りコラム❷

みんなのクセ

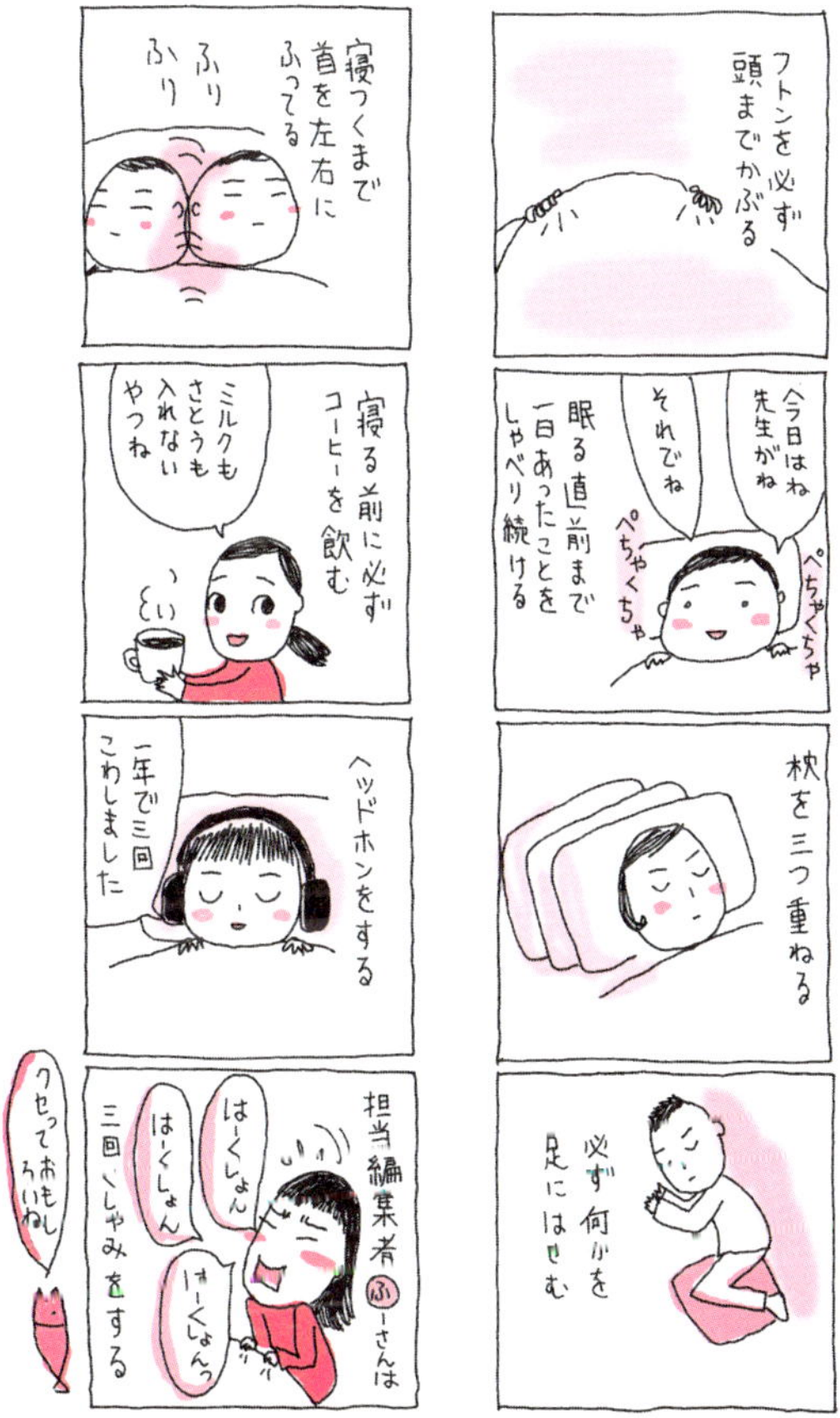
フトンを必ず頭までかぶる
今日はね先生がね
それでね
ぺちゃくちゃ
ぺちゃくちゃ
眠る直前まで一日あったことをしゃべり続ける
枕を三つ重ねる
必ず何かを足にはさむ
寝つくまで首を左右にふってる
ふり
ふり
寝る前に必ずコーヒーを飲む
ミルクもさとうも入れないやつね
ヘッドホンをする
一年で三回こわしました
担当編集者ふーさんは
はーくしょん
はーくしょん
はーくしょんっ
三回くしゃみをする
クセっておもしろいね〜

実家の犬

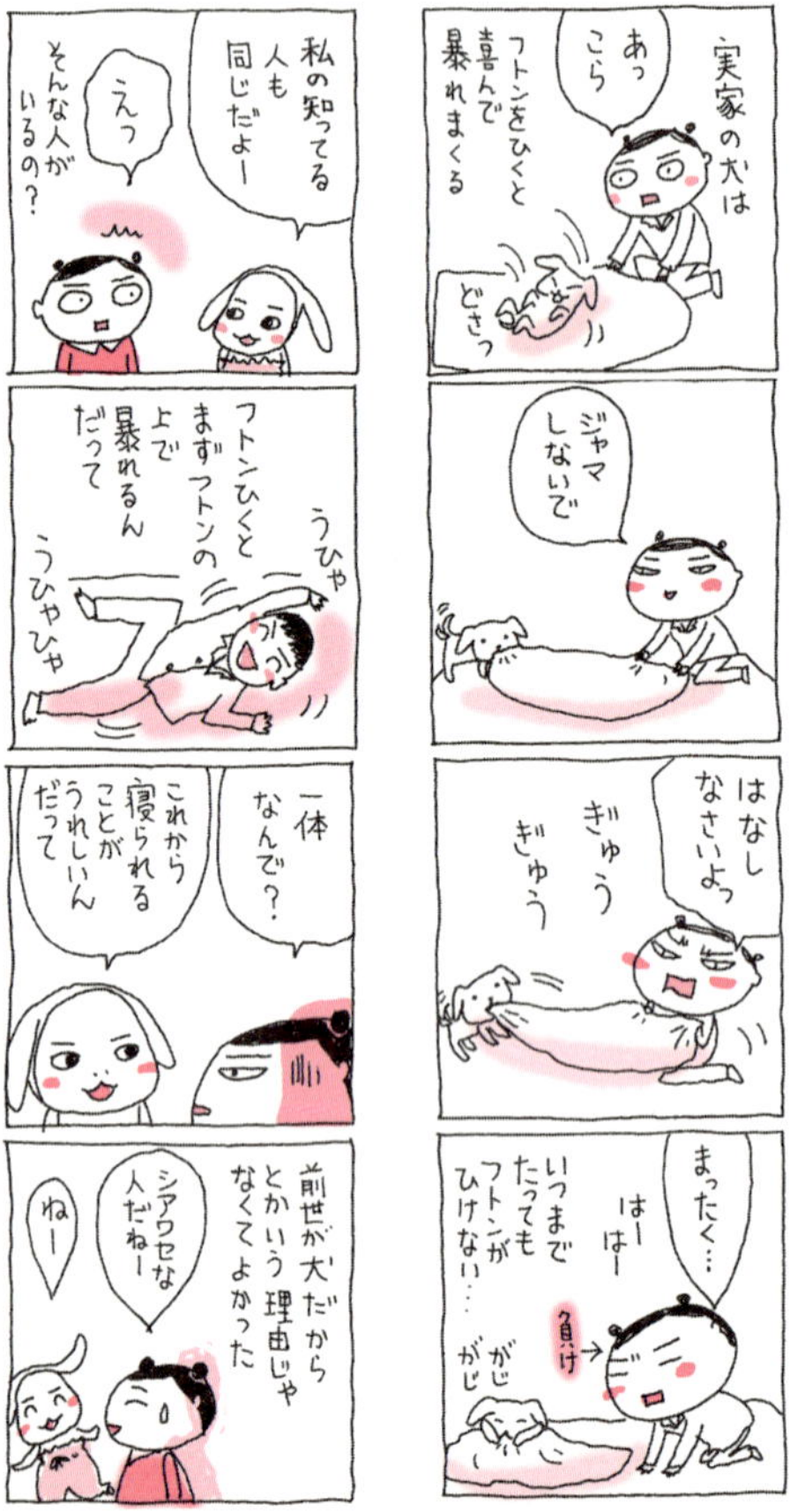
実家の犬は
フトンをひくと喜んで暴れまくる
あっこら
どさっ
ジャマしないで
はなしなさいよっ
ぎゅう
ぎゅう
まったく…
はーはー
いつまでたってもフトンがひけない…
負け→
がじがじ
私の知ってる人も同じだよー
えっ
そんな人がいるの？
フトンひくとまずフトンの上で暴れるんだって
うひゃ
うひゃひゃひゃ
一体なんで？
これから寝られることがうれしいんだって
前世が犬だからとかいう理由じゃなくてよかった
シアワセな人だねー
ねー

てんちゃんの眠りコラム❷

眠くなる機械

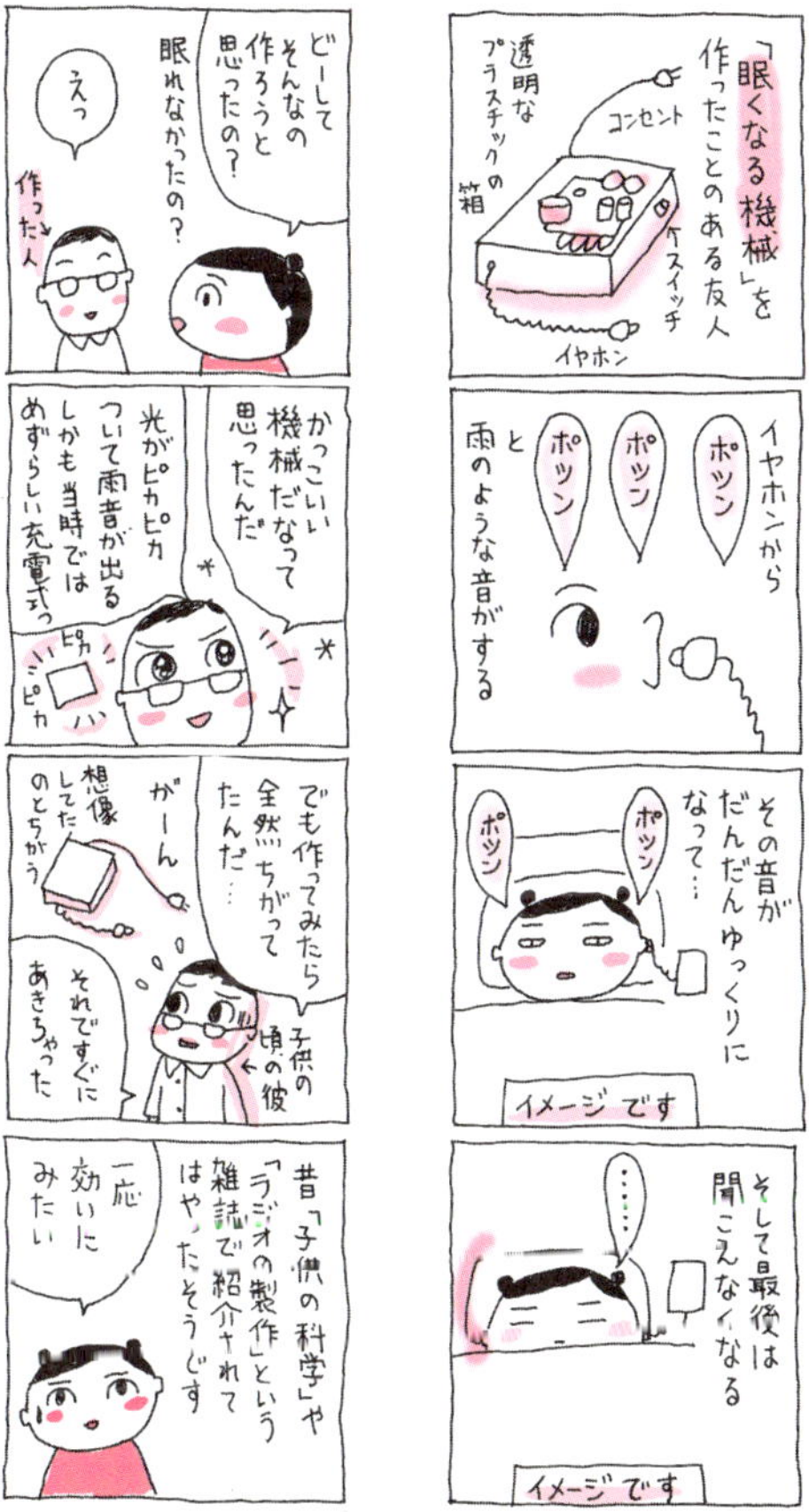
「眠くなる機械」を作ったことのある友人
透明なプラスチックの箱
コンセント
スイッチ
イヤホン
イヤホンから
ポッン
ポッン
ポッン
と雨のような音がする
その音がだんだんゆっくりになって…
ポッン
ポッン
イメージです
そして最後は聞こえなくなる
……
イメージです
どーしてそんなの作ろうと思ったの？
眠れなかったの？
えっ
作った人
かっこいい機械だなって思ったんだ
光がピカピカついて雨音が出るしかも当時ではめずらしい充電式っ
ピカ
ピカ
でも作ってみたら全然ちがってたんだ…
がーん
想像してたのとちがう
子供の頃の彼
それですぐにあきちゃった
昔「子供の科学」や「ラジオの製作」という雑誌で紹介されてはやったそうです
一応効いたみたい

寝ている自分

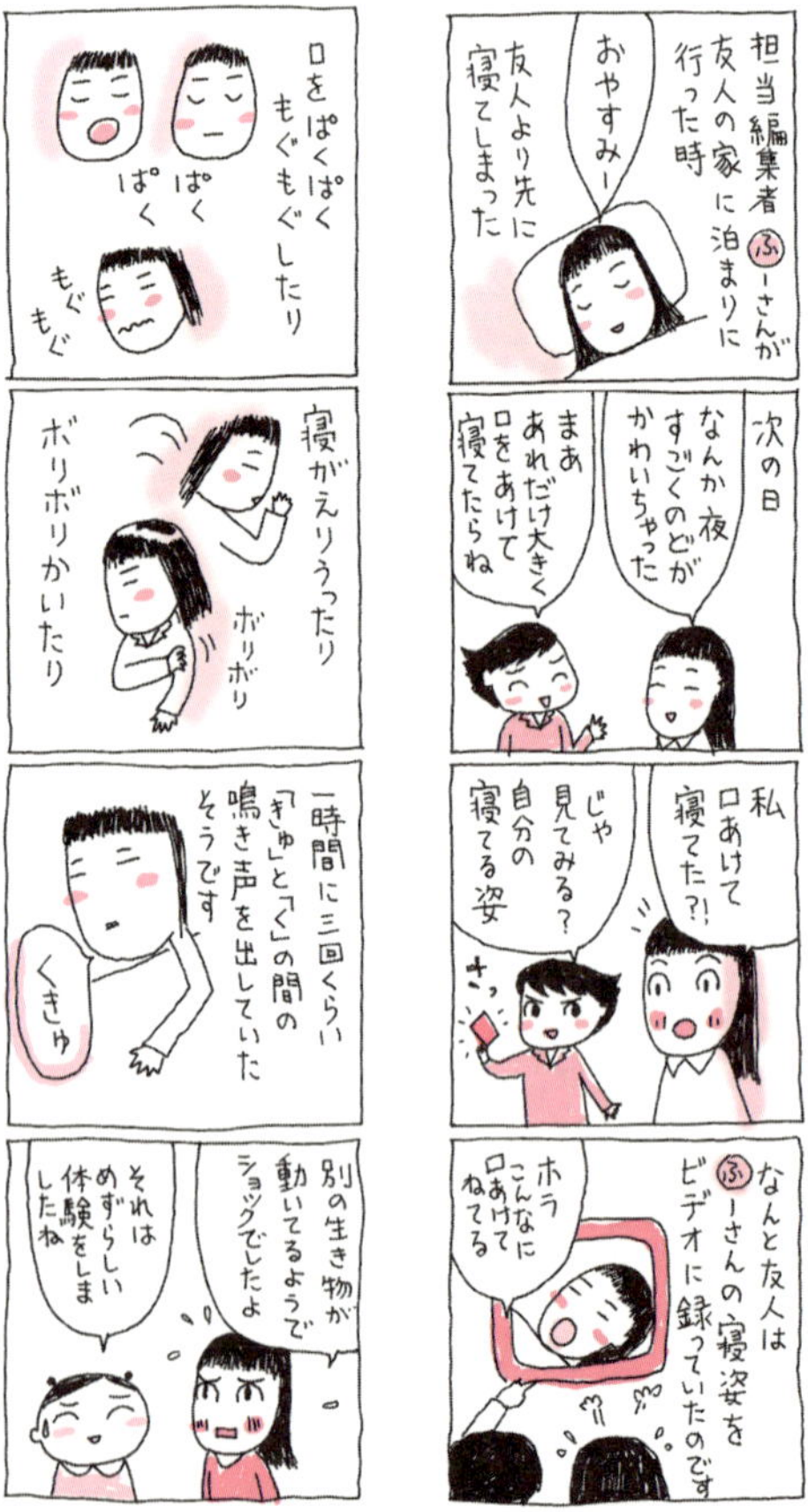
担当編集者ふーさんが友人の家に泊まりに行った時
おやすみー
友人より先に寝てしまった
次の日
なんか夜すごくのどがかわいちゃった
まああれだけ大きく口をあけて寝てたらね
私口あけて寝てた?!
じゃ見てみる?自分の寝てる姿
なんと友人はふーさんの寝姿をビデオに録っていたのです
ホラこんなに口あけてねてる
口をぱくぱくもぐもぐしたり
ぱく ぱく
もぐ もぐ
寝がえりうったり
ボリボリかいたり
ボリボリ
一時間に三回くらい「きゅ」と「く」の間の鳴き声を出していたそうです
くきゅ
別の生き物が動いてるようでショックでしたよ
それはめずらしい体験をしましたね

てんちゃんの眠りコラム ❷

夢が現実に

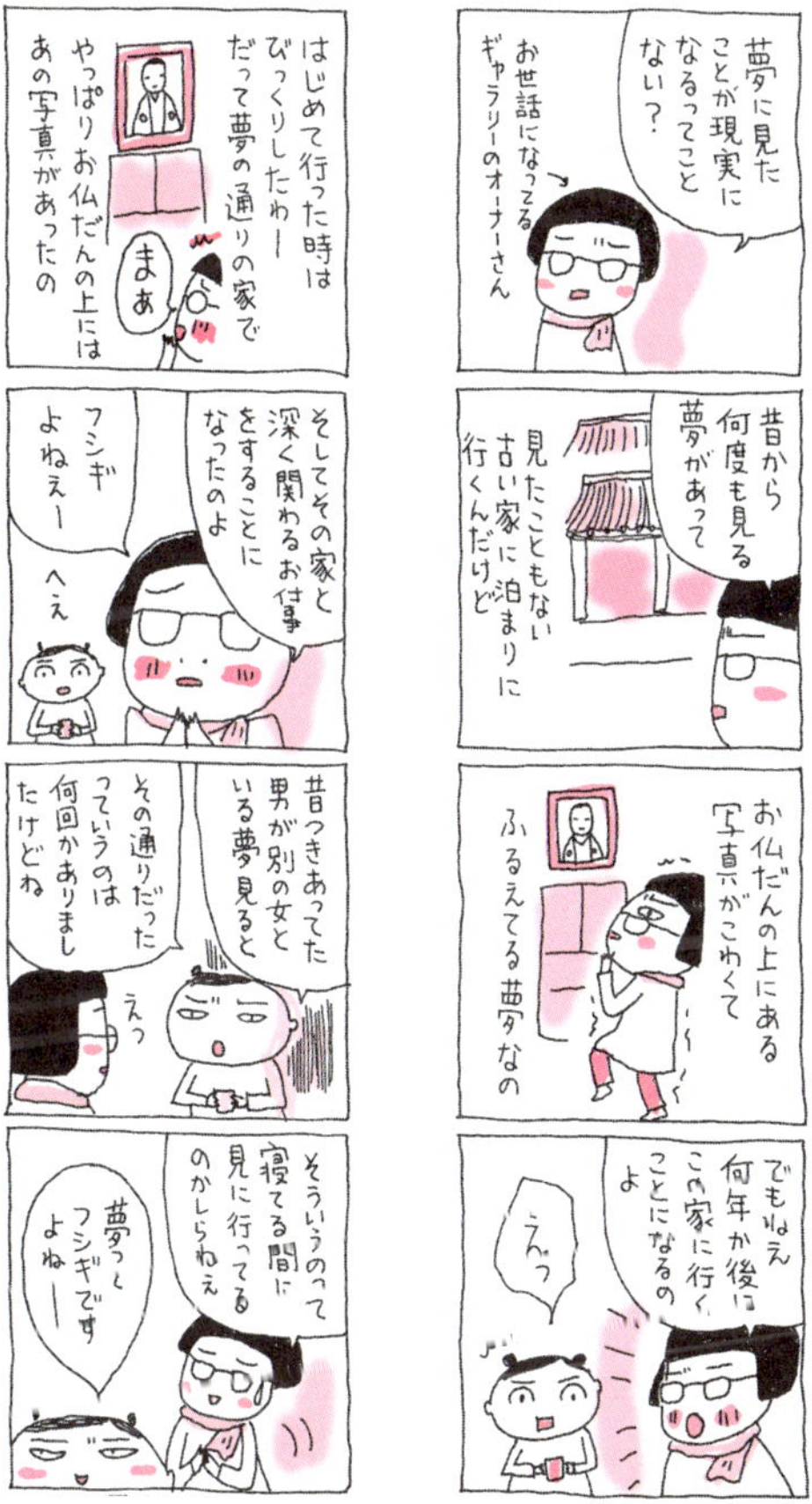
夢に見たことが現実になるってことない？
お世話になってるギャラリーのオーナーさん
昔から何度も見る夢があって
見たこともない古い家に泊まりに行くんだけど
お仏だんの上にある写真がこわくて
ふるえてる夢なの
でもねえ何年か後にこの家に行くことになるのよ
えっ
はじめて行った時はびっくりしたわー だって夢の通りの家で
まあ
やっぱりお仏だんの上にはあの写真があったの
そしてその家と深く関わるお仕事をすることになったのよ
フシギよねえー
へえ
昔つきあってた男が別の女といる夢見ると
その通りだったっていうのは何回かありましたけどね
えっ
そういうのって寝てる間に見に行ってるのかしらねえ
夢ってフシギですよねー

電車でうとうと

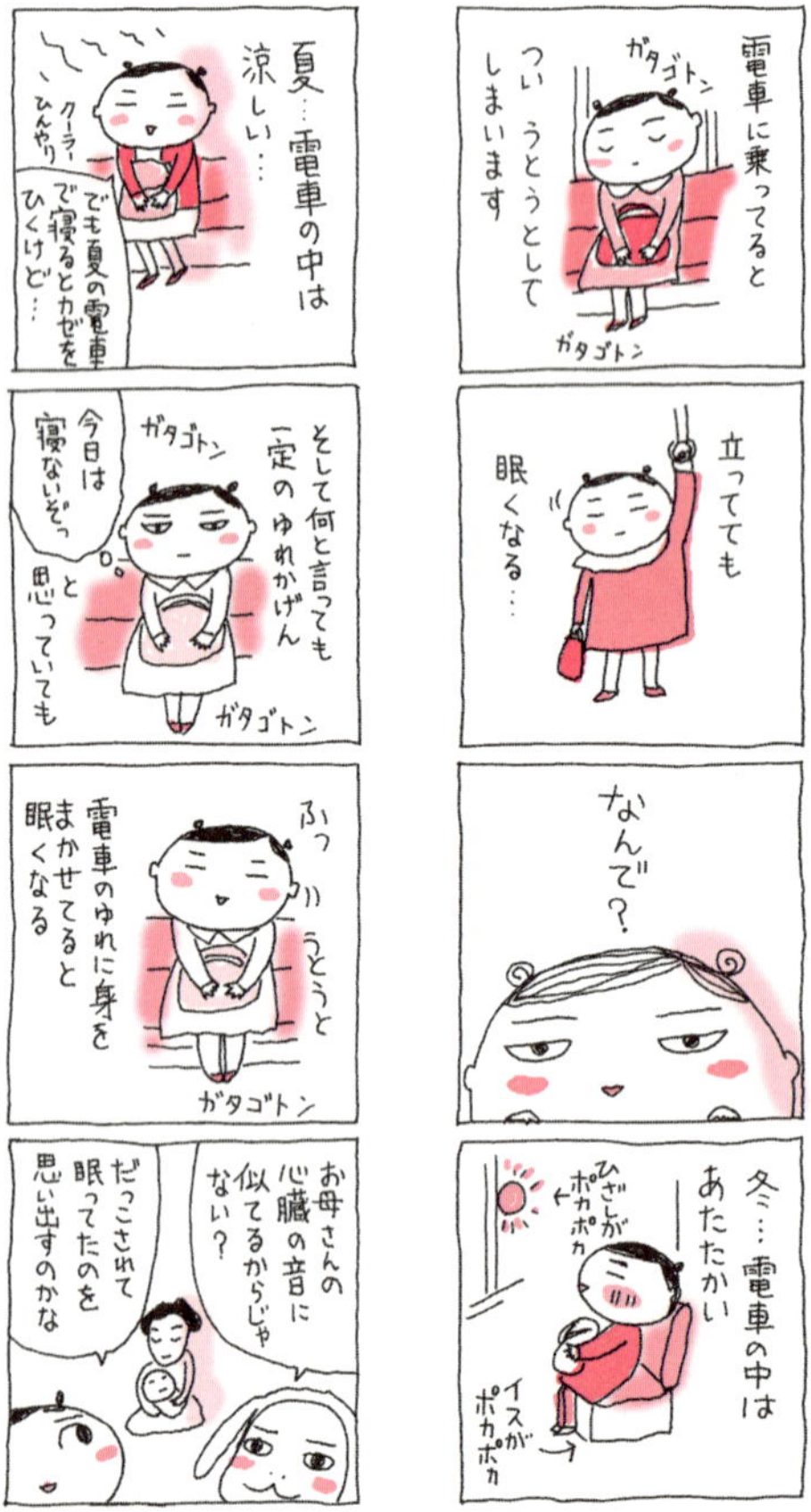
電車に乗ってると
ついうとうとしてしまいます
ガタゴトン
ガタゴトン
立ってても
眠くなる…
なんで？
冬…電車の中は
あたたかい
ひざしがポカポカ
イスがポカポカ
夏…電車の中は
涼しい…
クーラーひんやり
でも夏の電車で寝るとカゼをひくけど…
そして何と言っても
一定のゆれかげん
ガタゴトン
今日は寝ないぞっ
と思っていても
ガタゴトン
ふっ
うとうと
電車のゆれに身をまかせてると
眠くなる
ガタゴトン
お母さんの心臓の音に似てるからじゃない？
だっこされて眠ってたのを思い出すのかな

てんちゃんの眠りコラム②

眠りと性格

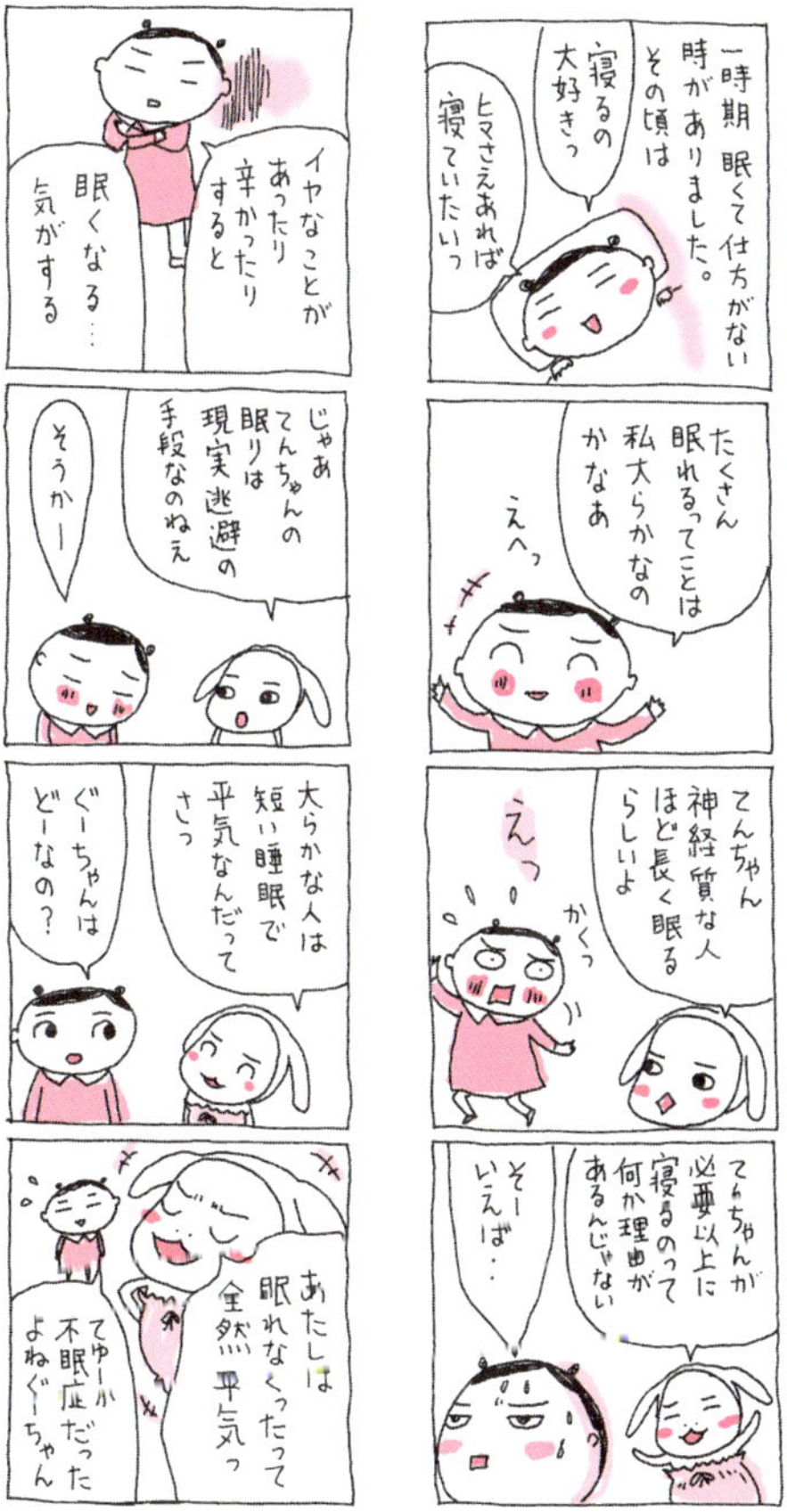
一時期眠くて仕方がない時がありました。その頃は
寝るの大好きっ
ヒマさえあれば寝ていたいっ
たくさん眠れるってことは私大らかなのかなあ
えへっ
てんちゃん神経質な人ほど長く眠るらしいよ
えっ
かくっ
てんちゃんが必要以上に寝るのって何か理由があるんじゃない
そーいえば・・
イヤなことがあったり辛かったりすると
眠くなる…気がする
じゃあてんちゃんの眠りは現実逃避の手段なのねえ
そうかー
大らかな人は短い睡眠で平気なんだってさっ
ぐーちゃんはどーなの？
あたしは眠れなくったって全然平気っ
てゆーか不眠症だったよねぐーちゃん

枕元に

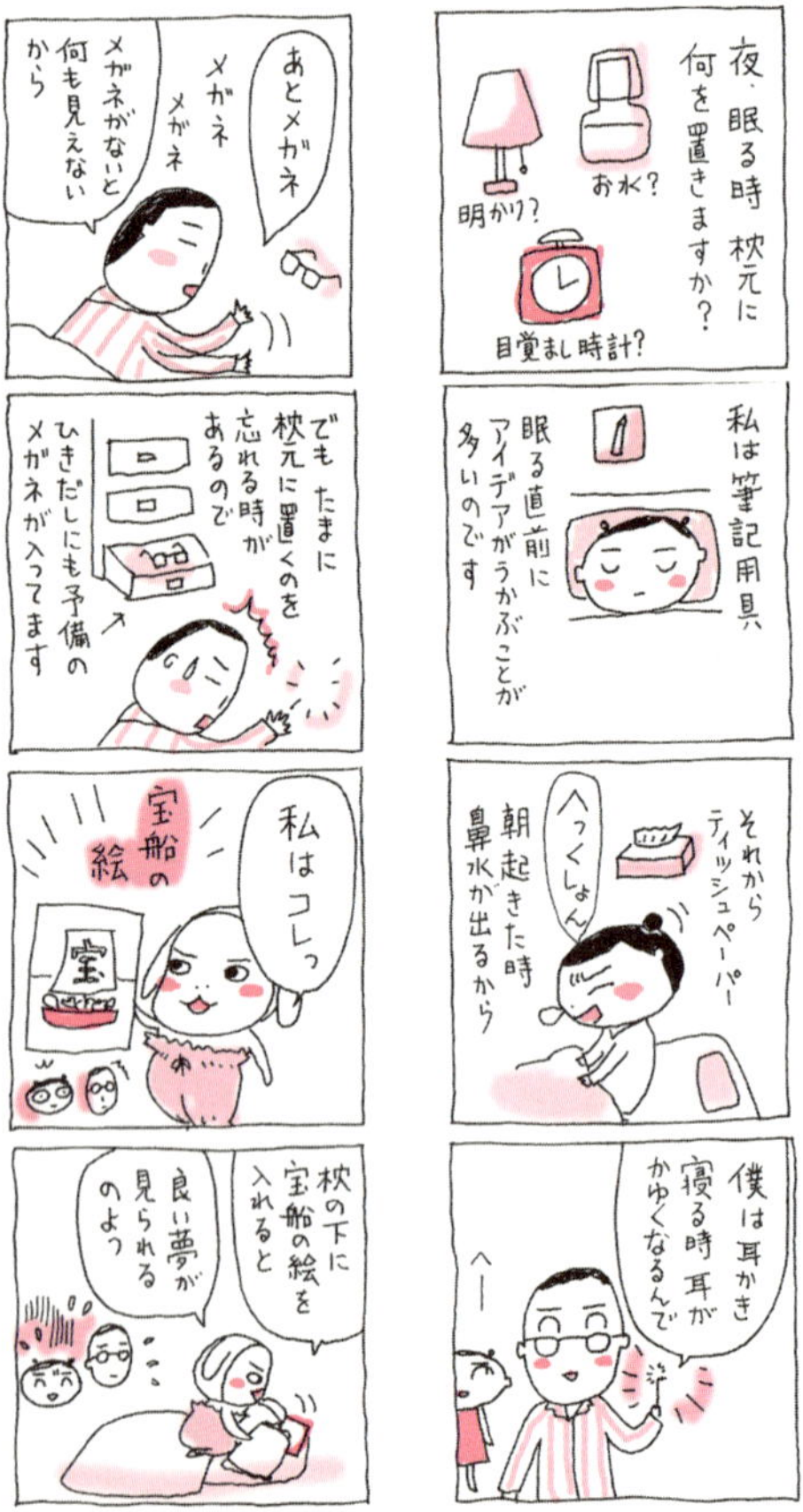
夜、眠る時 枕元に 何を置きますか？
お水？
明かり？
目覚まし時計？
私は筆記用具
眠る直前に アイデアがうかぶことが 多いのです
それから ティッシュペーパー
へっくしょん
朝起きた時 鼻水が出るから
僕は耳かき
寝る時耳が かゆくなるんで
へー
あとメガネ
メガネ メガネ
メガネがないと 何も見えない から
でも たまに 枕元に置くのを 忘れる時が あるので
ひきだしにも予備の メガネが入ってます
私はコレっ
宝船の絵
宝
枕の下に 宝船の絵を 入れると
良い夢が 見られる のよう

てんちゃんのまわりのあんな人・こんな人

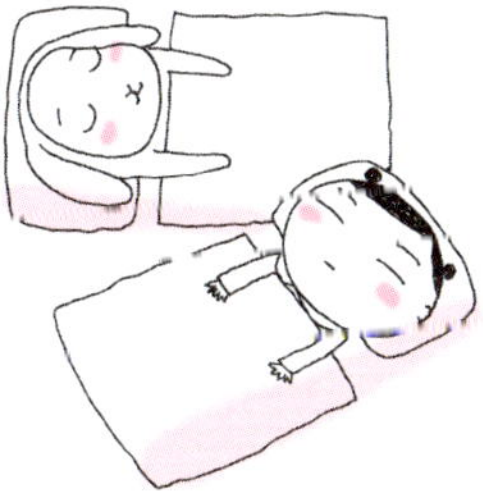

答えてくださった人

男性　25人

女性　35人

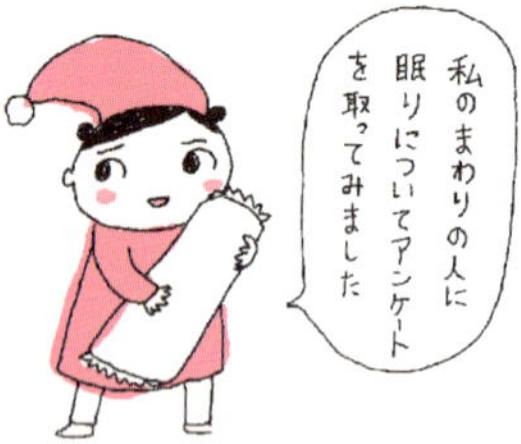
私のまわりの人に眠りについてアンケートを取ってみました

全体の平均睡眠時間は

7時間でした

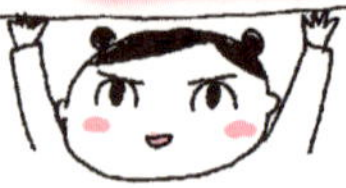

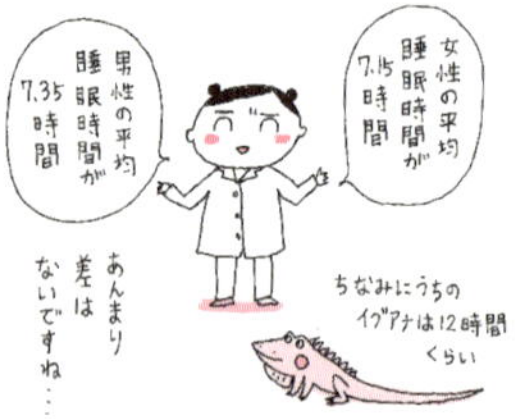
男性の平均睡眠時間が7.35時間
女性の平均睡眠時間が7.15時間
あんまり差はないですね…
ちなみにうちのイグアナは12時間くらい

くわしい睡眠時間

ねんれい	男	女	平均
児童	8.8	12	9.71
10代	6.75	7	7
20代	6.5	6.6	6.6
30代	6.7	6.5	6.56
40代	6.5	5.9	6.14
50代	6.88	7.9	7.44
60代	9.5	6	8.33
70代～90代		8.5	8.5

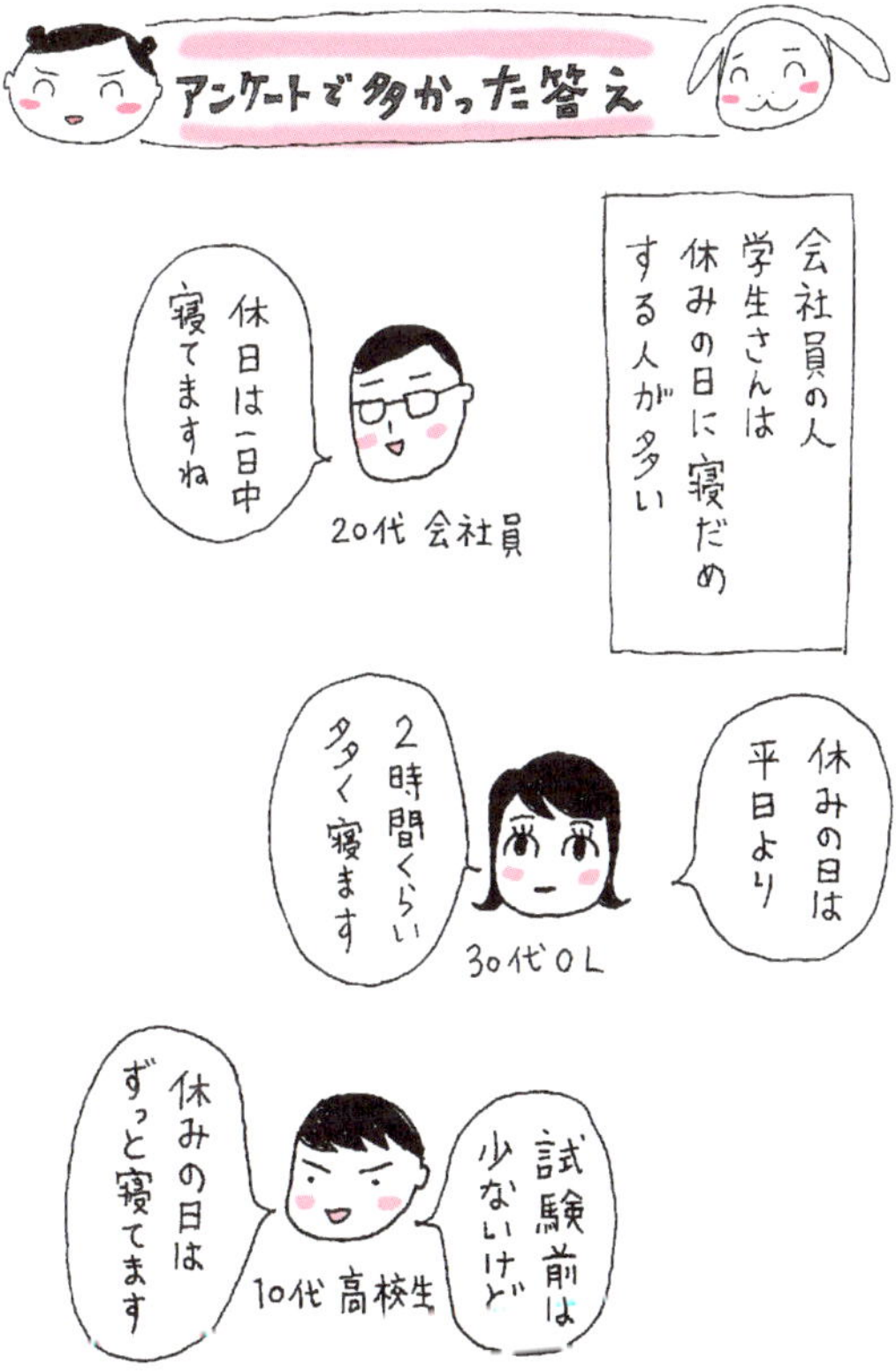
アンケートで多かった答え
会社員の人
学生さんは
休みの日に寝だめ
する人が多い
休日は一日中
寝てますね
20代 会社員
休みの日は
平日より
2時間くらい
多く寝ます
30代OL
試験前は
少ないけど
休みの日は
ずっと寝てます
10代 高校生

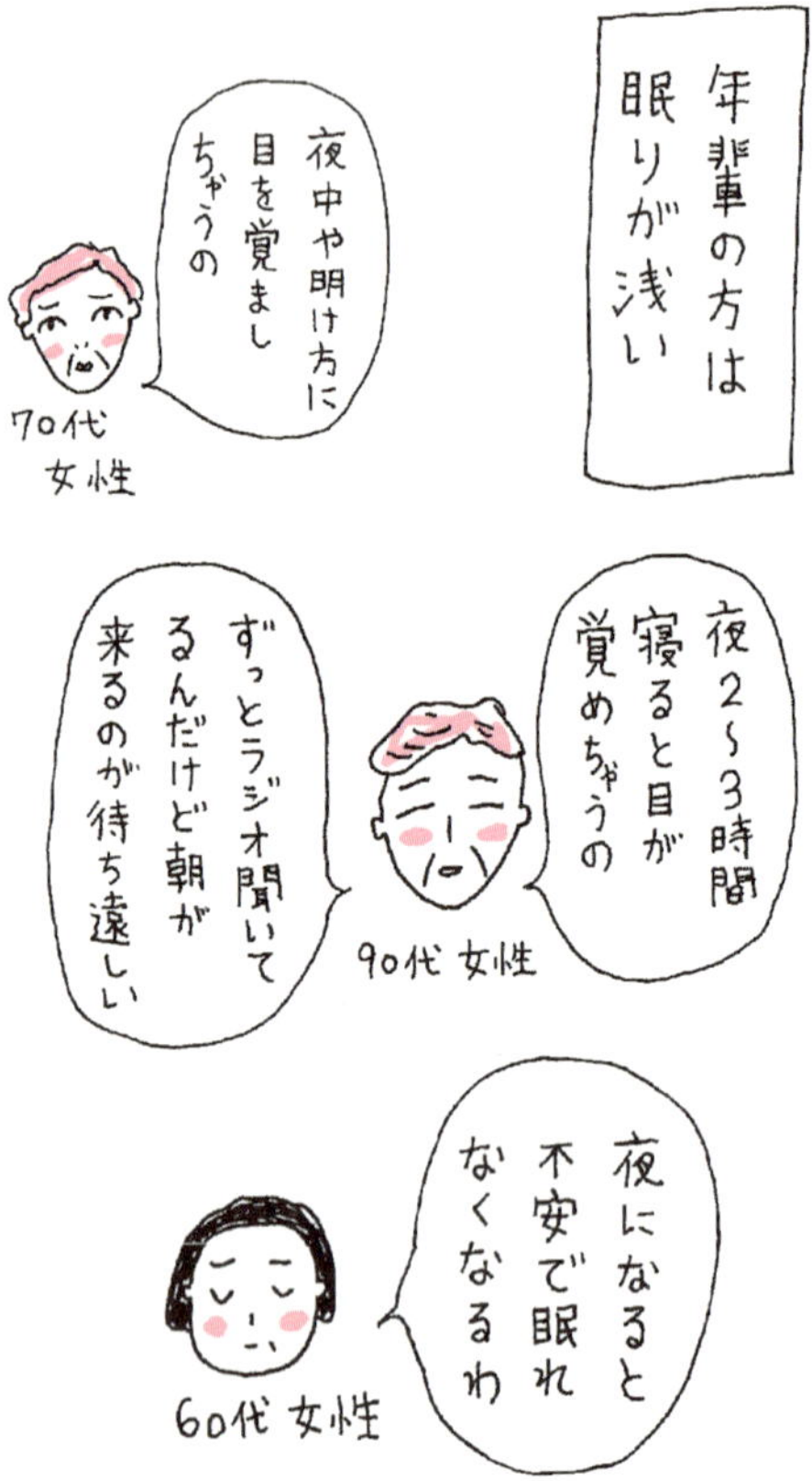
年輩の方は眠りが浅い
夜中や明け方に目を覚ましちゃうの
70代女性
夜2~3時間寝ると目が覚めちゃうの
ずっとラジオ聞いてるんだけど朝が来るのが待ち遠しい
90代女性
夜になると不安で眠れなくなるわ
60代女性

コドモはたくさん寝る

プール、運動会の練習の
時期は 毎日ひるね

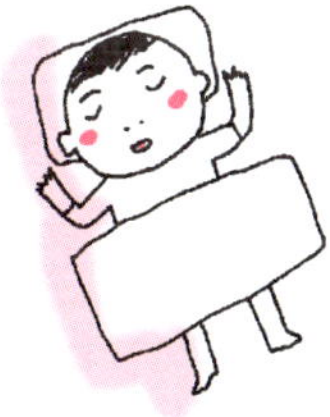

空手をやりながら
立ったまま 寝てしまう

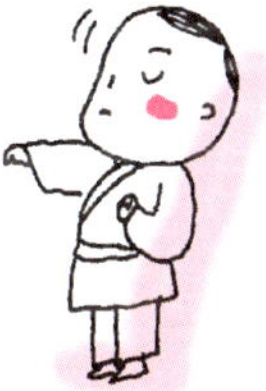

くもりや雨の日 おひるねすると
いつもより長く寝る

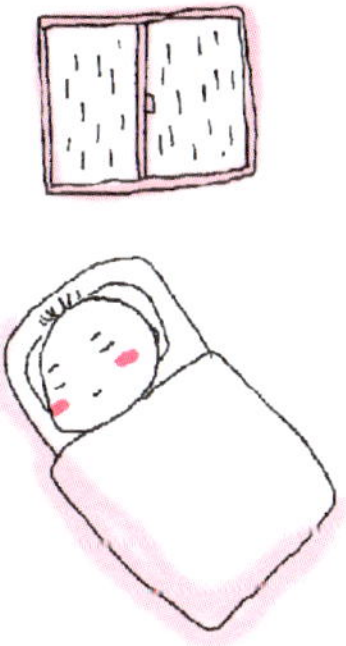

季節による眠りの変化はありますか?の答え

春

なんとなく
一日中 眠いという
人が多かったです

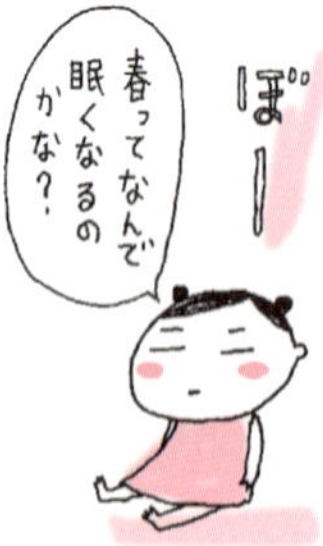
春ってなんで眠くなるのかな?
ぽーー

夏

夜があけるのが早いので
早く起きてしまう
寝苦しいので
睡眠時間は
短く浅い

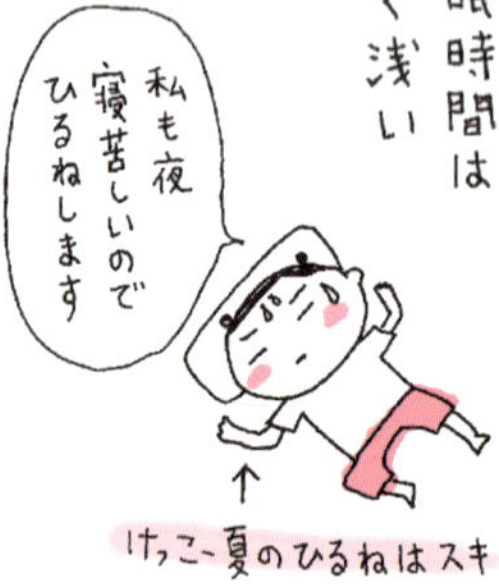
私も夜寝苦しいのでひるねします
けっこー夏のひるねはスキ

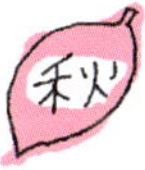
秋

秋は特になかったです

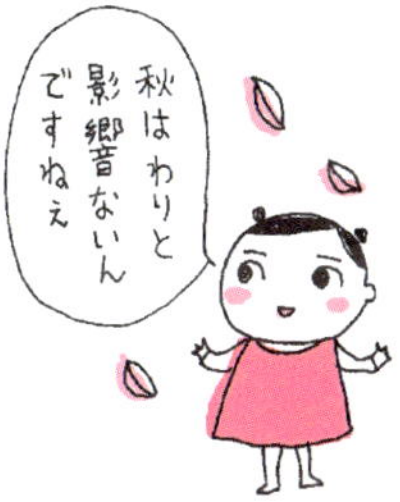
秋はわりと影響ないんですねぇ
秋 大好き!!

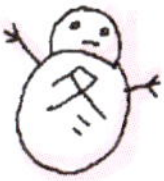
冬

おフトンが恋しいのでねぼうする
なかなか起きられない
冬が一番ぐっすり眠れる
（冬眠っぽい感じ？）

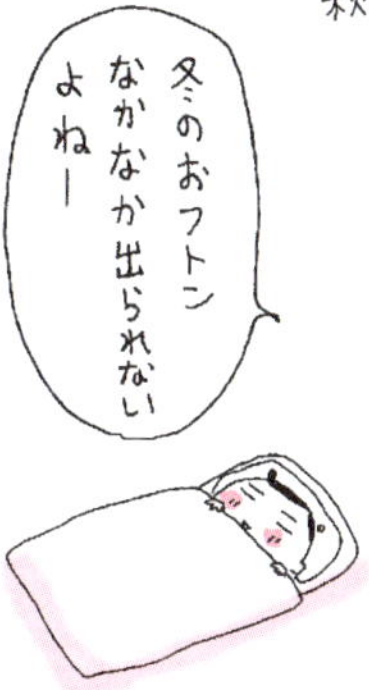
冬のおフトンなかなか出られないよねー

その他

花粉の季節は眠りが浅い

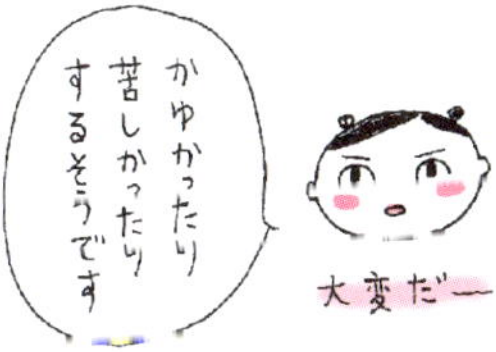
大変だー
かゆかったり苦しかったりするそうです

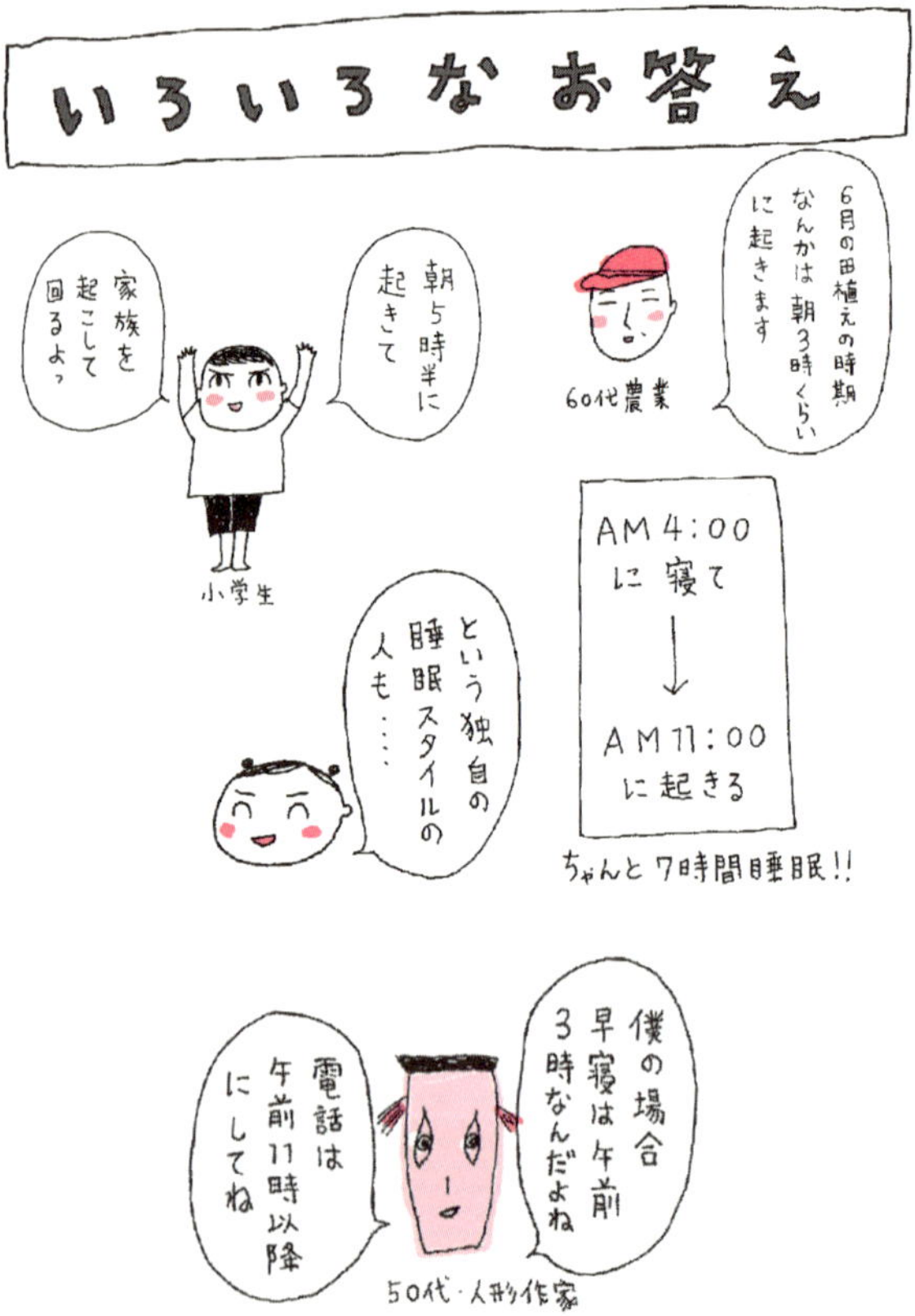
いろいろなお答え
6月の田植えの時期なんかは朝3時くらいに起きます
60代農業
朝5時半に起きて
家族を起こして回るよっ
小学生
AM4:00に寝て
AM11:00に起きる
ちゃんと7時間睡眠!!
という独自の睡眠スタイルの人も……
僕の場合早寝は午前3時なんだよね
電話は午前11時以降にしてね
50代・人形作家

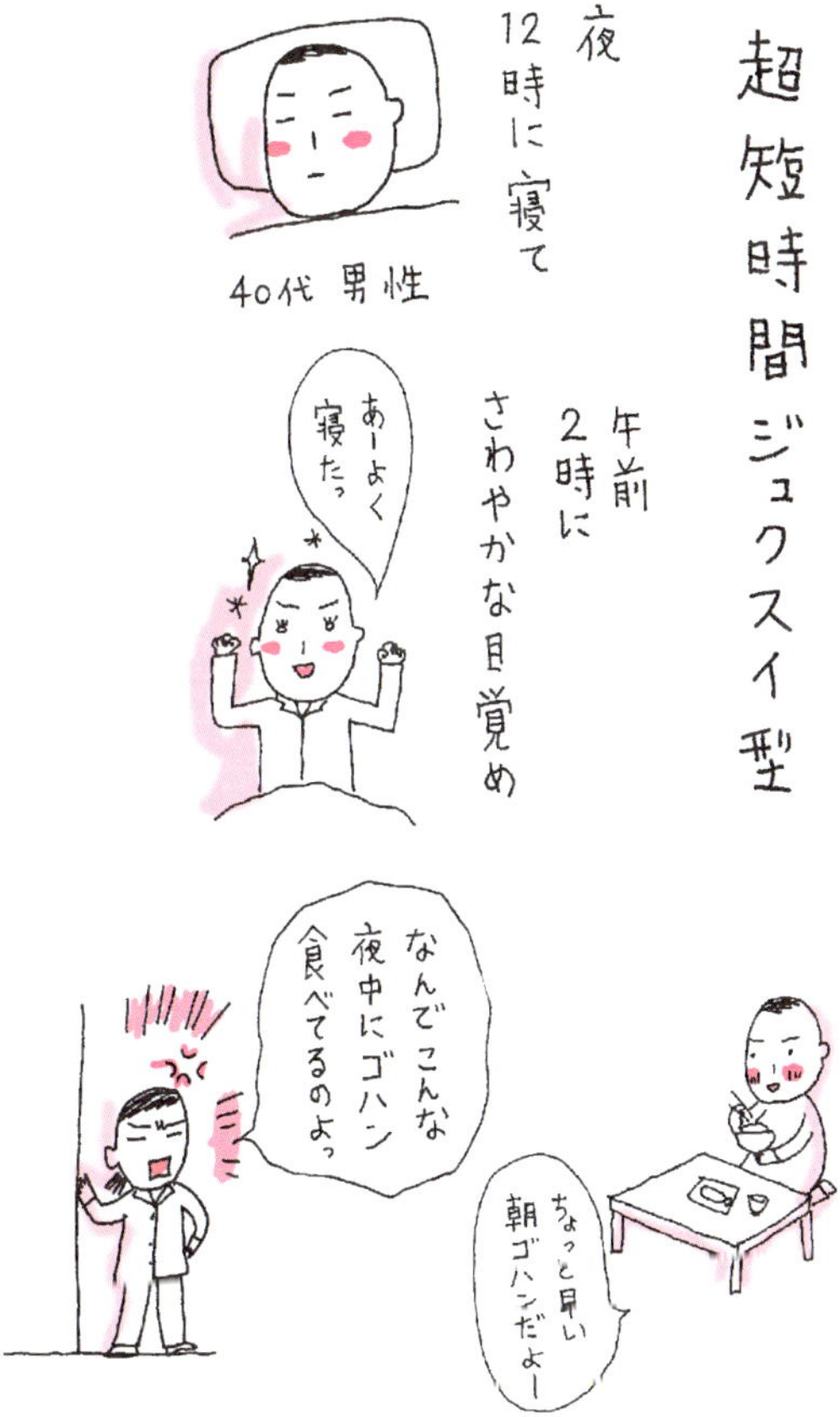
超短時間ジュクスイ型
夜12時に寝て
40代 男性
午前2時に さわやかな目覚め
あーよく寝たっ
なんでこんな夜中にゴハン食べてるのよっ
ちょっと早い朝ゴハンだよー

動物のねむり

うちで飼ってるイグアナは

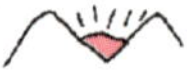

日没とともに寝て

ぐう

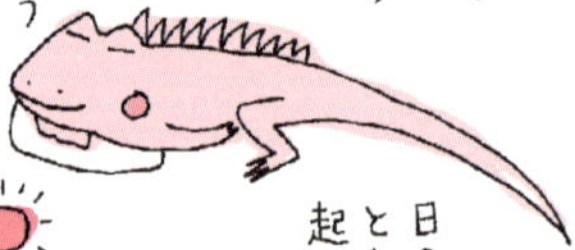

日の出とともに起きる

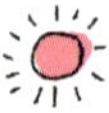

ぱち

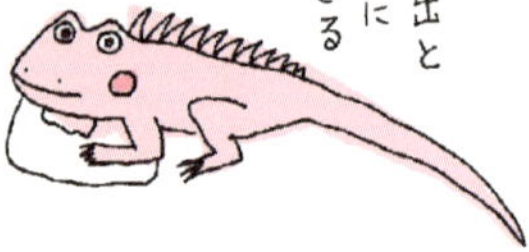

だから夏は短く
冬は長く眠る

昼間は
じっとしてるけど
ひるねは
しません

じー

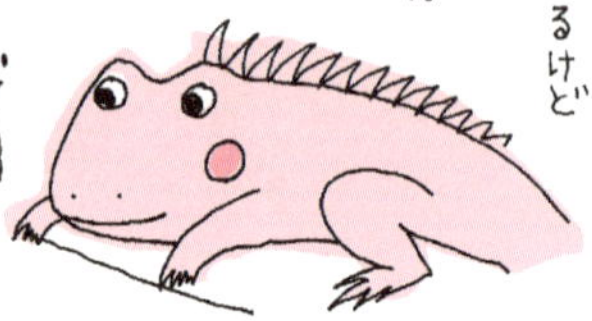

反対にカメは
だらだら寝ます

寝たい時に寝て

起きたい時に起きる

ゴハンー

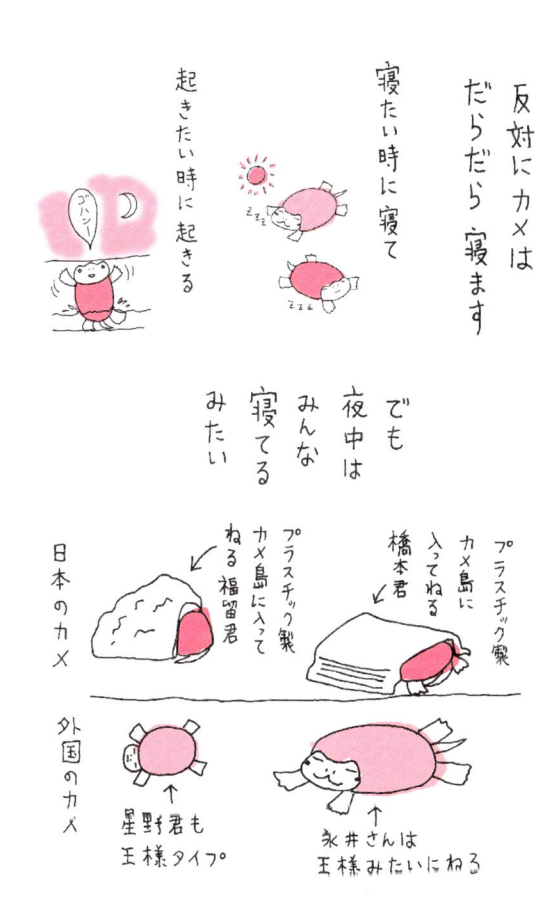

でも
夜中は
みんな
寝てる
みたい

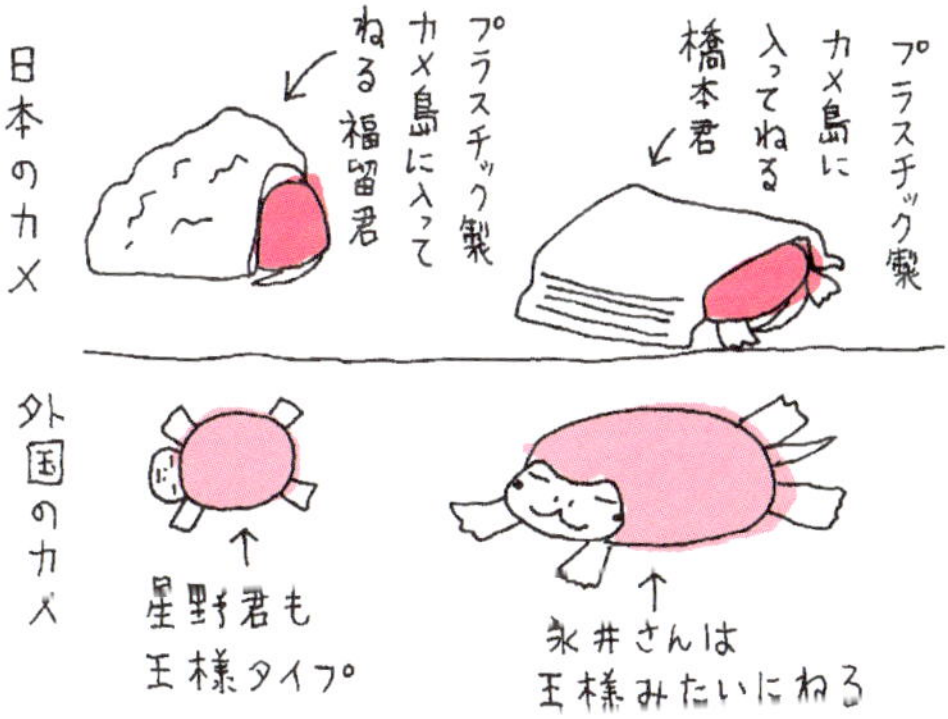
プラスチック製
カメ島に
入ってねる
橋本君
プラスチック製
カメ島に入って
ねる福留君
日本のカメ
外国のカメ
永井さんは
王様みたいにねる
星野君も
王様タイプ

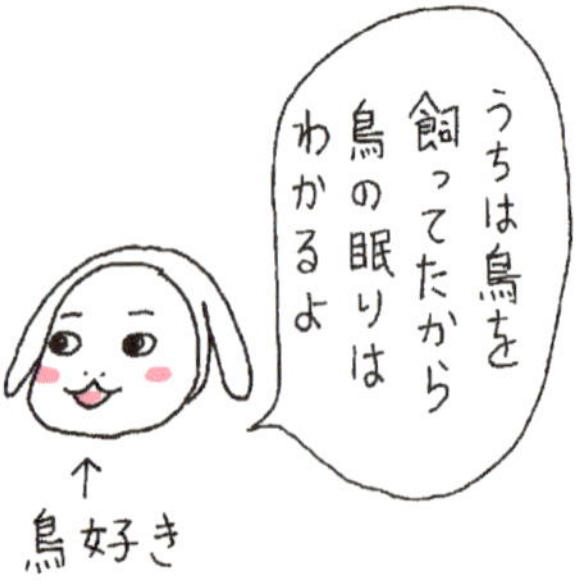
うちは鳥を飼ってたから鳥の眠りはわかるよ
↑
鳥好き

九官鳥のキューちゃんの場合

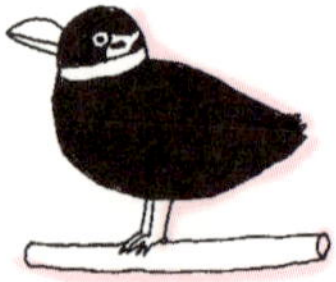

夜になるとかごに風呂敷をすっぽりかけるの

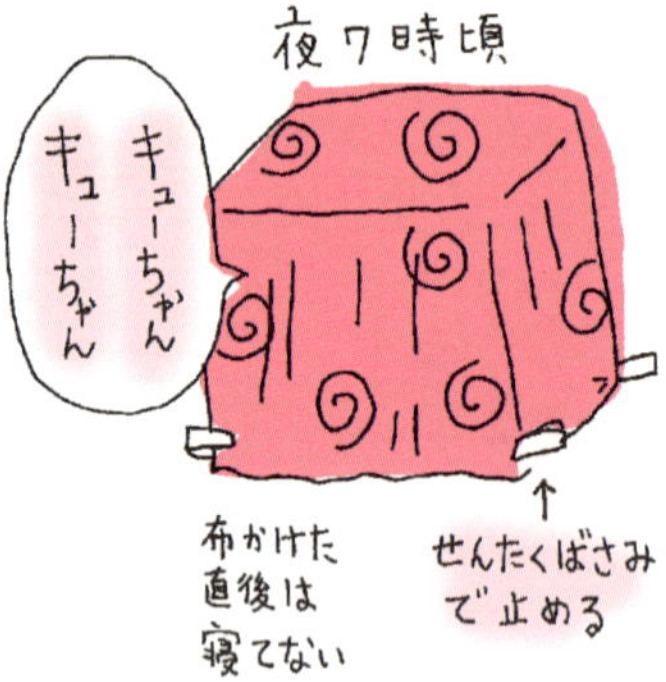
夜7時頃
キューちゃんキューちゃん
↑
せんたくばさみで止める
布かけた直後は寝てない

そのうち静かになるのね

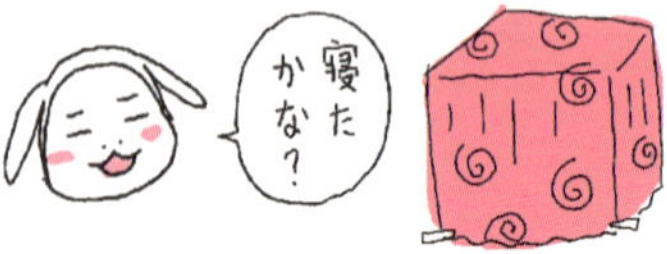
寝たかな？

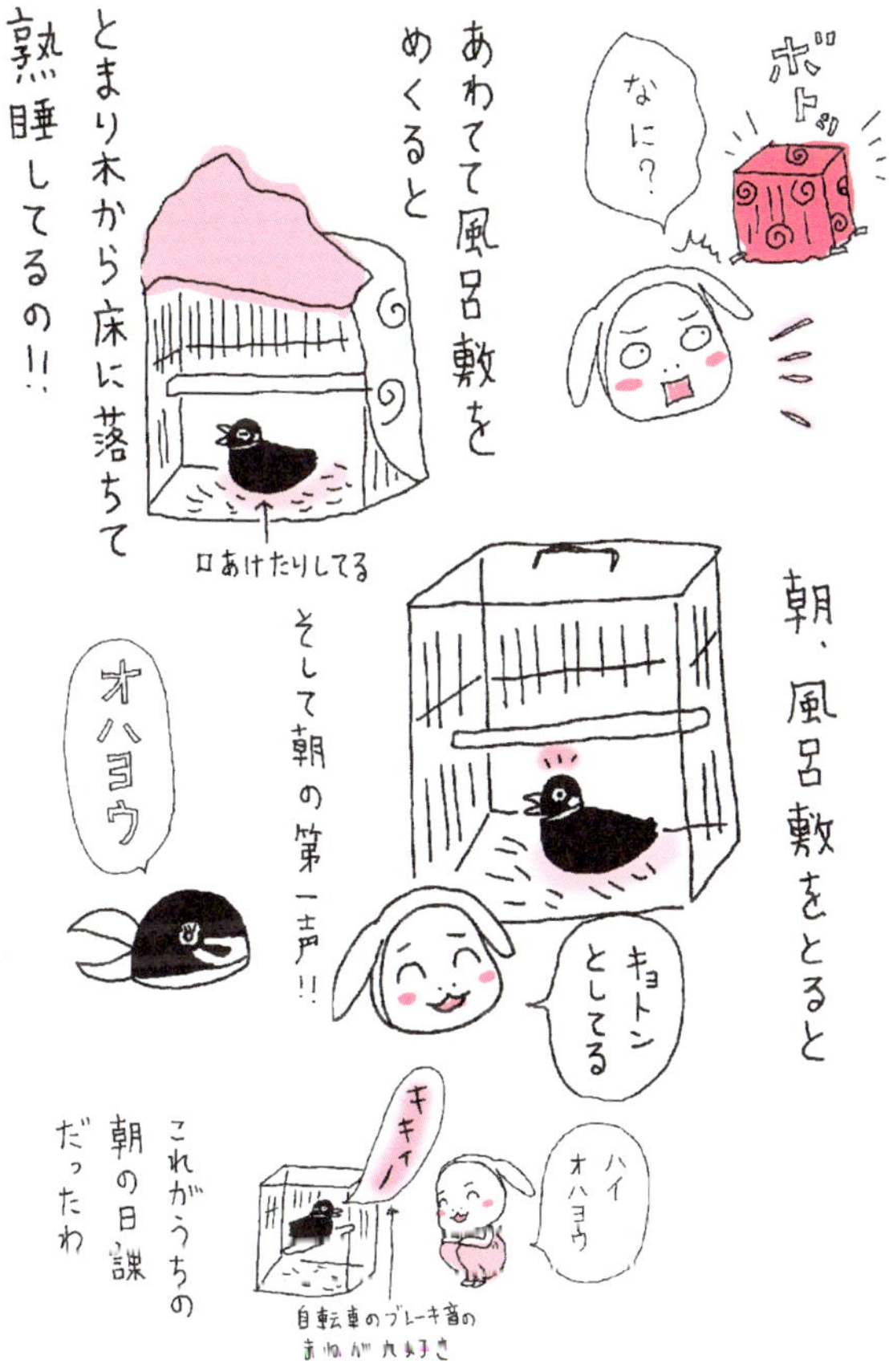
ボトッ
なに?
あわてて風呂敷をめくると
とまり木から床に落ちて
熟睡してるの!!
口あけたりしてる
朝、風呂敷をとると
キョトンとしてる
そして朝の第一声!!
オハヨウ
ハイ オハヨウ
キキィー
自転車のブレーキ音のまねが大好き
これがうちの朝の日課だったわ

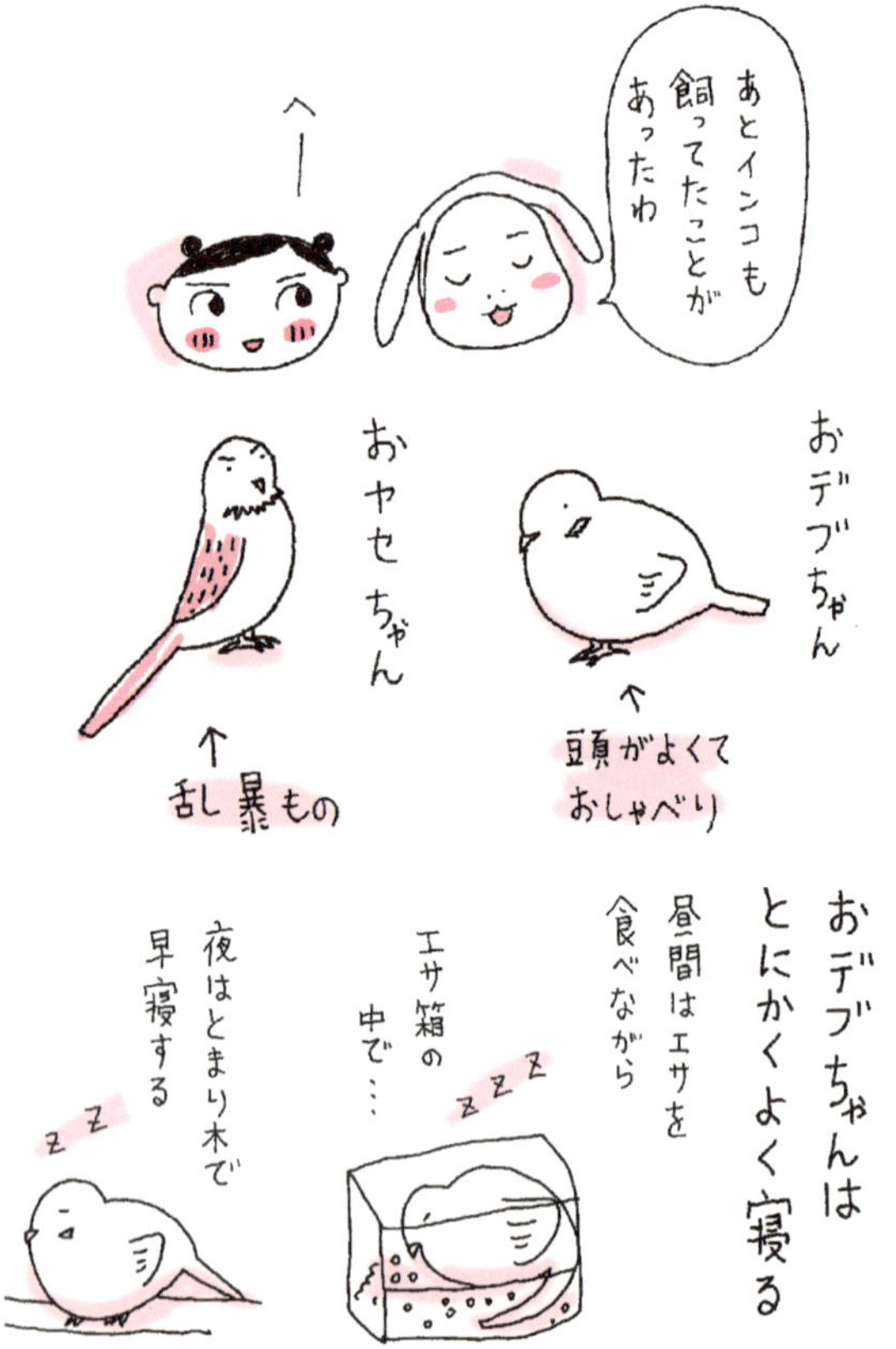
あとインコも
飼ってたことが
あったわ
へー
おデブちゃん
おヤセちゃん
頭がよくて
おしゃべり
乱暴もの
おデブちゃんは
とにかくよく寝る
昼間はエサを
食べながら
エサ箱の
中で…
zzz
夜はとまり木で
早寝する
zz

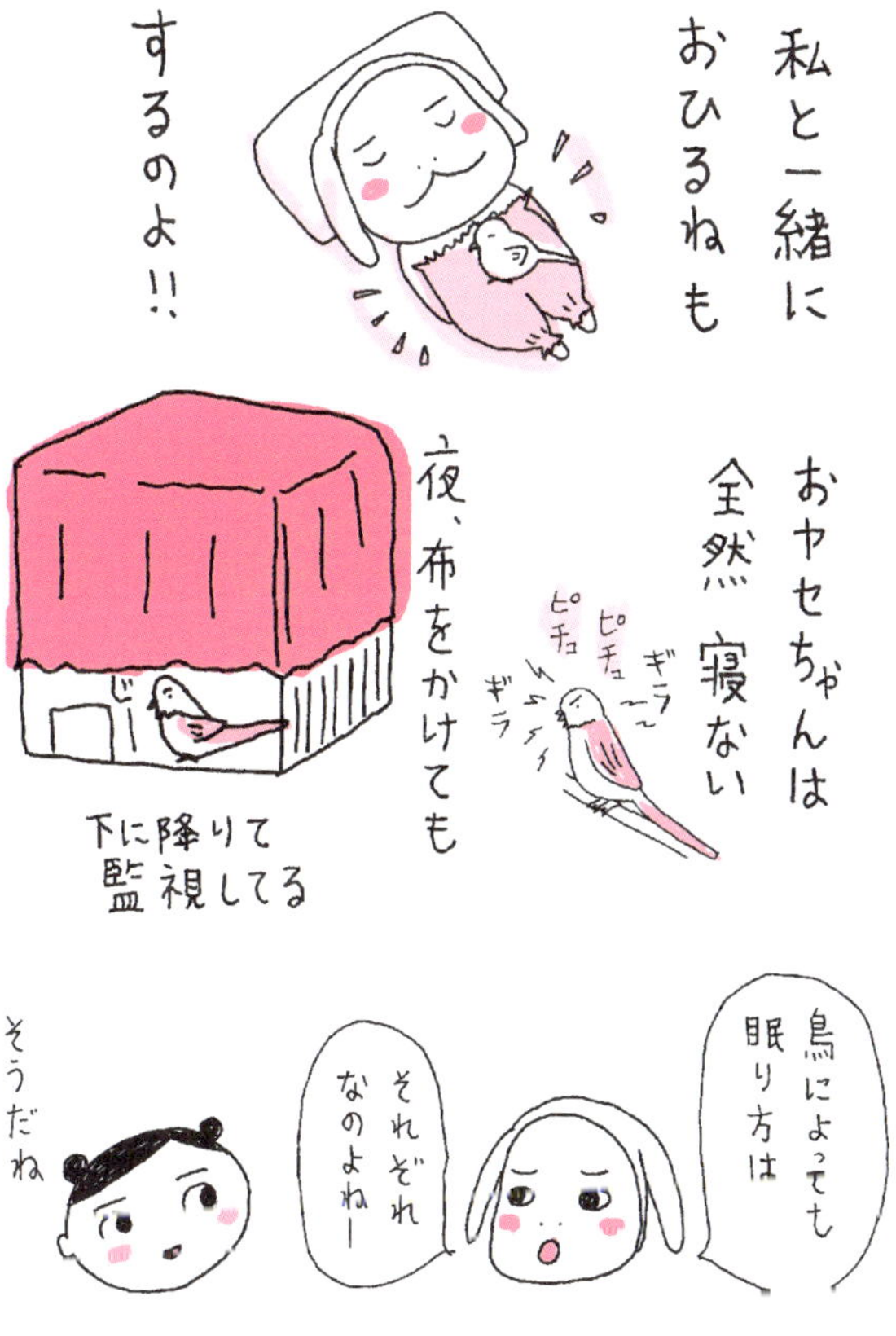

私と一緒におひるねもするのよ!!
おヤセちゃんは全然寝ない
ピチュ
ピチュ
ギラ
ギラ
夜、布をかけても
じー
下に降りて監視してる
鳥によっても眠り方は
それぞれなのよねー
そうだね

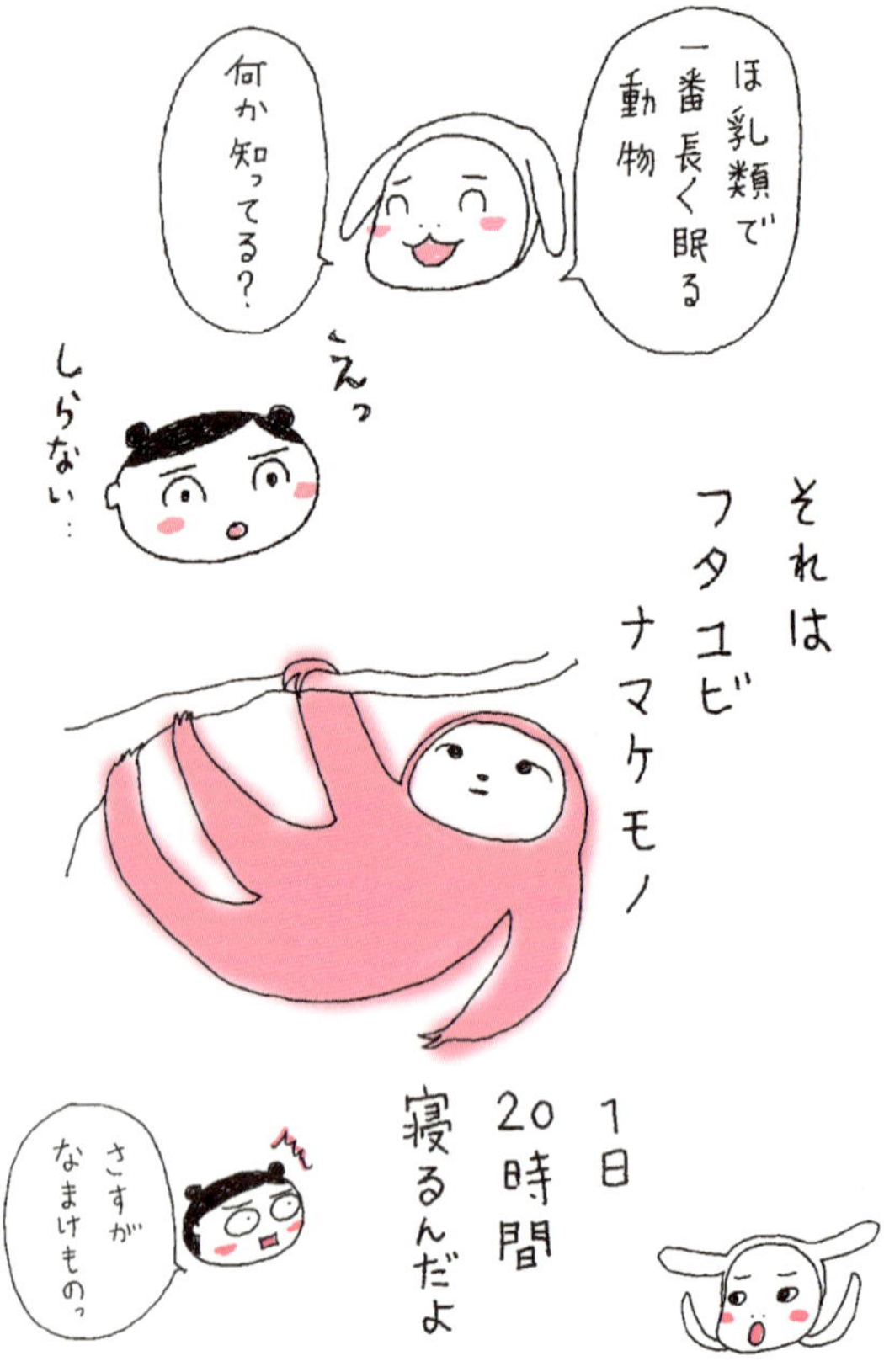
ほ乳類で
一番長く眠る
動物
何か知ってる？
えっ
しらない…
それは
フタユビ
ナマケモノ
1日
20時間
寝るんだよ
さすが
なまけものっ

その次が
オオチャイロコウモリで
19時間

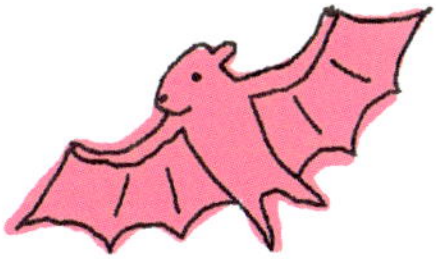

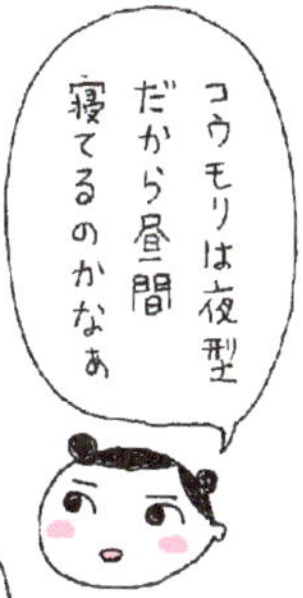

次が
オオアルマジロ
18時間

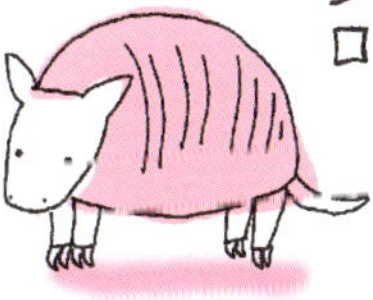

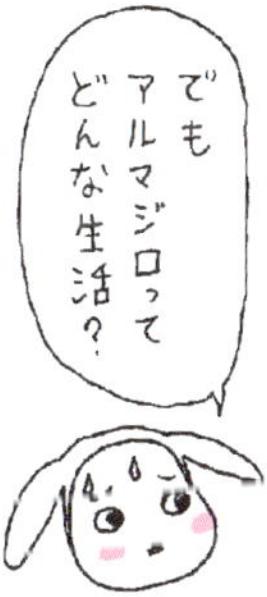

もっと身近な
ネコやハムスターは
14時間なのよ

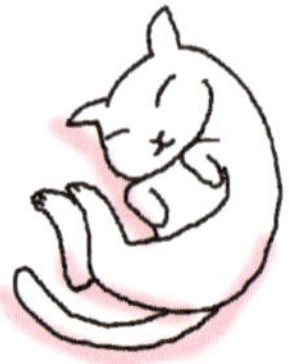
ネコ

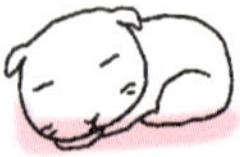
ハムスター

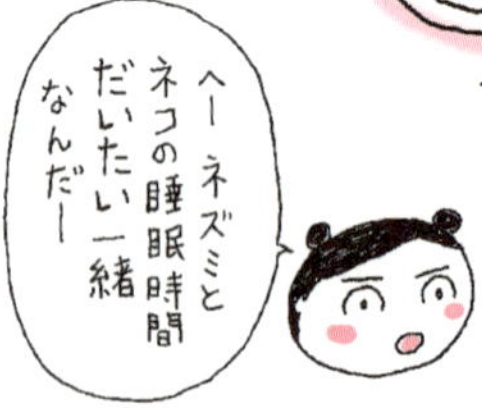
へー ネズミと
ネコの睡眠時間
だいたい一緒
なんだー

ネズミと言っても
ハツカネズミは13時間

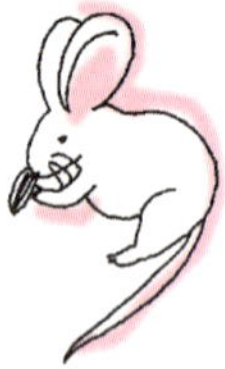

テンジクネズミ（モルモット）
は 8 時間

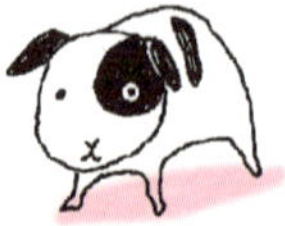

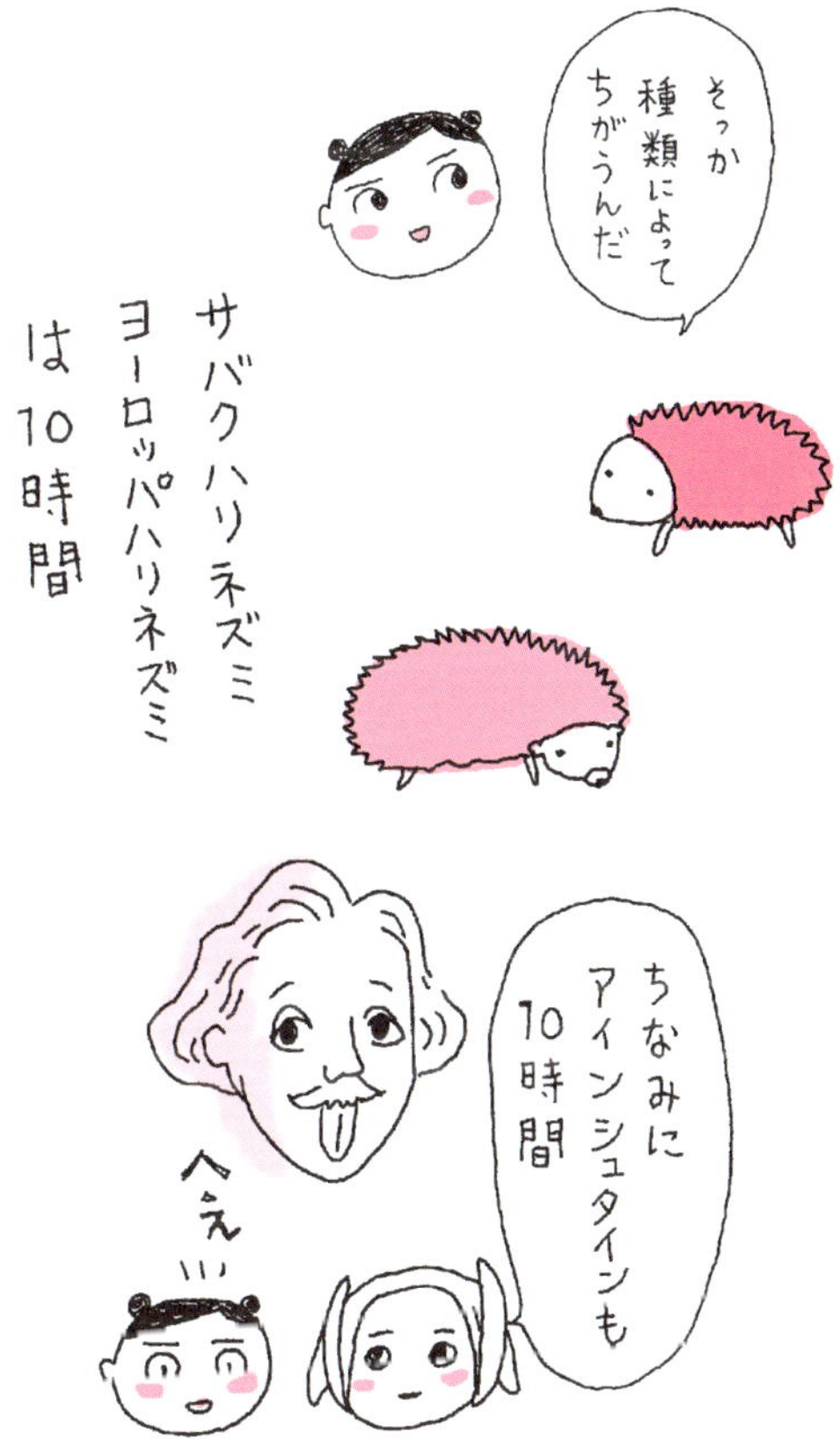
そっか 種類によって ちがうんだ
サバクハリネズミ ヨーロッパハリネズミ は10時間
ちなみに アインシュタインも 10時間
へえ

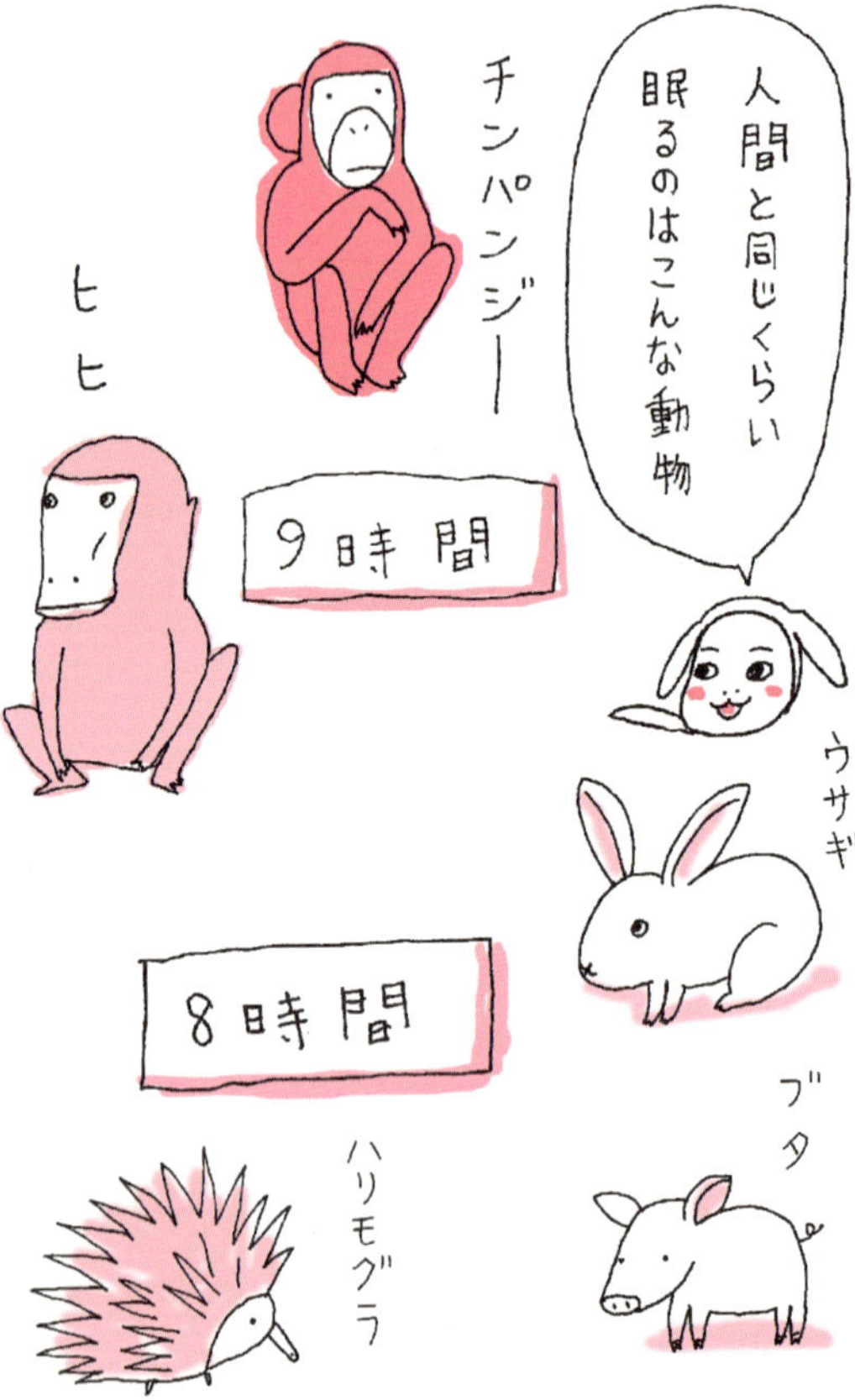
人間と同じくらい
眠るのはこんな動物
チンパンジー
ヒヒ
9時間
ウサギ
8時間
ブタ
ハリモグラ

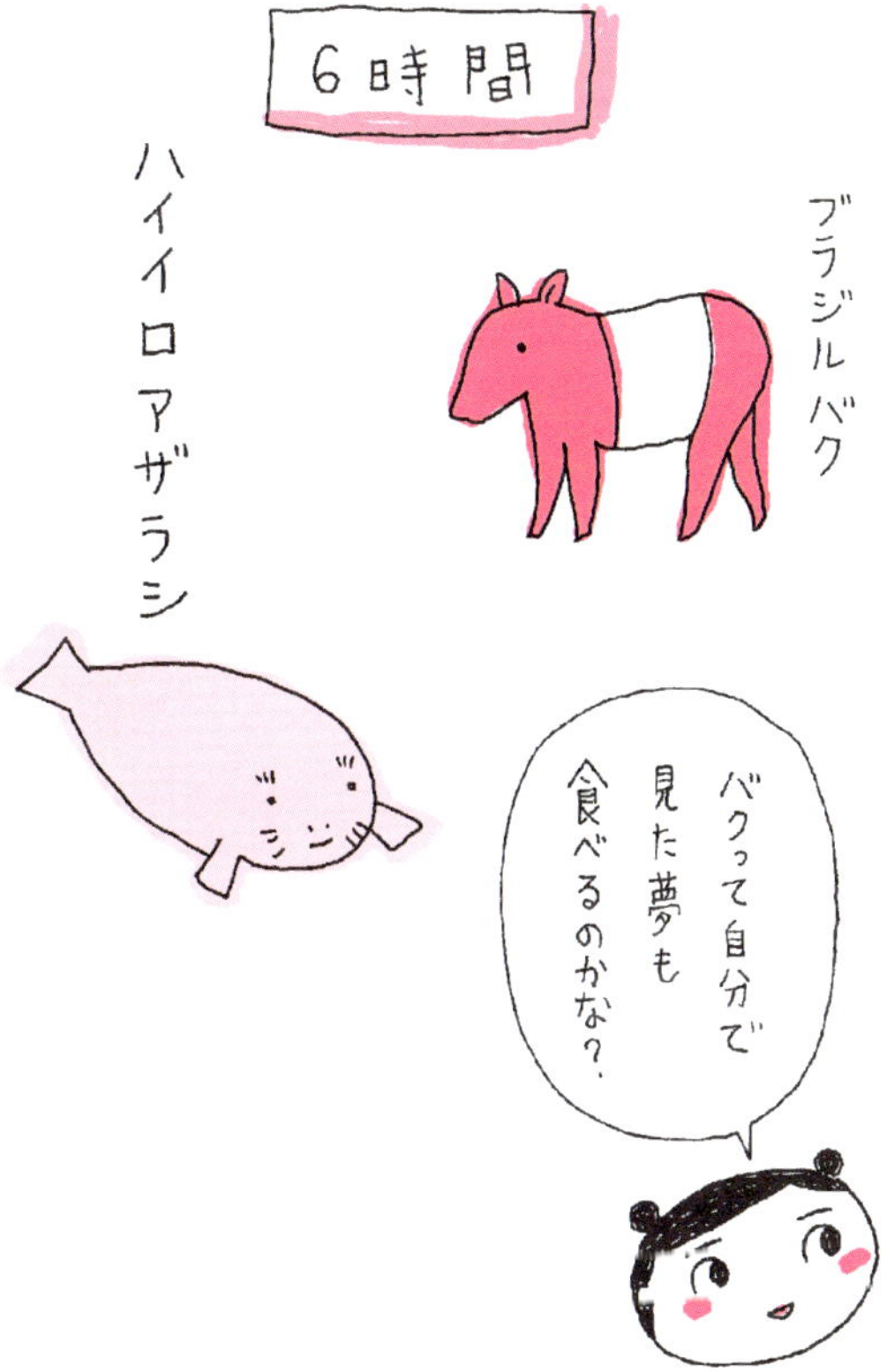
6時間
ブラジルバク
ハイイロアザラシ
バクって自分で見た夢も食べるのかな?

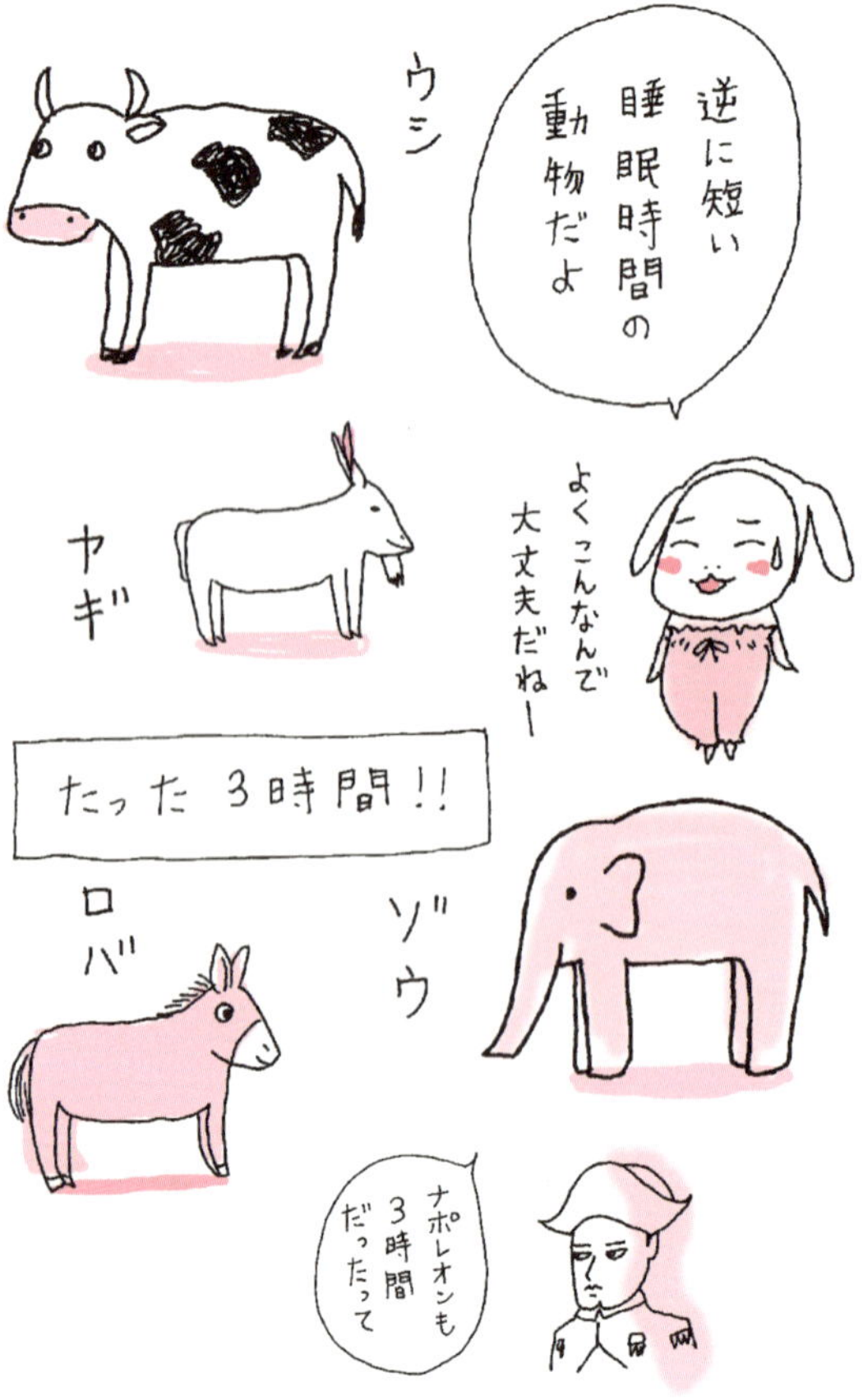
逆に短い睡眠時間の動物だよ
ウシ
よくこんなんで大丈夫だねー
ヤギ
たった 3時間!!
ゾウ
ロバ
ナポレオンも3時間だったって

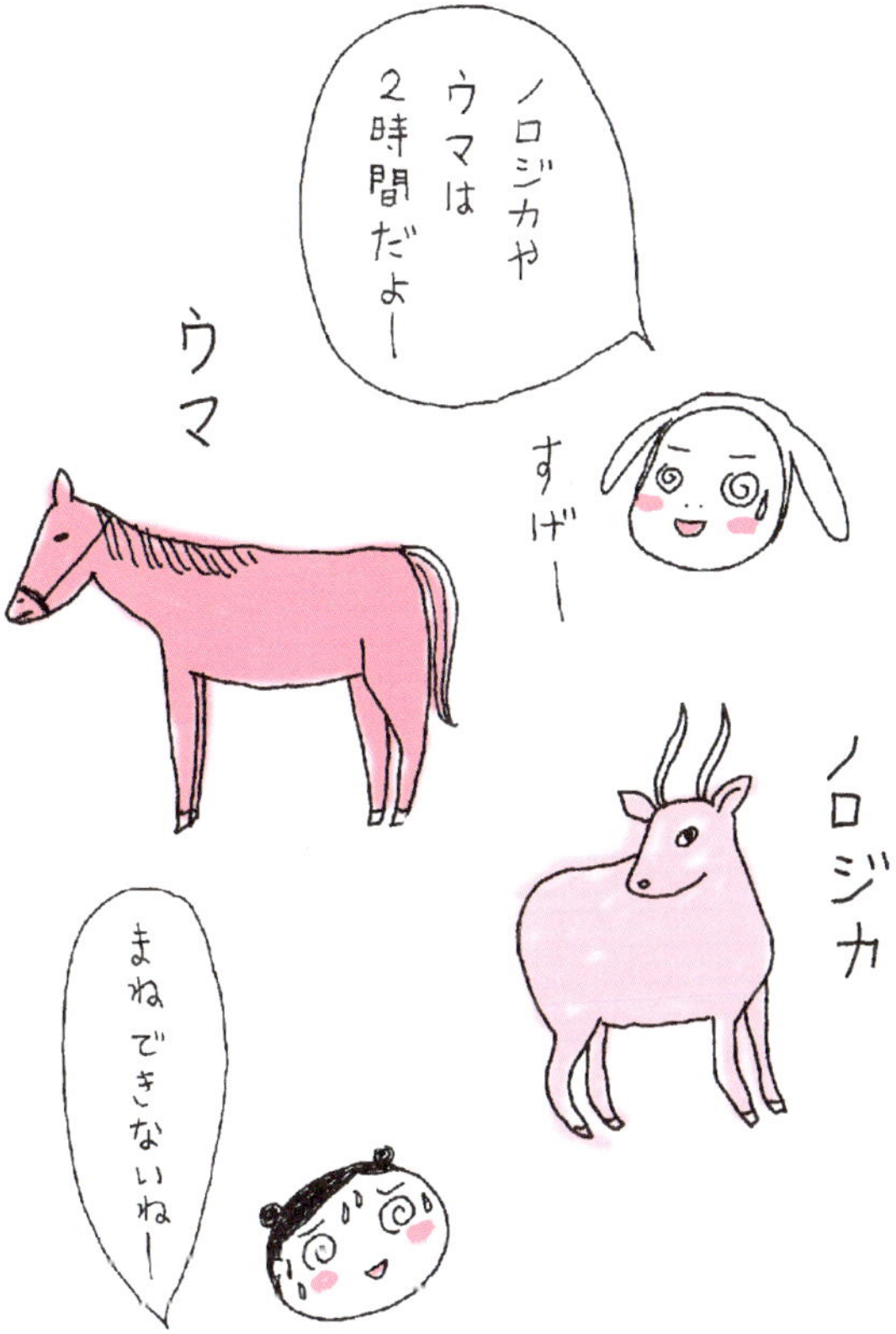
ノロジカやウマは2時間だよー
ウマ
すげー
ノロジカ
まねできないねー

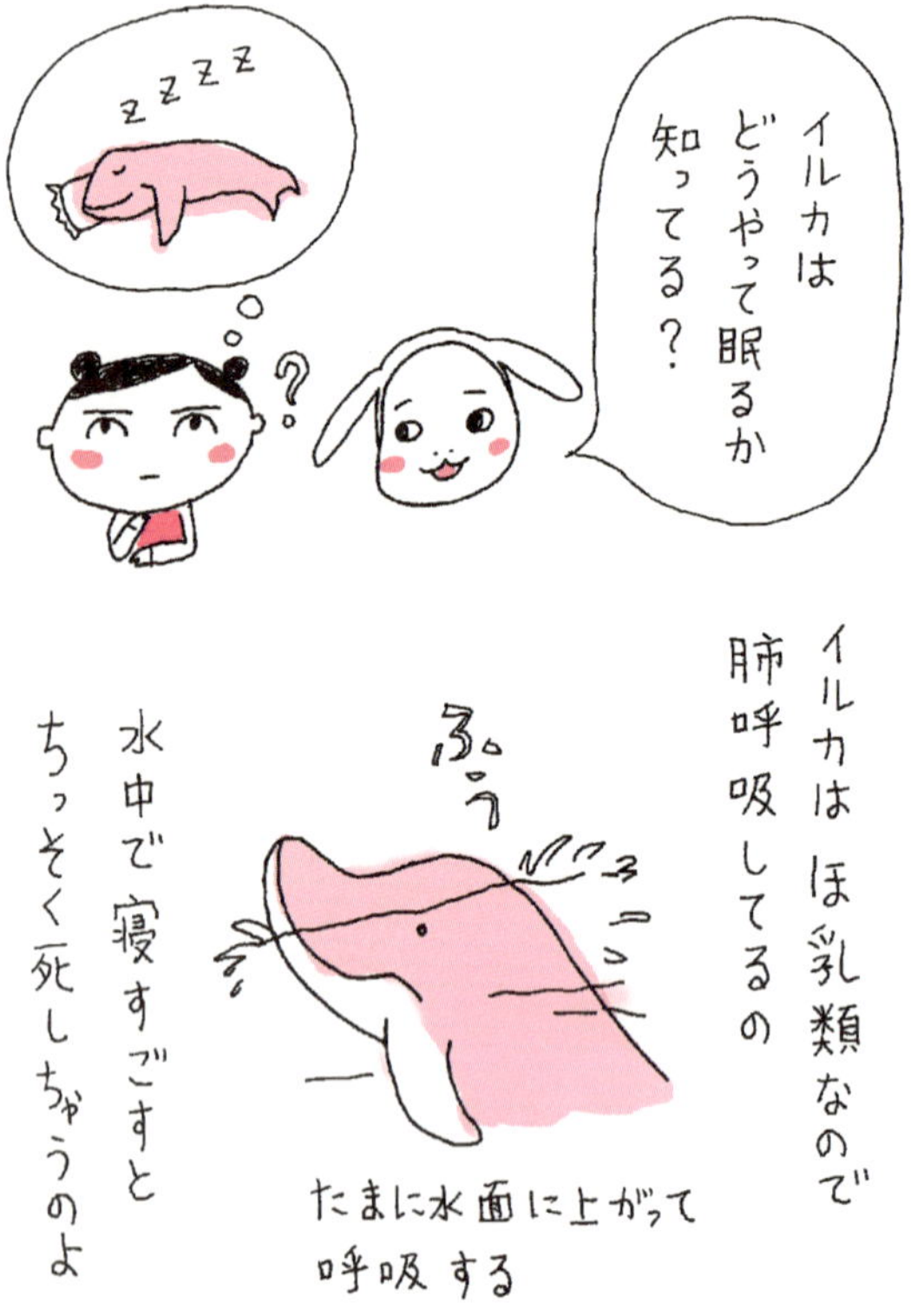
イルカは
どうやって眠るか
知ってる？
ZZZZ
イルカは ほ乳類なので
肺呼吸してるの
ふぅ
たまに水面に上がって
呼吸する
水中で寝すごすと
ちっそく死しちゃうのよ

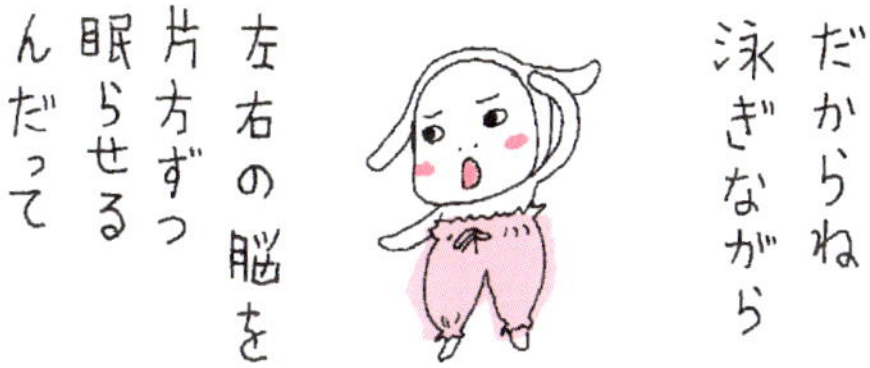
だからね
泳ぎながら
左右の脳を
片方ずつ
眠らせる
んだって

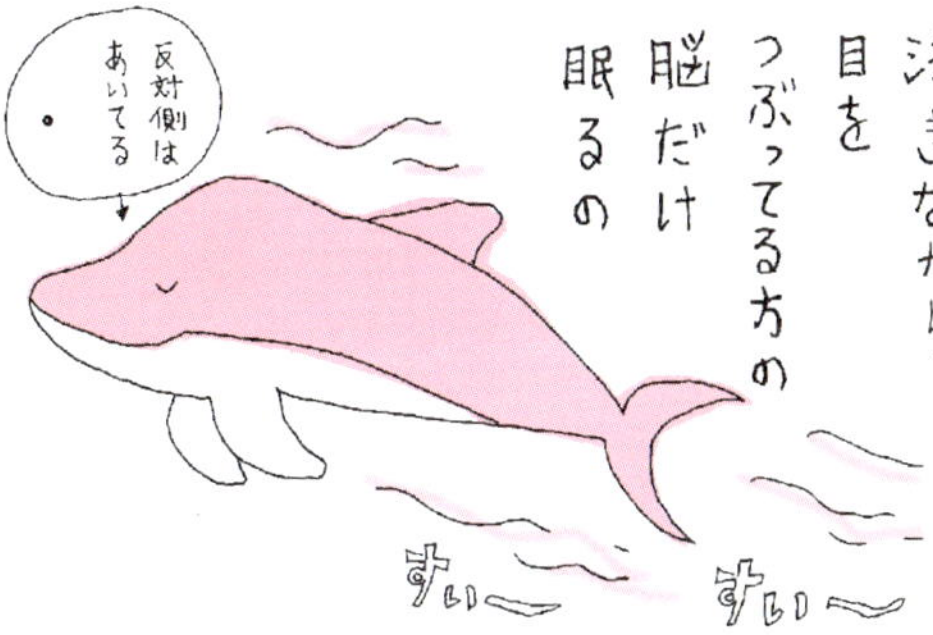
泳ぎながら
目を
つぶってる方の
脳だけ
眠るの
反対側は
あいてる
すい～
すい～

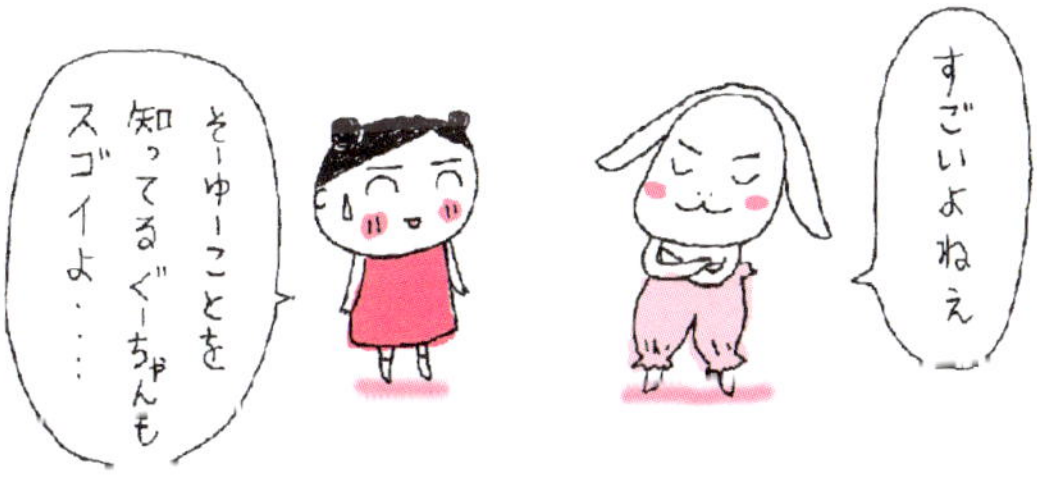
すごいよねえ
そーゆーことを
知ってるぐーちゃんも
スゴイよ・・・

カゼの時

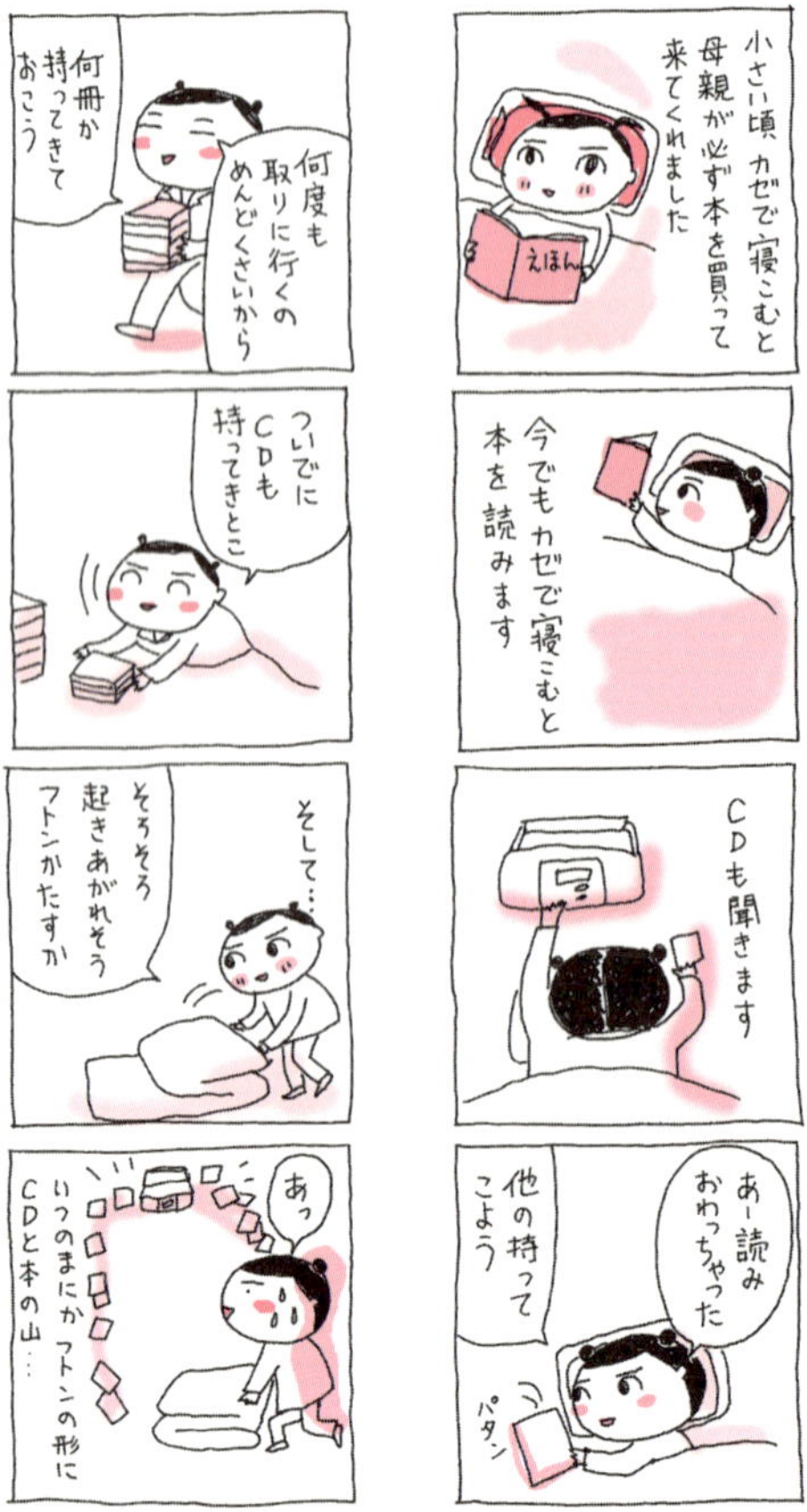

小さい頃、カゼで寝こむと母親が必ず本を買って来てくれました
えほん
今でもカゼで寝こむと本を読みます
CDも聞きます
あー読みおわっちゃった
他の持ってこよう
パタン
何冊か持ってきておこう
何度も取りに行くのめんどくさいから
ついでにCDも持ってきとこ
そして…
そろそろ起きあがれそうフトンかたすか
あっ
いつのまにかフトンの形にCDと本の山…

てんちゃんの眠りコラム③

枕をたたいて

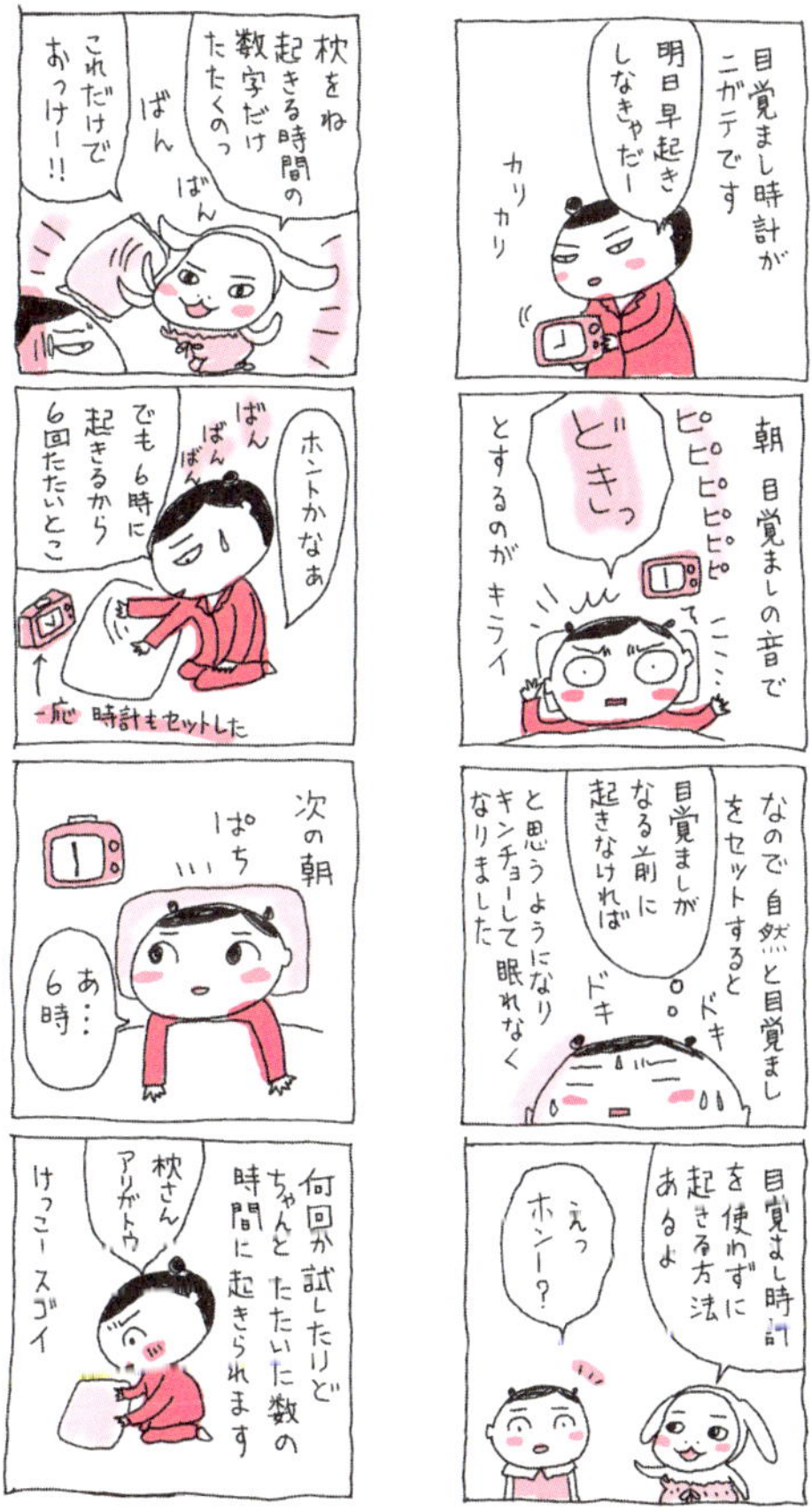
目覚まし時計がニガテです
明日早起きしなきゃだー
カリカリ
朝 目覚ましの音で
ピピピピピピ
どきっ
とするのがキライ
なので自然と目覚ましをセットすると
目覚ましがなる前に起きなければ
ドキドキ
と思うようになりキンチョーして眠れなくなりました
目覚まし時計を使わずに起きる方法あるよ
えっホントー？
枕をね起きる時間の数字だけたたくのっ
ばんばん
これだけでおっけー!!
ホントかなあ
ばんばんばん
でも6時に起きるから6回たたいとこ
一応 時計もセットした
次の朝
ぱち
あ…6時
何回か試したけどちゃんとたたいた数の時間に起きられます
枕さんアリガトウ
けっこースゴイ

犬と寝る

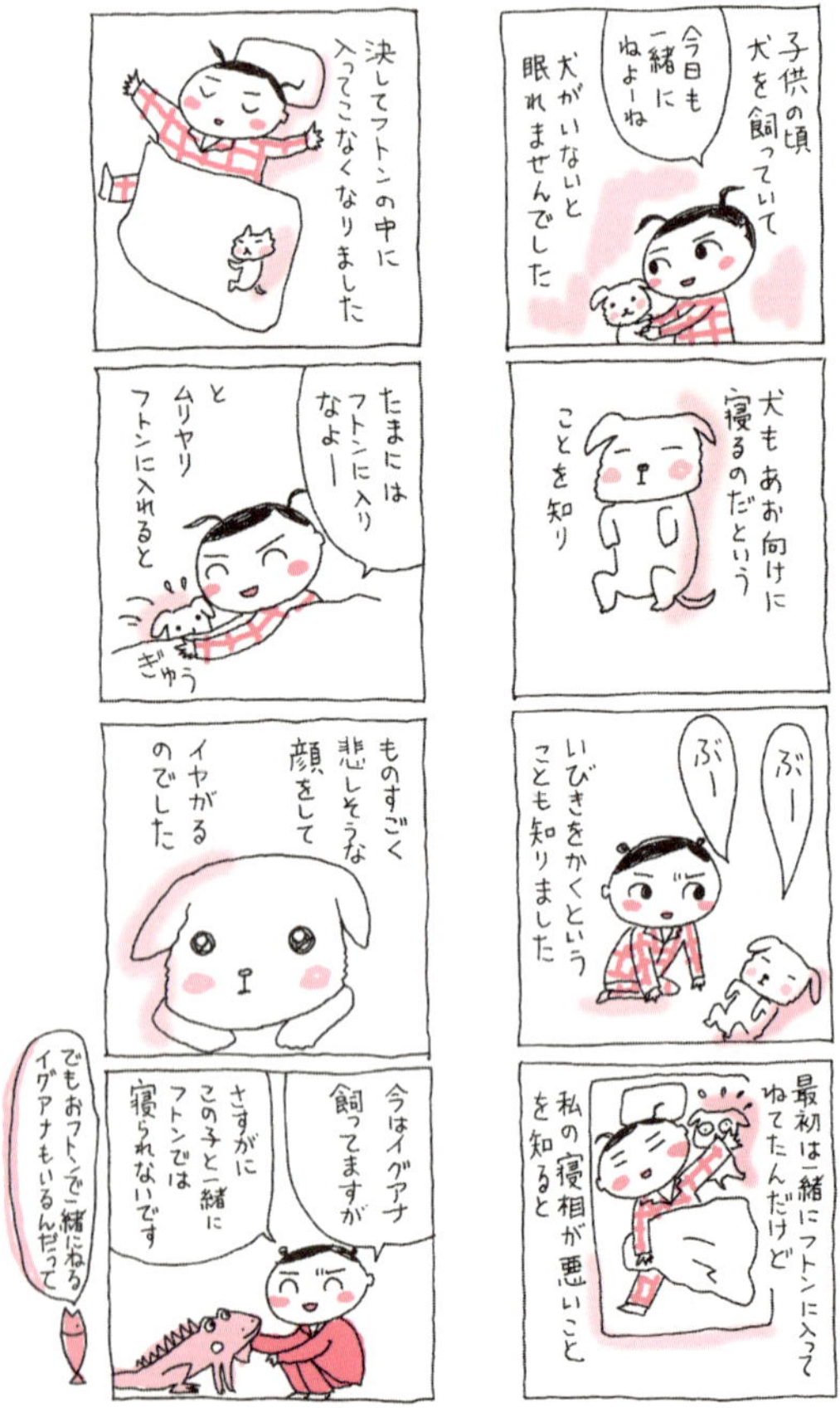
子供の頃犬を飼っていて
今日も一緒にねよーね
犬がいないと眠れませんでした
犬もあお向けに寝るのだということを知り
ぶー
ぶー
いびきをかくということも知りました
最初は一緒にフトンに入ってねてたんだけど
私の寝相が悪いことを知ると
決してフトンの中に入ってこなくなりました
たまにはフトンに入りなよー
とムリヤリフトンに入れると
ぎゅう
ものすごく悲しそうな顔をしてイヤがるのでした
今はイグアナ飼ってますが
さすがにこの子と一緒にフトンでは寝られないです
でもおフトンで一緒にねるイグアナもいるんだって

てんちゃんの眠りコラム 3

砂男

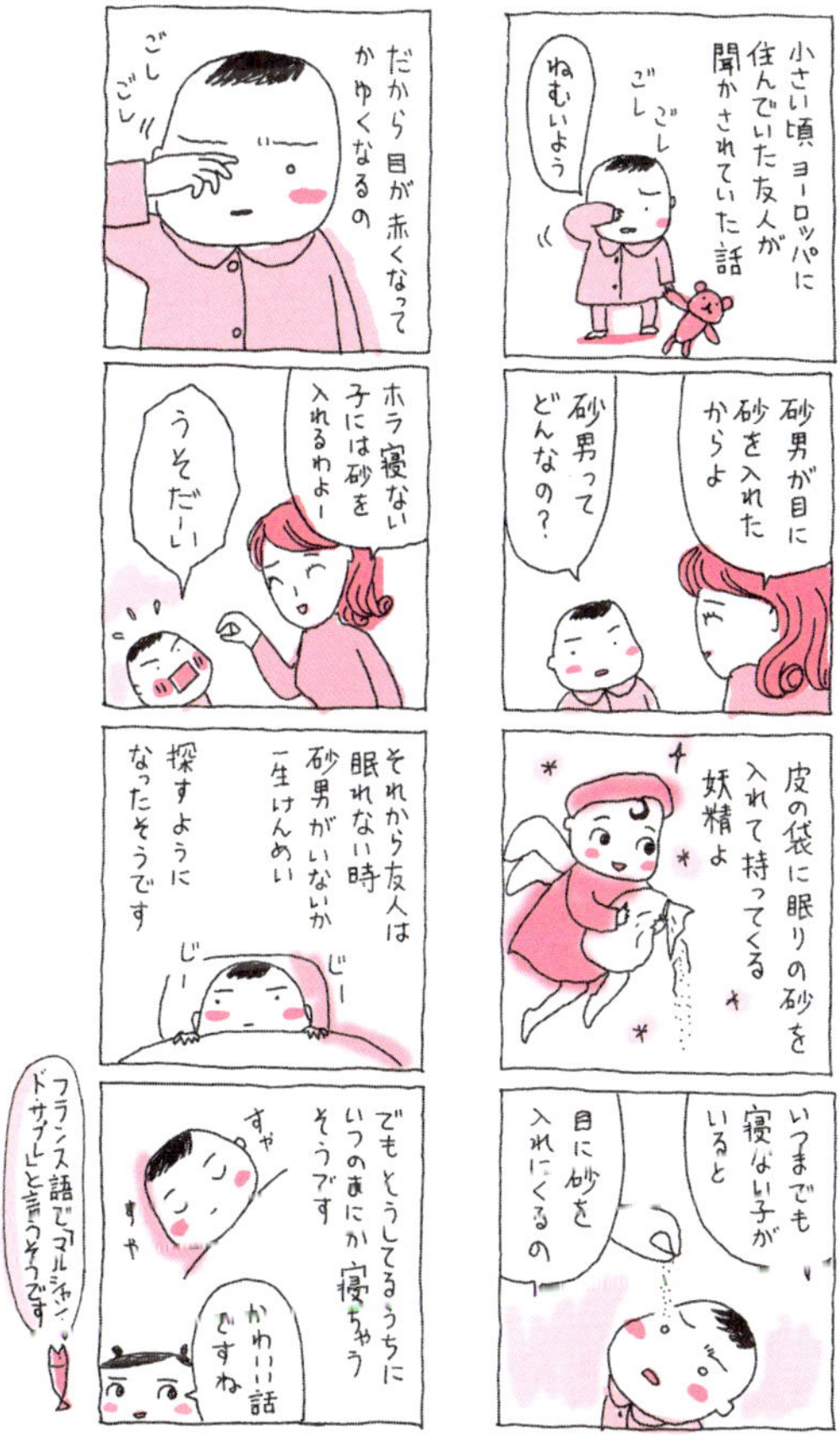

枕がえし

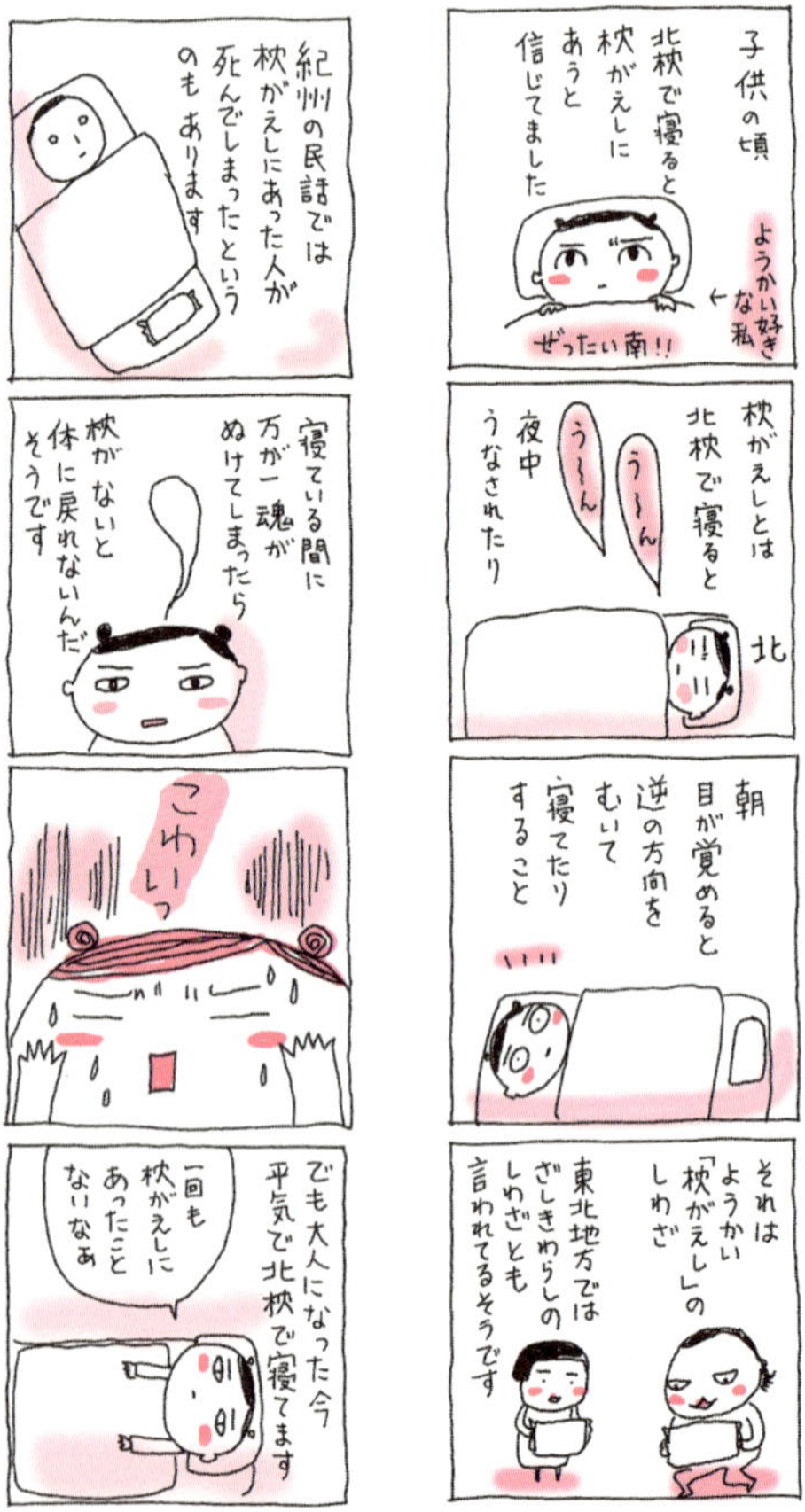
子供の頃
北枕で寝ると
枕がえしに
あうと
信じてました
ようかい好きな私
ぜったい南!!
枕がえしとは
北枕で寝ると
夜中
うなされたり
う〜ん
う〜ん
北
朝
目が覚めると
逆の方向を
むいて
寝てたり
すること
それは
ようかい
「枕がえし」の
しわざ
東北地方では
ざしきわらしの
しわざとも
言われてるそうです
紀州の民話では
枕がえしにあった人が
死んでしまったという
のも あります
寝ている間に
万が一魂が
ぬけてしまったら
枕がないと
体に戻れないんだ
そうです
こわーいっ
でも大人になった今
平気で北枕で寝てます
一回も
枕がえしに
あったこと
ないなぁ

てんちゃんの眠りコラム③

ヒコーキの中

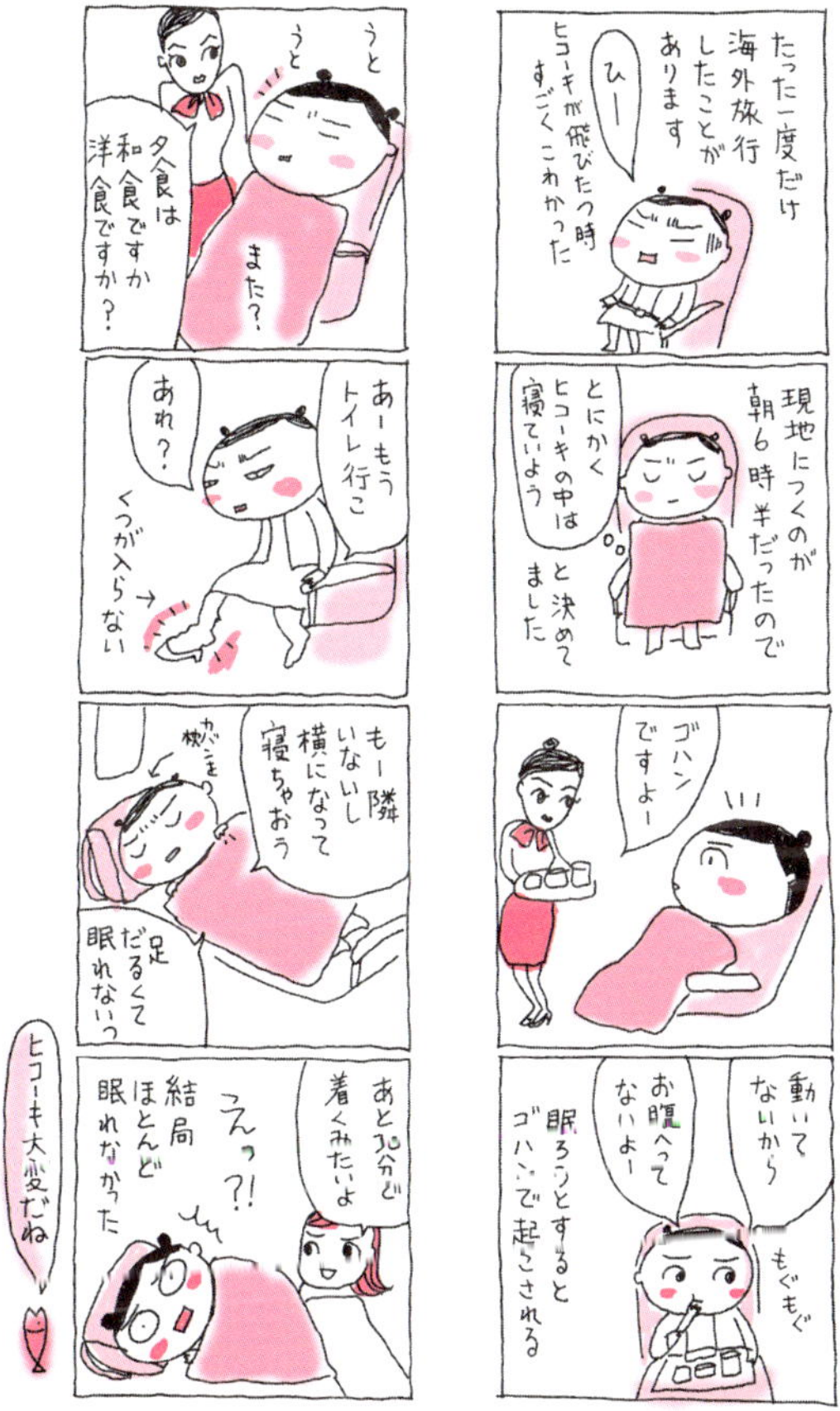

17：00～9：00

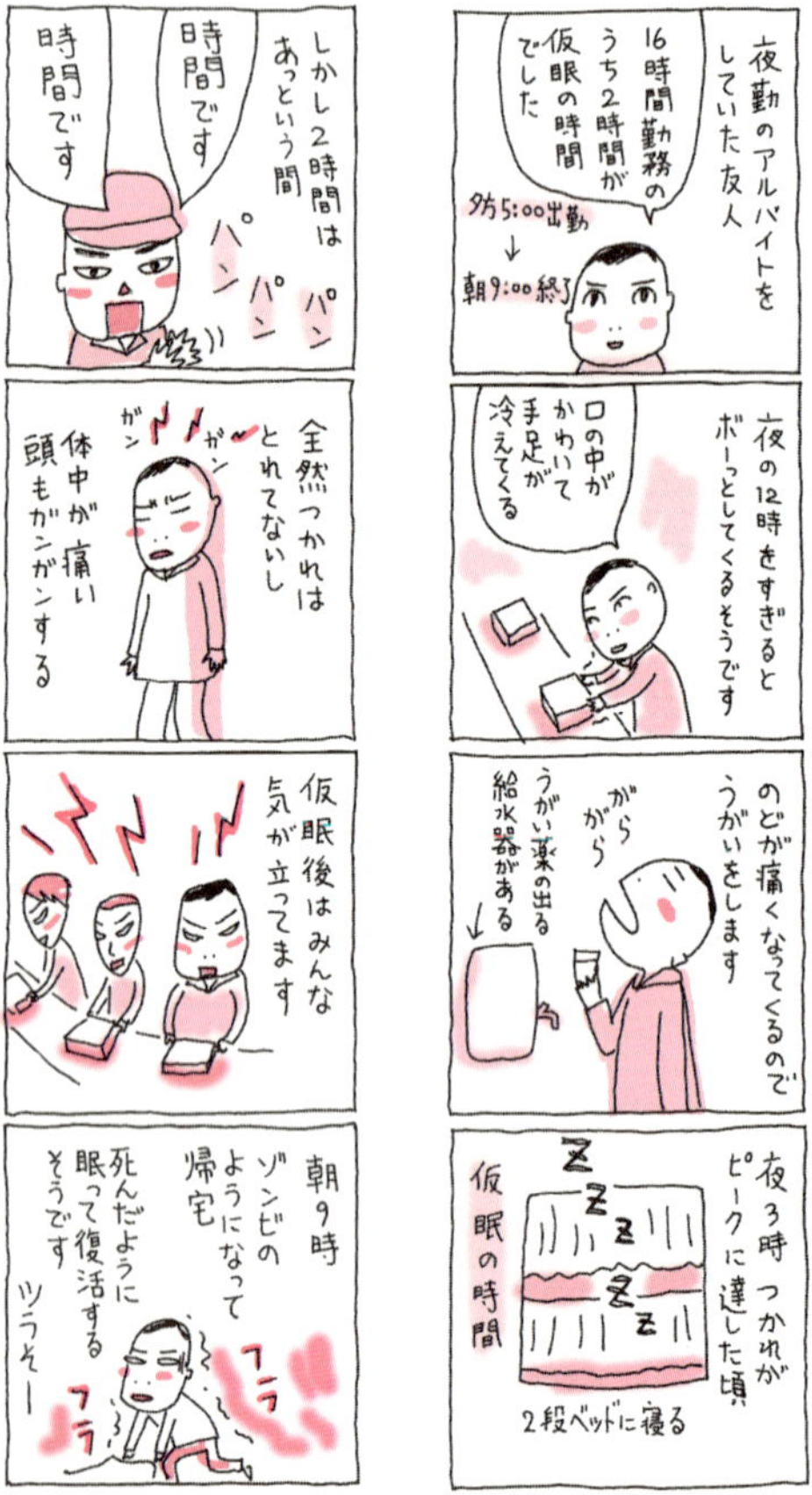
夜勤のアルバイトをしていた友人
16時間勤務のうち2時間が仮眠の時間でした
夕方5:00出勤
↓
朝9:00終了
夜の12時をすぎるとボーっとしてくるそうです
口の中がかわいて手足が冷えてくる
のどが痛くなってくるのでうがいをします
がら
がら
うがい薬の出る給水器がある
夜3時 つかれがピークに達した頃、
仮眠の時間
2段ベッドに寝る
しかし2時間はあっという間
時間です
時間です
パン
パン
パン
全然つかれはとれてないし
ガン
ガン
体中が痛い 頭もガンガンする
仮眠後はみんな気が立ってます
朝9時
ゾンビのようになって帰宅
死んだように眠って復活するそうです
ツラそー
フラ
フラ

てんちゃんの眠りコラム③

確実な目覚まし

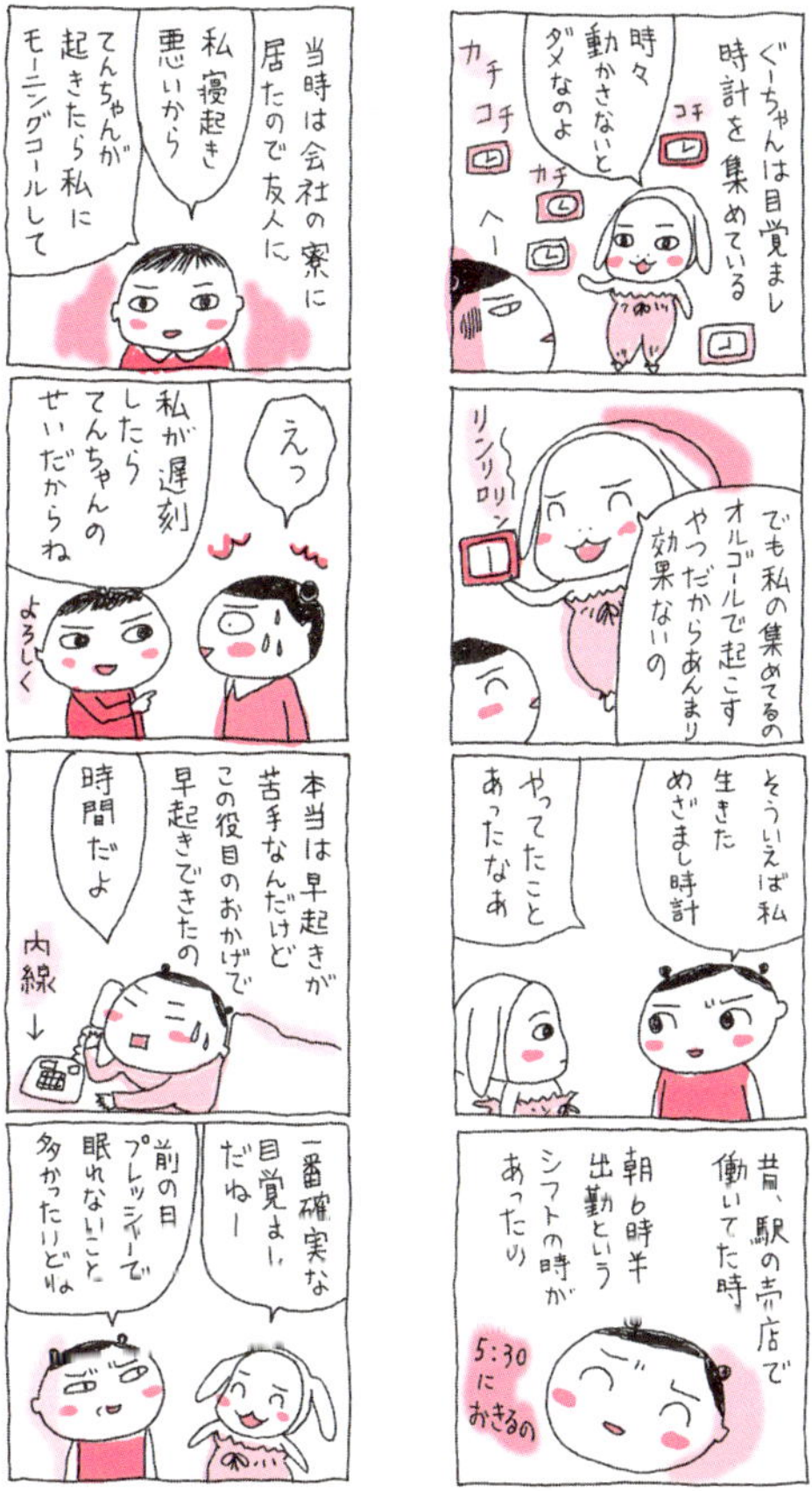
ぐーちゃんは目覚まし時計を集めている
時々動かさないとダメなのよ
カチコチ
コチ
カチ
へー
リンリロリン
でも私の集めてるのオルゴールで起こすやつだからあんまり効果ないの
そういえば私生きためざまし時計
やってたことあったなあ
昔、駅の売店で働いてた時朝6時半出勤というシフトの時があったの
5:30におきるの
当時は会社の寮に居たので友人に
私寝起き悪いから
てんちゃんが起きたら私にモーニングコールして
えっ
私が遅刻したらてんちゃんのせいだからね
よろしく
本当は早起きが苦手なんだけどこの役目のおかげで早起きできたの
時間だよ
内線↓
一番確実な目覚ましだねー
前の日プレッシャーで眠れないことも多かったけどね

徹夜

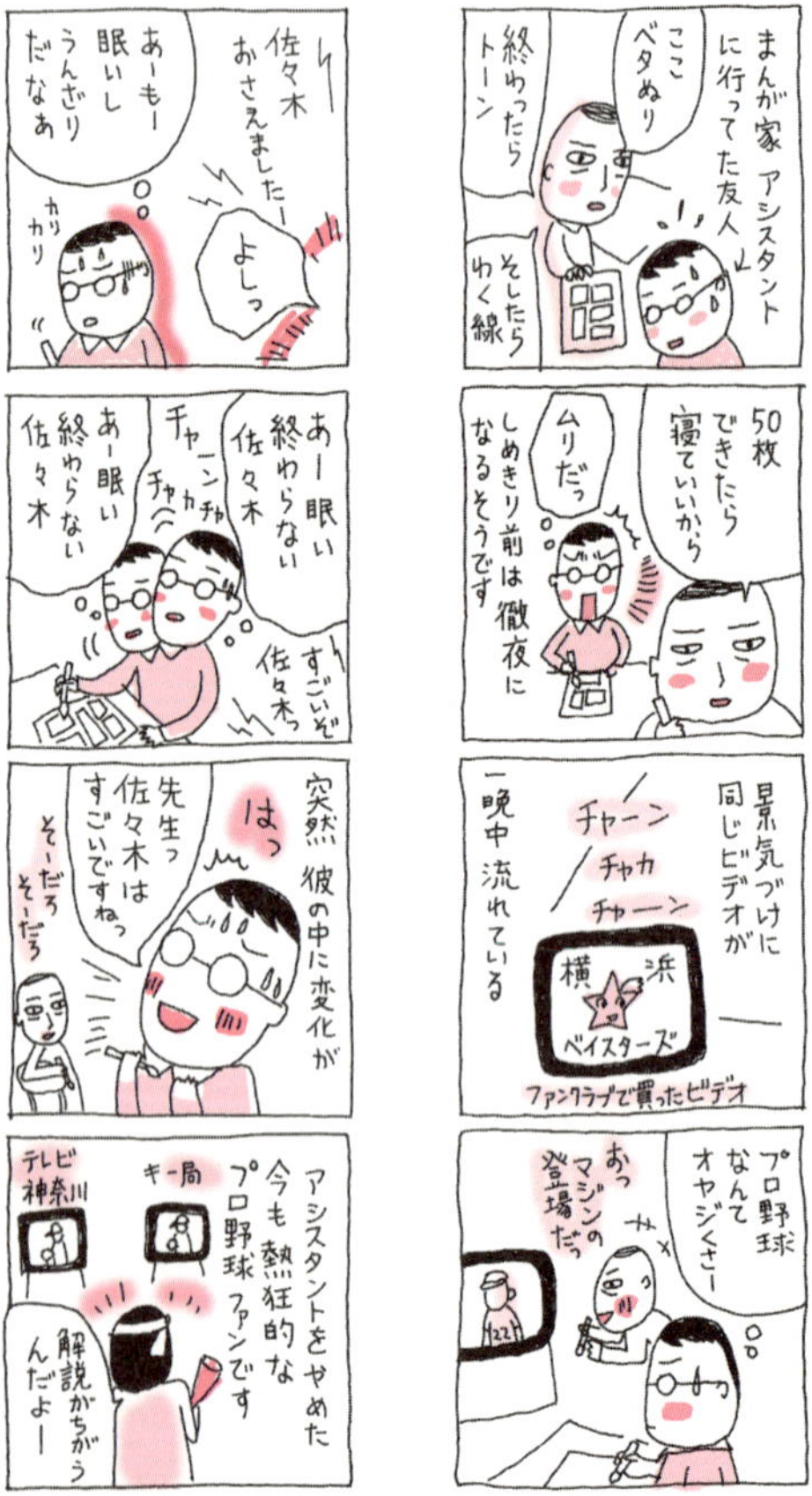
まんが家アシスタントに行ってた友人
ここベタぬり
終わったらトーン
そしたらわく線
50枚できたら寝ていいから
ムリだっ
しめきり前は徹夜になるそうです
景気づけに同じビデオが
チャーン チャカ チャーン
横浜 ベイスターズ
一晩中流れている
ファンクラブで買ったビデオ
プロ野球なんてオヤジくさー
おっマジンの登場だっ
佐々木おさえましたー
よしっ
あーもー眠いしうんざりだなあ
カリカリ
あー眠い終わらない佐々木
チャーンチャカチャーン
あー眠い終わらない佐々木
すごいぞ佐々木っ
突然彼の中に変化が
はっ
先生っ佐々木はすごいですねっ
そーだろそーだろ
アシスタントをやめた今も熱狂的なプロ野球ファンです
テレビ神奈川
キー局
解説がちがうんだよー

てんちゃんの眠りコラム③

トイレに行く夢

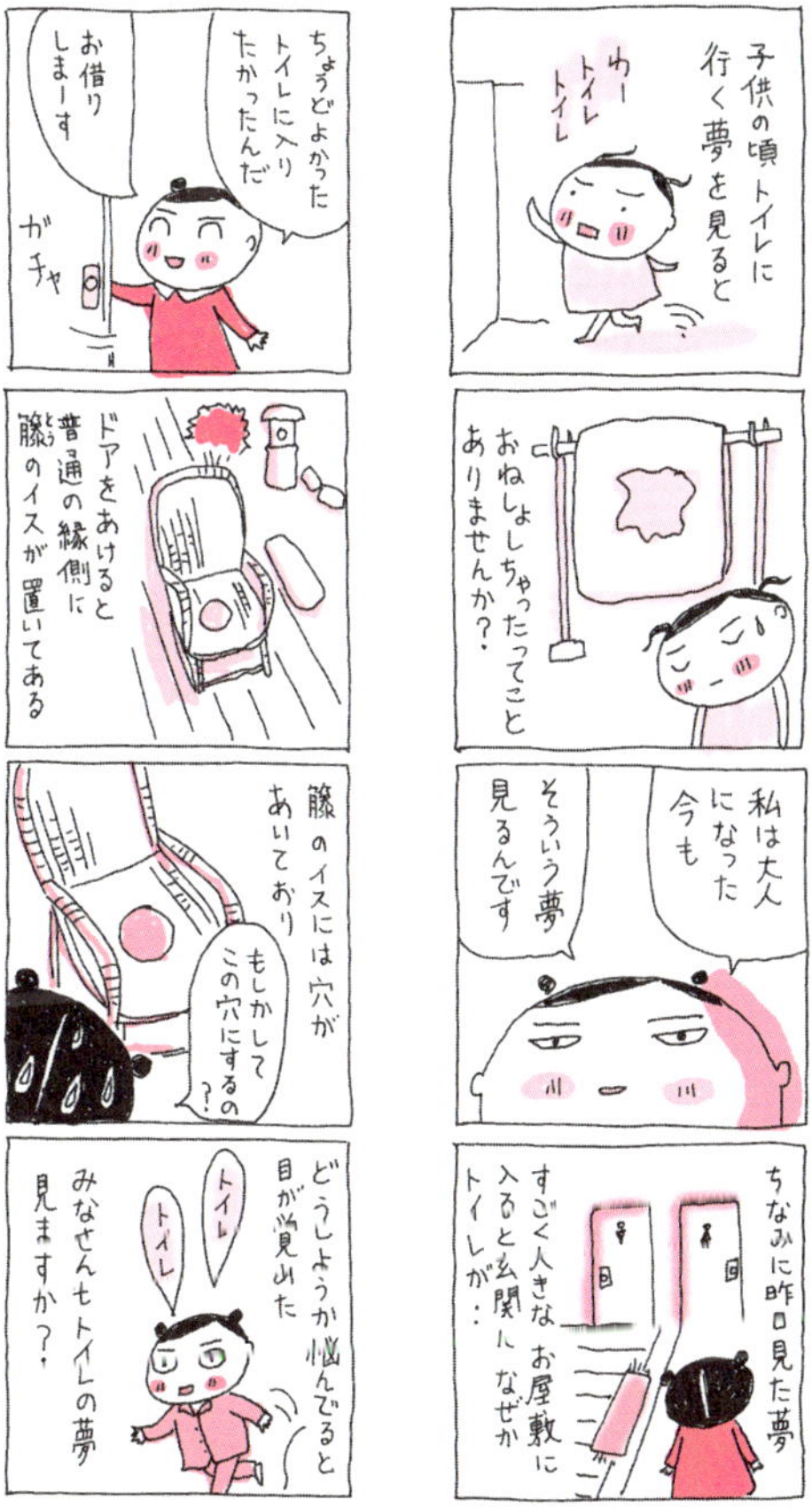

てんVS睡魔

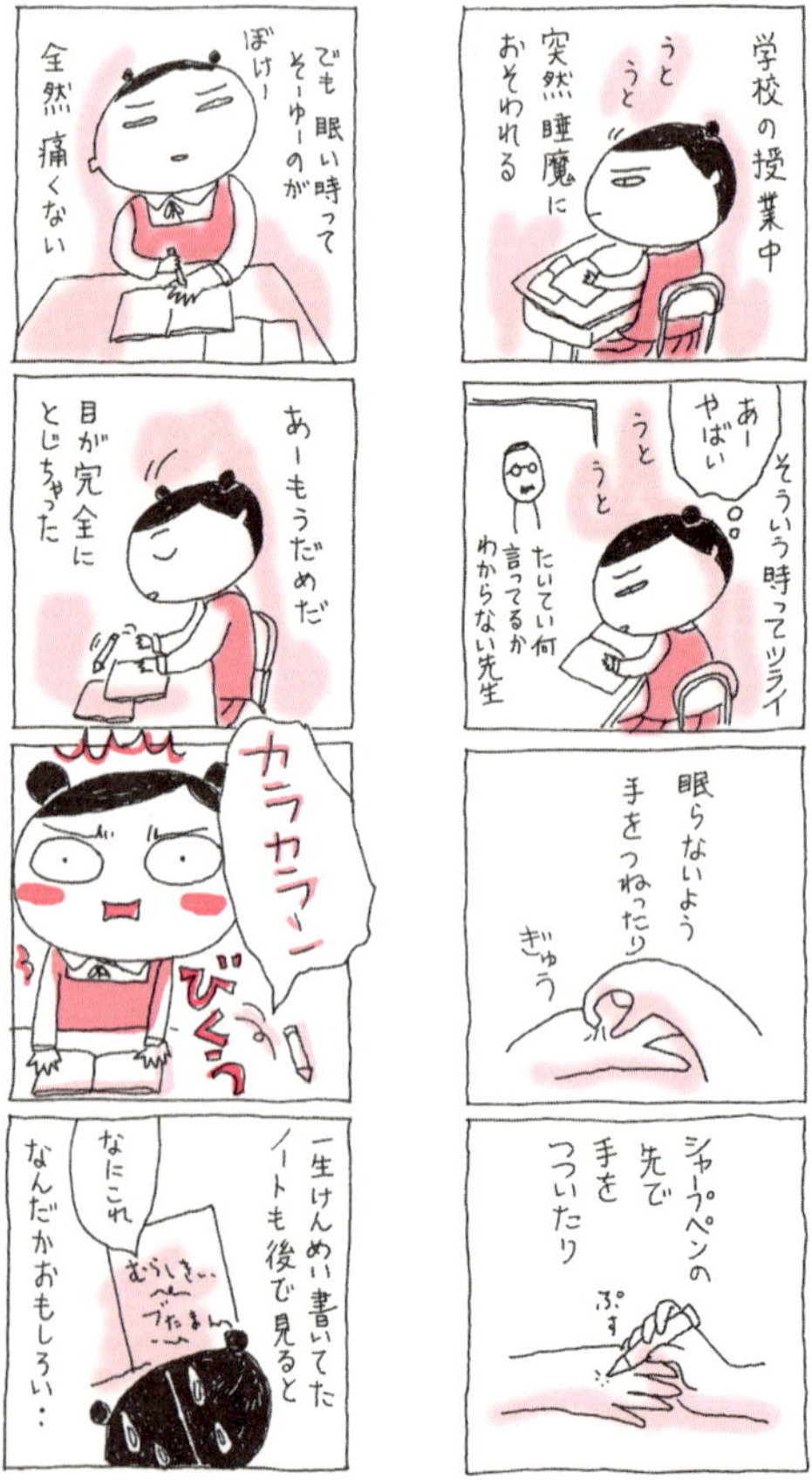
学校の授業中
うと うと
突然睡魔におそわれる
そういう時ってツライ
あーやばい
うと うと
たいてい何言ってるかわからない先生
眠らないよう手をつねったり
ぎゅう
シャープペンの先で手をつついたり
ぷす
でも眠い時ってそーゆーのが
ぼけー
全然痛くない
あーもうだめだ
目が完全にとじちゃった
カラカラーン
びくっ
一生けんめい書いてたノートも後で見ると
なにこれ
なんだかおもしろい・・

てんちゃんの眠りコラム③

寝相と性格

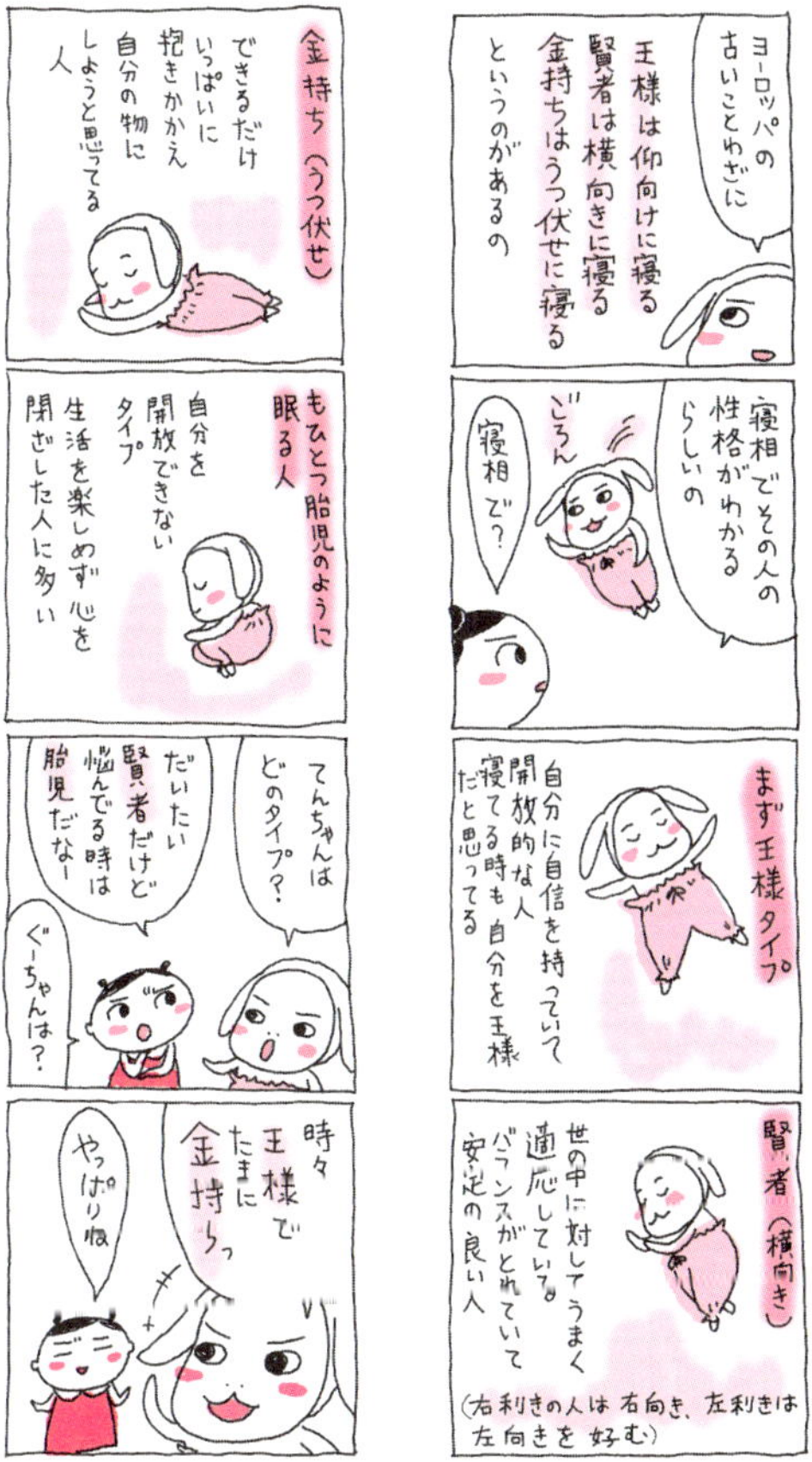

あとがきに代えて

てんてん　ふぅー、やっと終わったぁ。

ツレ　意外とタイヘンだったね。

てんてん　最初に状況を説明すると、この本は二〇〇四年に産業編集センターから出版された、私の最初の本『ぐーぐーＢｏｏｋ』の内容を再編集したものです。

ツレ　今では絶版になっていて手に入らない本だね。

てんてん　このたび、幻冬舎が文庫化してくれるというので、「よろしくお願いします」と言ってゲラが届いたら。

ツレ　ちょっと読みにくかった（笑）。

てんてん　そう。五年前の自分って、なんだかもう一杯一杯っていうか。読み手のことを考えた筋運びになっていなかったり、どうでもいいことをぐちぐちと描いていたり。線がとても細いし、セリフが手書きなので、文庫サイズに縮小すると、ちょっとねえ。

ツレ　それで、急遽《きゅうきょ》、夜を徹しての作業で二ページを三ページにレイアウトしたり、思い切ってカットしたり。でも、カットしたところもったいないって気はしなかった？

てんてん　しないよ。

ツレ　そうか……。

てんてん　ちょうどこの頃、こんな感じの本ってのが流行《はや》っていたんだよね。ごくフツウの独身の若い女の子が、がんばって描きましたって見せかけた雰囲気の本。

ツレ　だから、独身女子イラストレーターふうなんだ。……でも本当は、結婚九年目で、夫はうつ病で退職して横でずっと寝ていたっていう（笑）。

てんてん　はい（笑）。だからどんな仕事でも引き受けたかったし、なんとかうまくやって本を出したかった。それで、担当さんの提案を無責任になんでも受け入れちゃった。本当は著者が自分の名前で出す限りは、自分でしっかり責任を持たなければならないのです。

ツレ　だから、作為的にすぎるっていうところは、今回はカットしたんだね。

てんてん　とりあえずスッキリと読みやすくはなったかな。

ツレ　不眠症漫画家っていうのも、傍《はた》で見ているとそんな感じはしなかったよ。

てんてん　そうだね。このときは不眠症に苦しんでいたのは、私よりもむしろツレのほう？　でも、ツレの場合は不眠症気味とかっていうのじゃなくて、病気だったわけだから。

ツレ　うつ病の睡眠障害はとても苦しかった。

てんてん　だから、上手に眠ることについて興味はありました。お薬の力に頼るだけじゃなくて、体が本来持っている「自然なバランスを保とうとする力」を活かしていくには、どんな方法があるのかって真剣に調べたりした。

ツレ　周囲の人にアンケートを取ったり、うちにいる動物たちをじーっと見張っていたりもしたね。

てんてん　ツレの体験談もずいぶん取り入れさせてもらいました。でも、ほら、独身の若い女イラストレーターだから、全部「ともだち」の話ということで描いてます。

ツレ　具体的には眠りコラムにある「子供時代に眠くなる機械を作った」とか「砂男が目に砂を入れにくる民話を聞かされた」とか、あと「長時間勤務の夜勤をした」とか「漫画家アシスタント」の体験談は僕の話だ。

てんてん　この「コタツで寝る」のはツレじゃなくて、お蕎麦《そば》屋さんのご主人だね。

ツレ　これ、漫画家アシスタントでベイスターズ狂にさせられたって書いてあるけど、実は横浜ベイスターズが優勝したらすっかり興味がなくなっちゃって、そのあと阪神タイガースを応援していて、やっぱり強くなったら興味がなくなって。

てんてん　実は**「弱くて優勝なんかできそうもない球団が好き」**になるように仕向けられたのかもしれないね（笑）。

ツレ　この本を作った頃はロッテのファンクラブに入っていたんだよね。でも一度も球場に行くことができないまま、優勝しちゃってさあ。なんだか絶望的な気分になったよ（笑）。

てんてん　「ロッテの選手たちもあんなに凄《すご》くなっているのに、自分なんかダメだ」とか、まだ病気が良くなってなかったから（笑）。

ツレ　ヒツジの「ぐーちゃん」が、サブキャラクターとしていい味を出していますが。

てんてん　そう。お友だちキャラで、いつもの親友の「ぐーす」さんを使おうと思ったんだけど、眠りの本だということで「ヒツジのぐーちゃん」に化けてもらいました（笑）。

ツレ　ぐーすさんには、ネタ出しだけじゃなくて実作業でもお世話になったね。誤字チェックも名人級だったし。

てんてん　締め切り間際に、やっぱり時間が足りなくなっちゃって、ツレの手伝いだけでは足りなくなって、ぐーすさんも呼んで、三人で必死に原稿の仕上げ作業をしました。っていうか、ツレはほとんど寝てた（笑）。

ツレ　すまん！　まだフラフラしていて、線もまっすぐ引けないし、全然使い物にならなかったね。会社辞めて三、四ヶ月の頃だったと思うけど。

てんてん　本が出た頃には、頭をボーズにしてきた。

ツレ　いや、もうちょっと後だったと思う。

てんてん　その頃から五年が経《た》ったんだね。

ツレ　はい。病気もすっかり良くなりました。

てんてん　当時とはずいぶん状況が変わっちゃって。私にも仕事が順調に来るようになったし、ツレも家事をまかせて安心な回復ぶり。そして、今ではコドモまでいるもんね。

ツレ　五年の月日は長かったよ。

てんてん　実はこの本に描いていないことで、後から気づいたんだけど、コドモを授かる前、私たちジョギングに凝ってたでしょう？　あのときって、寝起きがとても良かったんだよ。

ツレ　適度な運動が良質な睡眠を支えていたのかな。

てんてん　それだけじゃなくって、あのときは筋力とか持久力とかがステップアップしていったでしょ。気づいたことはね、**うまく寝るには体力が必要**なんだよ。たぶん。

ツレ　デスクワークや乗り物に頼るばかりの生活で体力なくなると、うまく寝られない？

てんてん　走って腹筋や背筋を鍛えると、姿勢も良くなるし、床に入ってからの体の力の抜き方も上達するんじゃないかな。

ツレ　僕はね、イビキをかかなくなった。

てんてん　それもこの本では触れていないことだけど、さいきん「睡眠時無呼吸症候群」っていうのが問題視されているでしょ。体が肥《ふと》ってくると舌にも脂肪が蓄えられるようになって、それが喉をふさいでしまうらしく。

ツレ　僕は元々、ストレスが溜まると肥ってしまうようなところがあったから。イビキをかくだけでなく、グハッ、って息が止まってしまうんだよね。それで咳き込んだり。

てんてん　きちんと睡眠時間を取っているはずなのに、頭がスッキリしない。うっかりすると昼間に居眠りしたりする。

ツレ　歯医者に、睡眠時無呼吸症候群を予防するマウスピースを作りますってポスターが貼ってあったよ。思わず作ってもらおうかなって思ったこともあるくらい。

てんてん　でもジョギングして痩《や》せたら、イビキが減ったよね。

ツレ　てんさんは体力が付きすぎて、コドモまでできてしまった（笑）。

てんてん　そのあとは子育てマラソンが続くということで。

ツレ　あはは（笑）。

てんてん　不眠症も、病的な場合はちゃんと医者にかかったほうがいいよね。

ツレ　なんとなくうまく寝られないって場合でも、身体的な病気が原因だったってこともあるし。

てんてん　たかが不眠とあなどることなかれ、ですね。

ツレ　他に何か言い残したことはない？

てんてん　そうそう、まったく個人的な話なんだけど、『ぐーぐーＢｏｏｋ』を刊行したあと、この本がそれほど売れたということはなかったんだけど、当時幻冬舎の編集者だったKさんの目にこの本が留まって連絡が来た。それで幻冬舎から『ツレがうつになりまして。』を出すきっかけになりました。

ツレ　ああそうだったっけ。

てんてん　だから、今回幻冬舎からこの本を文庫化する話が来たとき、とても嬉しかったんだよ。

ツレ　読者の方も、幻冬舎から出ていると、ああ、あの『ツレうつ』の細川貂々か、って読んでくれるよね。細川貂々の原点みたいな作品だけどね。

てんてん　原点の作品、っていうか、本？　本当はこのとき、横でツレが病気で寝てたんだから、とっととそっちの観察日記を書いて本にすればよかったんだけどね。まだそんな度胸もないし。病気だってどうなるかわからなかったし。家計を支えたいということ以外は考えられなかった。

ツレ　それで、本を書きながら、テレビで『渡る世間は鬼ばかり』とか『牡丹と薔薇』とかを視《み》ていた（笑）。

てんてん　いい気分転換だったんだよ。

……ともかく、そんな感じで、気楽に（気楽ばかりではなかったんだな）読んでいただけると嬉しい一冊であります。私に本を出すきっかけを与えてくれた産業編集センターの「ふー」さん、ありがとうございました。幻冬舎の初代担当Kさん、現担当のTさん、ありがとうございます。そしてツレと私を応援してくださっている読者の皆々様、いつもお力添えに感謝しています。皆様に良い眠りを。

二〇〇九年　立春

眠れぬ夜の……

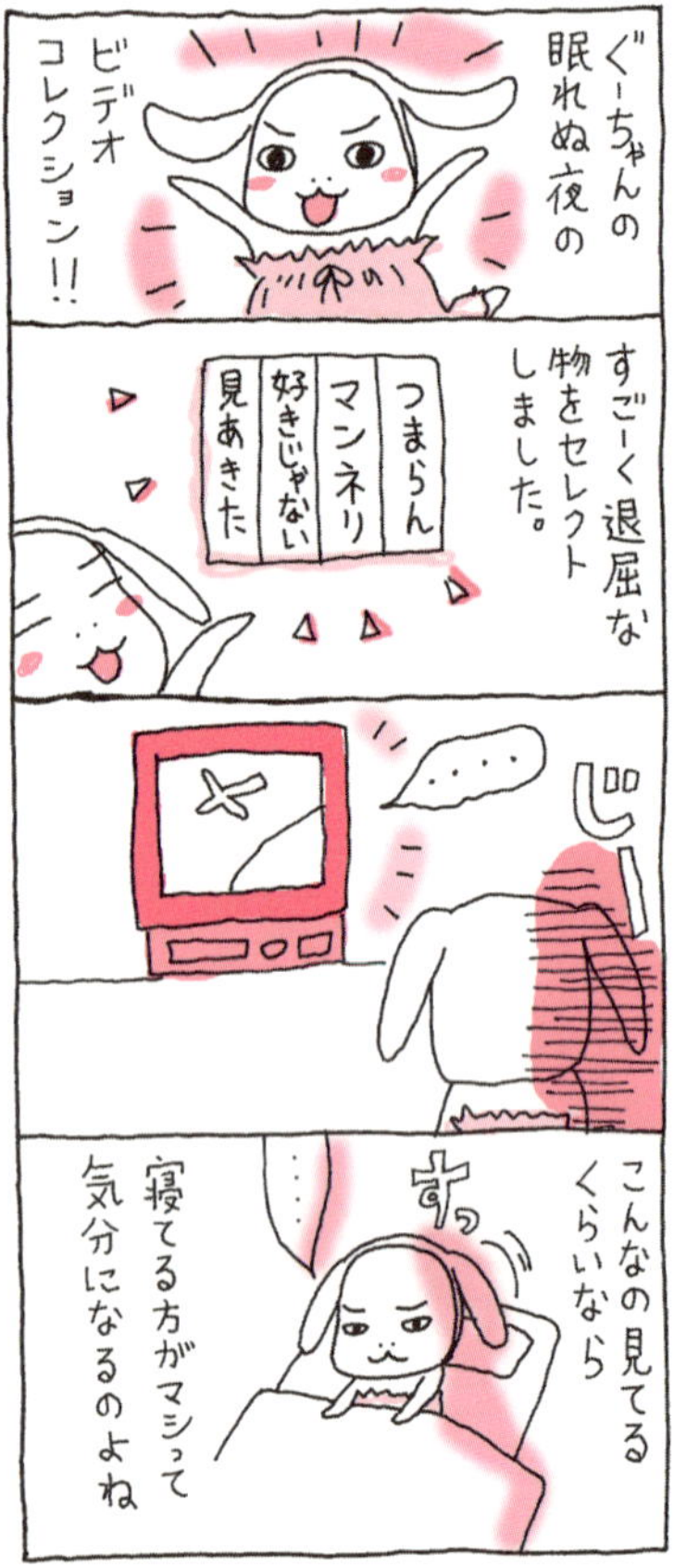
ぐーちゃんの眠れぬ夜の
ビデオコレクション!!
すごーく退屈な物をセレクトしました。
つまらん
マンネリ
好きじゃない
見あきた
じー
…
こんなの見てるくらいなら
すっ
寝てる方がマシって気分になるのよね
…

この作品は二〇〇四年九月産業編集センターより刊行された『ぐーぐーBook　気持ちよ〜く眠りたい』を改題したものです。

今日《きょう》はぐっすり眠《ねむ》りたい。

細川貂々《ほそかわてんてん》

平成21年4月10日　初版発行

発行者――見城 徹
発行所――株式会社幻冬舎
〒151-0051東京都渋谷区千駄ヶ谷4-9-7
電話　03(5411)6222(営業)
　　　03(5411)6211(編集)
　　振替00120-8-767643
印刷・製本――株式会社 光邦
装丁者――高橋雅之

幻冬舎文庫

ISBN978-4-344-41293-4　C0195　ほ-5-1